# Neuroestrabismo

## Tomo I

"Surge un nuevo paradigma"

SHANT NILAYA
EDITORIAL

**Neuroestrabismo**
**Tomo I: "Surge un nuevo paradigma"**
**D.R. © México 2025 | Dr. Martín Gallegos Duarte, PhD.**

1a edición, 2025 | Editorial Shanti Nilaya®
Diseño editorial: Editorial Shanti Nilaya®

ISBN | 978-1-968500-99-3



www.editorial.shantinilaya.life

# Neuroestrabismo

## Tomo I

"Surge un nuevo paradigma"

**Dr. Martín Gallegos Duarte, PhD.**

SHANT NILAYA EDITORIAL

A tu niño, como se llame,
esa mente curiosa e inquieta que vive en ti,
pido que nunca se apague.

# AGRADECIMIENTOS

Gracias a Dios por su Don Inefable y por la Vida.

A la memoria de mis padres, Ricardo y Rosita, bendita sea su memoria.

A la memoria de Rocío, esposa amada, bendita sea su memoria.

A Sandy, mi esposa amada, compañera mía, gracias por tu apoyo y tu confianza.

A nuestros hijos: Violeta, Zulaika, Joanna, Sandy y Luis.

A mis amigos.

A cada uno de mis pacientes, maestros, compañeros, médicos, ingenieros, técnicos, a cada persona que contribuyó a la elaboración de esta obra, muchas gracias.

# Neuroestrabismo

*El estrabismo congénito se ha entendido como la desviación ocular concomitante de origen desconocido, que se manifiesta desde los primeros meses de vida extrauterina. Pero ¿realmente no se conoce su origen?, ¿qué ocurre en el cerebro cuando los ojos no están alineados?, ¿qué compensaciones emergen?, ¿qué mecanismos se activan para sostener el equilibrio del sistema visual, aun cuando este funciona en desventaja?*

*Cuando el integrador cortical no se conforma adecuadamente, los reflejos oculomotores pueden exacerbarse, el tono vergencial y la acomodación se ven alterados, emerge el reflejo dorsal a la luz, la refijación pierde precisión, y la miosis en condiciones escotópicas se hace prevalente. Simultáneamente, funciones esenciales, como la agudeza visual y la fusión binocular, se inhiben, la estereopsis no se desarrolla, y el procesamiento perceptual se vuelve ineficiente; por consiguiente, la calidad del procesamiento visual se compromete. La afectación cortical se traduce en consecuencias sensoriomotoras y visuoperceptuales que impactan directamente en el rendimiento visual, la experiencia escolar y la integración social de los pacientes.*

*La disrupción en la conectividad cortical genera la falta de integración funcional y limita la construcción de un sistema binocular unificado. Así, la visión se fragmenta: primero en el espacio, luego en el tiempo, reflejando cómo el cerebro interpreta, compensa y reorganiza la información visual.*

*El neuroestrabismo devela que la desviación ocular es solo la punta del iceberg. Detrás de cada caso hay una reorganización neurofuncional compleja, un sistema que, al verse desafiado, redistribuye recursos, adapta sus estrategias y encuentra nuevas formas de operar; no siempre con éxito.*

*Este libro replantea nuestra comprensión de la relación entre el cerebro y la visión. Además, nos interpela con una pregunta esencial: ¿qué nos está revelando el cerebro del paciente con estrabismo congénito sobre su propia naturaleza, sus límites y su extraordinaria capacidad de adaptación? Cada hallazgo, cada trazo bioeléctrico y cada alteración oculomotora se convierte en un mensaje que el sistema visual nos entrega para ser descifrado, desde la plasticidad, la resiliencia y la naturaleza misma del cerebro humano.*

*El autor.*

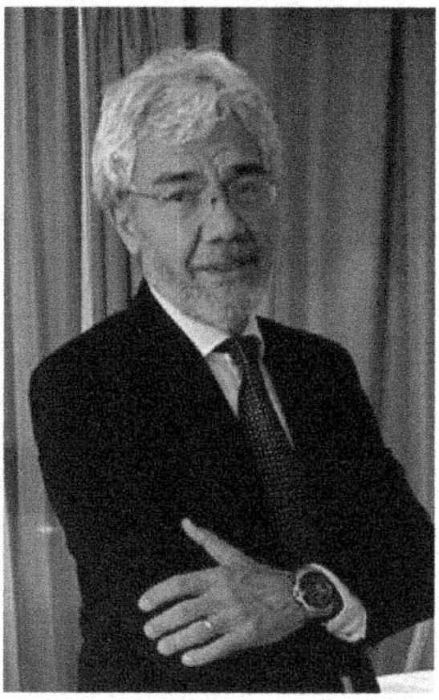

## DR. MARTIN GALLEGOS DUARTE PhD.

Médico cirujano, oftalmólogo y alta especialidad en Alteraciones de la Motilidad Ocular por la *Universidad Nacional Autónoma de México.*

Doctor en Investigación Médica. Sistema Nacional de Investigadores (SNI), Profesor investigador de tiempo libre, profesor de Morfología y Farmacología.

Excoordinador y jefe de investigación en la Licenciatura en Optometría. Facultad de Medicina. Universidad Autónoma de Querétaro, México.

# ÍNDICE

# PRÓLOGO

El neuroestrabismo[1,2] converge sustancialmente con conceptos holísticos de la visión postulados por Skefington[3,4], sin embargo, la información difundida en este primer tomo posee más bien un sustento organicista y funcional que brinda el soporte científico necesario para las publicaciones por venir. Procura contribuir en la toma de decisiones diagnósticas y terapéuticas[2], y se propone dar respuestas basadas en evidencias a las inquietudes de las nuevas generaciones de estudiantes que, desde las aulas, preguntan respecto a las razones y mecanismos íntimos que intervienen en el origen del estrabismo congénito[5].

Además de la bibliografía internacional, se citan fuentes primarias obtenidas a partir de expedientes, casos clínicos y quirúrgicos, análisis perceptuales, tratamientos ópticos y ortópticos, resúmenes de conferencias, clases teóricas, notas personales, esquemas e investigaciones originales (las más de estas ya publicadas y arbitradas; otras en desarrollo). Estas fuentes constituyen el hilo conductor de la exposición y están debidamente ordenadas y referenciadas en la bibliografía[6].

La obra es el resultado de más de 20 años de investigación continua y ofrece una herramienta didáctica para profundizar en el "Síndrome de Integración Visual Incompleta" (SIVI), tema central del primer tomo. Los siguientes volúmenes abordarán la "Economía del Sistema Visual" (Tomo II)[7] y el neuroestrabismo en una dimensión holística y aún más amplia (Tomo III)[2,8,9].

Se trata de una saga de tres libros que armonizan neurofisiología con principios económicos, metabólicos, matemáticos, cibernéticos, neuroadaptativos, así como con teorías de sistemas y modelos evolutivos, en un gran resumen de años de investigación y análisis. Te invito a leerlos y a sacar tus propias conclusiones sobre este campo interdisciplinario donde convergen estrabólogos, neuroestrabólogos, neurólogos, neuro optometristas, optometristas, optometristas de la funcionalidad, oftalmólogos, oftalmopediatras, ortoptistas, terapeutas visuales, psicólogos, neuropsicólogos, neuroeconomistas, economistas, ingenieros, bioingenieros, físicos, matemáticos, neurofisiólogos, terapeutas ocupacionales, residentes, estudiantes y todo aquel que tenga interés en complementar su vocación con esta rama de las neurociencias.

Y ¿por qué este libro?

Porque hacía falta una obra que organizara, explicara y propusiera una narrativa coherente entre los hallazgos bioeléctricos, estructurales y funcionales observados en niños con estrabismo congénito; porque cada gráfico, cada análisis de coherencia, cada estudio de neuroimagen merece ser comprendido en su profundidad y en su impacto clínico; y porque detrás de cada desviación ocular hay una historia cerebral digna de ser contada.

En este contexto, la ambliopía y la supresión dejan de ser considerados como fallos del sistema visual y se revelan como decisiones corticales cuidadosamente esculpidas por la evolución. Mecanismos de adaptación que, para preservar la funcionalidad del conjunto, aceptan sacrificar parte de la riqueza perceptual.

Sin ellos, muchos niños con estrabismo congénito vivirían atrapados en un mundo de diplopía persistente, oscilación incesante, ruido visual, confusión sensorial y un desequilibrio perceptual.

Esto no implica renunciar al tratamiento, por el contrario, significa adoptarlo de manera progresiva, inteligente y personalizada.

Implica respetar la arquitectura funcional del cerebro y acompañar sus adaptaciones corticales con estrategias que sigan —y no contradigan— el camino evolutivo de la visión. La optimización visual no es un punto de llegada inmediato, sino una travesía cuidadosamente guiada hacia un nuevo equilibrio funcional.

Este primer libro tiene como propósito ofrecer una comprensión integral del neuroestrabismo, partiendo de los hallazgos obtenidos mediante un metaanálisis interno hasta la formulación de posibles soluciones a la problemática. Cada capítulo representa una pieza clave dentro de un marco teórico y científico estructurado de forma coherente, progresiva y sistemática.

Con el fin de hacer esta obra más accesible para el lector, los 21 capítulos que la componen incluyen un resumen introductorio y una sección de conclusiones al final, lo que permite una lectura clara, ordenada y comprensible, tanto para profesionales como para estudiantes interesados en adentrarse en este nuevo paradigma.

# Capítulo I

## *Estrabismo congénito y disincronía cortical: El origen de un nuevo paradigma*

# Resumen

Este capítulo introduce el núcleo conceptual del neuroestrabismo como un nuevo paradigma, enmarcado por la observación de patrones bioeléctricos y clínicos que desafían las explicaciones tradicionales del estrabismo congénito. A partir de una experiencia clínica inicial, se devela el papel de la disincronía interhemisférica como eje estructurador de la fisiopatología cortical.

Se propone el concepto de *estigma congénito* como un conjunto de signos clínicos persistentes que actúan como marcadores visibles de una disfunción profunda en la integración cortical. A través del estudio de coherencias bioeléctricas, se explora la relación entre ambliopía, supresión, alteraciones motoras y reorganización cortical, lo que permite construir un índice predictivo con valor diagnóstico y pronóstico.

Este capítulo inaugura una visión que trasciende lo oculomotor y posiciona al estrabismo congénito como una expresión neurofuncional compleja, susceptible de ser medida, comprendida y finalmente reconfigurada mediante estrategias terapéuticas dirigidas.

## 1.1
## La disincronía cortical como punto de partida: del café a la clínica

Hace varios años, en los albores de esta línea de investigación, un amigo y yo nos preguntábamos acerca del origen de la variabilidad angular en la esotropía congénita. ¿Qué mecanismo oculto escapaba al rigor de la ley de Hering? ¿Qué fuerza subyacente regía esta inestabilidad motora, oscilante y esquiva?[10]. Estas preguntas no son retóricas; son la puerta de entrada a un paradigma que, por décadas, ha estado esperando ser explorado con las herramientas adecuadas.

Nos aventuramos entonces en una hipótesis audaz: la posible existencia de un momento fisiopatológico disincrónico cortical, una ruptura casi imperceptible en la armonía de la actividad neuronal. Si esta asimetría se manifestaba en la corteza, ¿podría desencadenar una reentrada inervacional que explicara la inestabilidad del alineamiento ocular?, ¿podríamos obtener un registro electroencefalográfico de esto? A partir de interrogantes de esta naturaleza nació la teoría general de la disincronía[10,11], como una aproximación fisiopatológica teórica que entonces carecía de la evidencia empírica necesaria para sostenerse o refutarse[10].

## 1.2
## Un nuevo lenguaje para un viejo problema

Para describir este fenómeno fue necesario construir nuevos conceptos. Así nació el término neuroestrabismo[8,12]: una propuesta que trasciende la mirada oftalmológica tradicional y se adentra en la neurociencia, la conectividad funcional y la neuroplasticidad. Aquí, el estrabismo se convierte en un modelo biológico para el estudio de la integración visual incompleta.

Con el paso de los años, la búsqueda de respuestas se volvió aún más compleja. A medida que las investigaciones avanzaban, persistían las interrogantes: ¿existía acaso una ley superior a la de Hering que explicara las fallas en el trayecto de versión horizontal? Fue en este contexto que se produjo un hallazgo clínico inesperado: una maniobra que revelaba variabilidad angular, seguida por la identificación del *fenómeno en bola de billar*[13]. Estos descubrimientos condujeron al análisis de la incomitancia horizontal mediante videoculografía y luz estroboscópica, y posteriormente, en condiciones escotópicas utilizando luz infrarroja[14–17]. Así, con base en la práctica clínica más rigurosa, se delineó una nueva línea de investigación que permitió explorar, desde sus fundamentos más profundos, el integrador cortical. Hoy, esas investigaciones están puestas en tus manos.

A través de diferentes estudios neurofuncionales quedó claro que aquella teoría jugaba un papel crucial en el estrabismo[18], o al menos en la búsqueda del origen de la enfermedad, y que su impacto debería ser aún más profundo en la ambliopía, ahí donde nos parecía que regían los principios fundamentales de la percepción visual[19,20].

Aquello que comenzó en un café como una disertación teórica sobre la variabilidad angular y la inestabilidad motora, se expandió hasta abarcar el complejo sensorial-cortical-motor, desentrañando conexiones insospechadas entre la conectividad cortical y la inestabilidad funcional y oculomotora del sistema visual[19–24].

Por medio de trazos electroencefalográficos y estudios de neuroimagen, se fue develando progresivamente el comportamiento cortical en el estrabismo congénito[23,25,26]. Como si hubiéramos encendido una antorcha en la penumbra, estos hallazgos comenzaron a iluminar aquellas relaciones hasta entonces furtivas entre las alteraciones de la coherencia neuronal y los déficits oculomotores y sensoriales[20,21,23,27–33]. Sin embargo, el enigma no estaba resuelto aún.

La estrategia fue clara: primero, debía analizarse en profundidad la disincronía o coherencia cortical mediante estudios neurofuncionales; luego, trazar un mapa de correlaciones clínicas que revelara con precisión la fuerza de asociación entre cada variable estudiada[34,35]. Así, ahora sabemos que estas variables juntas conforman el estigma congénito, que caracteriza a la enfermedad[19,30,36,37]. *(Figura 1-1).*

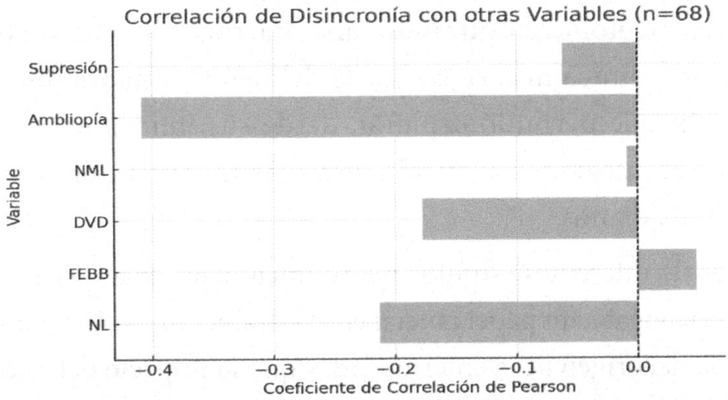


***Figura 1-1***. *Representación gráfica de la disincronía respecto a otras variables (nistagmo de mirada lateral = NML; desviación vertical disociada = DVD; fenómeno en bola de billar = FEBB; nistagmo latente = NL), en una muestra de 68 pacientes con esotropia congénita. Las correlaciones se presentan como coeficientes de Pearson, indicando el grado y la dirección de la relación entre las variables. Se encontró que la ambliopía muestra una correlación negativa moderada y estadísticamente significativa (-0.409, p = 0.009).*

La evidencia era contundente: a menor sincronía, mayor ambliopía; y viceversa. El hallazgo abría una nueva ventana a la comprensión sensorial del estrabismo congénito. Pero, justo cuando parecía que las piezas comenzaban a encajar, surgía una pregunta inevitable, casi perturbadora:

¿Y el componente motor?

¿Dónde quedaban la variabilidad angular, la incomitancia horizontal, el fenómeno en bola de billar, los movimientos inesperados que habían encendido la chispa de esta investigación desde el inicio?

Si la sensorialidad nos ofrecía respuestas, el comportamiento motor aún guardaba secretos. Y allí, en ese territorio todavía inexplorado, comenzaba la verdadera travesía: una búsqueda por entender lo que ningún modelo clásico había podido explicar.

## *1.3*
## Estigma congénito: signos clínicos como marcadores neurofuncionales

Para comprender la naturaleza congénita del estrabismo, era necesario definir primero qué le confiere dicho carácter y en qué se distingue de otras formas de presentación, como el estrabismo parético, restrictivo o traumático. Con ese objetivo, se asignó valor estadístico a los signos clínicos más característicos de la enfermedad. A través de un estudio de cohorte realizado en 65 niños con esotropía congénita, se estableció el concepto de "estigma congénito", definido como la coexistencia de cuatro signos fundamentales de esta condición[38–40]. *(Figura 1-2).*

| Signo clínico | r (Coeficiente de correlación) | p-value (Significancia estadística) |
|---|---|---|
| LABD | 0.67 | < 0.01 |
| IH | 0.71 | < 0.01 |
| NL | 0.79 | < 0.001 |
| DVD | 0.75 | < 0.001 |

***Figura 1-2.*** *Relación entre los signos clínicos del estigma congénito y su correlación con el diagnóstico de estrabismo congénito (EC). Se observa que el nistagmo latente (NL) y la desviación vertical disociada (DVD) presentan las correlaciones más altas con EC (r = 0.79 y r = 0.75,*

*respectivamente), seguidos por la incomitancia horizontal (IH) y la limitación a la abducción (LABD). Estos resultados confirman que la coexistencia de estos signos clínicos tiene un alto valor predictivo para el diagnóstico de esotropía congénita.*

Se relacionaron estos signos, además, con el comportamiento bioeléctrico cortical a través de electroencefalograma (EEG) y mapeo cerebral digitalizado (MCD). *(Figura 1-3).*

| Signo clínico | Incidencia (%) | r Disincronía | p-value Disincronía | r Lentificación | p-value Lentificación | r Disfunción bioeléctrica | p-value Disfunción |
|---|---|---|---|---|---|---|---|
| NL | 75 | 0.79 | < 0.01 | 0.72 | < 0.01 | 0.74 | < 0.01 |
| DVD | 60 | 0.75 | < 0.01 | 0.68 | < 0.01 | 0.7 | < 0.01 |
| IH | 50 | 0.72 | < 0.05 | 0.65 | < 0.05 | 0.67 | < 0.05 |
| LABD | 40 | 0.7 | < 0.05 | 0.6 | < 0.05 | 0.62 | < 0.05 |

***Figura 1-3.*** *Relación entre los signos clínicos del estigma congénito y las alteraciones neuroeléctricas en 65 pacientes con estrabismo congénito. Se evidencia una correlación significativa entre el nistagmo latente (NL) y la desviación vertical disociada (DVD) con patrones de disincronía interhemisférica, lentificación cortical y disfunción bioeléctrica. Ambas variables presentan valores de correlación superiores a r = 0.70, con significancia estadística marcada en negritas (p < 0.01). En contraste, la incomitancia horizontal (IH) y la limitación a la abducción (LABD) muestran asociaciones más débiles, aunque significativas (p < 0.05).*

Los hallazgos confirmaron una sospecha largamente sostenida: la severidad clínica del estrabismo congénito se origina en una disfunción cortical profunda y estructurada. Más allá de la desviación ocular, lo que observamos es la historia de un sistema visual que, desde sus cimientos, busca reconstruirse y encontrar la integridad que nunca llegó a completarse.

Cada signo clínico observado —lejos de ser una simple anomalía motora— representa la punta visible de una compleja red de integración cerebral que no logra completarse. Estos signos, en conjunto, configuran lo que llamamos estigma congénito del estrabismo: no como una etiqueta reduccionista, sino como una constelación de pistas clínicas que revelan el verdadero rostro de la enfermedad

En particular, la alta prevalencia de nistagmo latente (NL) y desviación vertical disociada (DVD) resalta su valor como marcadores clínicos sensibles, capaces de alertarnos sobre alteraciones funcionales en la organización cortical. Son, en cierto modo, los centinelas visibles de una disfunción invisible.

A continuación, se presenta gráficamente la estrecha correlación entre estos signos clínicos y las alteraciones neuroeléctricas registradas en pacientes con estrabismo congénito. *(Figura 1-4).*

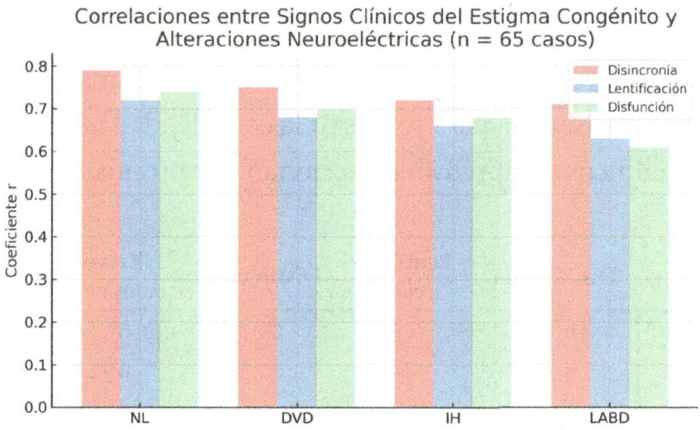


***Figura 1-4.*** *Se observa que el nistagmo latente (NL) y la desviación vertical disociada (DVD) presentan las correlaciones más altas con la disincronía interhemisférica, la lentificación cortical y la*

*disfunción bioeléctrica, seguidos por la incomitancia horizontal (IH) y la limitación a la abducción (LABD). Estos hallazgos confirman que el grado de alteración clínica guarda una relación directa con el impacto neurofuncional, reforzando la hipótesis de que el estrabismo congénito tiene un importante componente cortical.*

Pero entender los signos clínicos como manifestaciones de una disfunción cortical profunda nos planteó una nueva pregunta:

¿Podemos cuantificar este vínculo entre lo clínico y lo neuroeléctrico?

Era momento de traducir la observación en evidencia, y la evidencia en herramienta.

Lo que comenzó como un hallazgo clínico intuitivo fue fortaleciéndose con el análisis sistemático de las correlaciones entre los signos del estigma congénito y los distintos tipos de alteraciones bioeléctricas. Así emergió un modelo que explica y anticipa el riesgo funcional de cada paciente. Esta transición del razonamiento clínico a la cuantificación objetiva permitió estructurar un índice de riesgo que refleja el grado de compromiso cortical, y con ello, el pronóstico funcional.

Lo que sigue es una tabla que condensa estos hallazgos; una herramienta diseñada para convertir la complejidad neurofuncional en criterios clínicos comprensibles, accionables y pronósticos.*(Figura 1-5).*

| Signos clínicos | Disincronía | Lentificación | Disfunción | Riesgo compuesto | Pronóstico funcional |
|---|---|---|---|---|---|
| NL | 0.78 | 0.72 | 0.74 | 0.75 | Alto |
| DVD | 0.75 | 0.69 | 0.71 | 0.72 | Alto |
| NL + DVD | — | — | — | 0.76 | Muy alto |
| IH | 0.72 | 0.66 | 0.68 | 0.69 | Medio-alto |
| NL + IH | — | — | — | 0.72 | Alto |
| LABD | 0.70 | 0.63 | 0.65 | 0.66 | Medio |

***Figura 1-5.*** *Se muestran las correlaciones estadísticas lineales (coeficiente r de Pearson) entre los signos clínicos del estigma congénito del estrabismo (NL, DVD, IH y LABD) y tres tipos de alteraciones neuroeléctricas: disincronía interhemisférica, lentificación cortical y disfunción bioeléctrica. Estas correlaciones permiten estimar el riesgo funcional y proyectar el grado de compromiso cortical, y sirven como base para la tabla de riesgo clínico-funcional.*

Una vez establecida la relación entre los signos clínicos del estigma congénito del estrabismo y las alteraciones neuroeléctricas —como la disincronía interhemisférica, la lentificación cortical y la disfunción bioeléctrica—, el próximo paso fue profundizar en las conexiones entre la disfunción cortical y la expresión sensorial y motora del estrabismo congénito. Este análisis buscó identificar patrones de asociación entre variables clínicas clásicas (como ambliopía, supresión, nistagmo latente y DVD) y manifestaciones funcionales complejas, entre ellas el fenómeno en bola de billar.

Para ello, se realizó un análisis de correlación de Pearson sobre una muestra de 65 pacientes, cuyas asociaciones significativas se muestran en la siguiente tabla. *(Figura 1-6).*

| **Variable 1** | **Variable 2** | **Correlación de Pearson** | **Sig. (2-tailed)** | **P value** |
|---|---|---|---|---|
| Nistagmo latente | Desviación vertical disociada | 0.803 | 0 | 0 |
| Nistagmo latente | Fenómeno en bola de billar | 0.548 | 0 | 0 |
| Desviación vertical disociada | Fenómeno en bola de billar | 0.52 | 0 | 0 |
| Nistagmo latente | Supresión | 0.442 | 0 | 0 |
| Supresión | Fenómeno en bola de billar | 0.436 | 0 | 0 |

| | | | | |
|---|---|---|---|---|
| Desviación vertical disociada | Supresión | 0.432 | 0 | 0 |
| Ambliopía | Supresión | 0.396 | 0.001 | 0.001 |
| Supresión | Tipo de alteración eléctrica | 0.322 | 0.024 | 0.024 |
| Tipo de alteración eléctrica | Supresión | 0.322 | 0.024 | 0.024 |
| Ambliopía | Fenómeno en bola de billar | 0.313 | 0.009 | 0.009 |
| Fenómeno en bola de billar | Ambliopía | 0.313 | 0.009 | 0.009 |

***Figura 1-6.*** *Matriz de correlaciones entre variables clínicas y neurofuncionales en 65 pacientes con estrabismo congénito. Destacan asociaciones fuertes ($r > 0.5$, $p < 0.01$) entre el nistagmo latente (NL), la desviación vertical disociada (DVD) y el fenómeno en bola de billar (FEBB). Estas correlaciones sugieren un patrón clínico-funcional que vincula los signos del estigma congénito con fenómenos corticales de supresión y disfunción bioeléctrica. Se consideran estadísticamente significativas las correlaciones con $p < 0.05$.*

Estos hallazgos contribuyen a trazar un mapa funcional del estrabismo congénito, en el que los signos clínicos no aparecen de forma aislada, sino como nodos conectados dentro de un entramado cortical disfuncional, donde la disincronía actúa como un elemento integrador que vincula la expresión sensorial con la respuesta motora.

## *1.4*
## **Coherencia bioeléctrica y sensorialidad: la huella cortical del estrabismo congénito**

Identificar la ambliopía estrábica como un elemento clave en el estudio neuroeléctrico del estrabismo congénito abrió la puerta al análisis de las coherencias eléctricas corticales. Estas reflejan cómo diferentes áreas del cerebro se comunican entre sí, lo que permite entender mejor su organización funcional. Dado que la coherencia indica la solidez o fragilidad de las conexiones en la sustancia blanca cortical, su estudio ofrece una visión más profunda sobre el funcionamiento cerebral en pacientes con estrabismo congénito[24,41,42].

Tradicionalmente, el estrabismo congénito había sido considerado como un trastorno oculomotor de origen desconocido, pero, con base en el nuevo paradigma, la evidencia neurofisiológica muestra que se encuentra profundamente afectada la organización cortical. La huella cortical de la enfermedad se expresa en las alteraciones bioeléctricas encontradas en los registros bioeléctricos con fenómenos tales como la desincronización interhemisférica, cambios en la direccionalidad de las ondas cerebrales, trastornos en la coherencia, así como la presencia de paroxismos, lo que sugiere una participación más amplia del cerebro en esta condición[19,24,43].

A partir de dichas observaciones decidimos evaluar las alteraciones en la coherencia bioeléctrica y su relación con la sensorialidad: ambliopía y supresión estrábicas en un estudio con 18 pacientes[44]. *(Figura 1-7).*

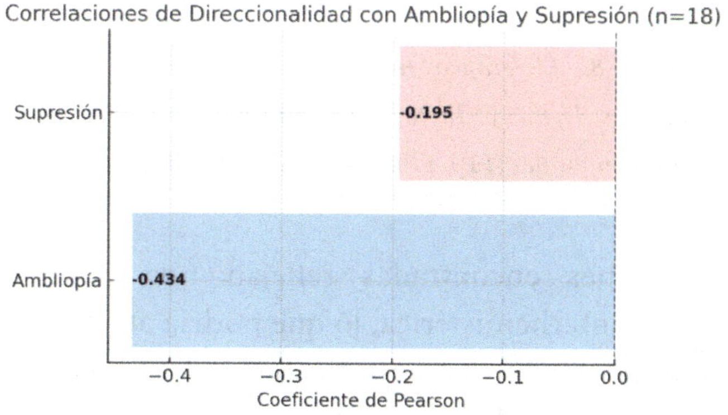


***Figura 1-7.*** *Se encontró una correlación negativa moderada entre direccionalidad de las ondas cerebrales y la ambliopía (-0.434, p = 0.072), mientras que la supresión visual no presentó correlaciones significativas con la direccionalidad (r = -0.195, p = 0.439).*

Estos hallazgos negativos resultaron inicialmente desconcertantes, lo cual motivó una exploración más profunda del comportamiento cortical en niños con estrabismo congénito. Para ello, se llevó a cabo un estudio adicional empleando análisis coherencial avanzado mediante neurometría en una cohorte de 63 pacientes pediátricos[45]. Este enfoque permitió examinar con mayor precisión los patrones de conectividad funcional cerebral. Los resultados se presentan de manera introductoria en la Figura 1-8 y serán analizados en detalle en el capítulo 14.

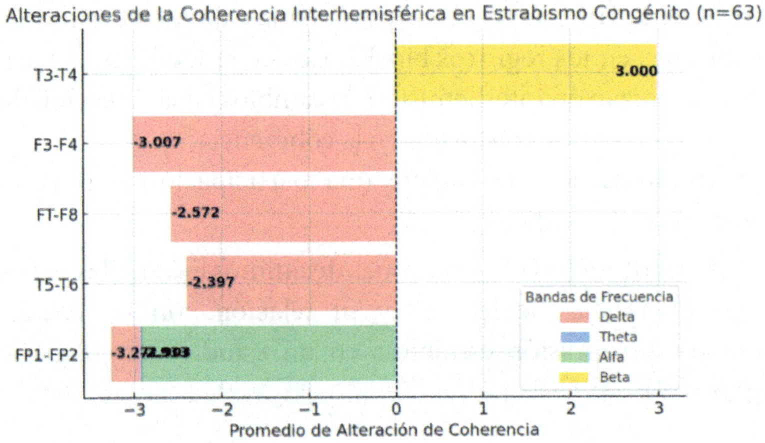


***Figura 1-8.*** *El gráfico muestra hipocoherencia predominante en bandas Delta y Theta, especialmente en zonas frontales y occipitotemporales (FP1-FP2, F3-F4, FT-F8, T5-T6).*

Las alteraciones encontradas reflejan una disrupción en la conectividad interhemisférica, lo que podría afectar la integración visual en pacientes con estrabismo congénito. La banda Beta T3-T4 mostró un aumento de coherencia (+3.00), que sugiere un posible mecanismo compensatorio en regiones temporales; esto podría indicar que, en ausencia de una sincronización eficiente en bandas de baja frecuencia, el cerebro intenta reorganizar la actividad en bandas más rápidas para estabilizar el sistema.

## *1.5*
## Índice predictivo de disfunción cortical: correlaciones clínicas y pronóstico neurofuncional

Los hallazgos confirmaron que la coherencia interhemisférica es clave en la fisiopatología del estrabismo congénito, y afecta la ambliopía, la supresión y la plasticidad cortical. Esto llevó a una aproximación más clara en la comprensión de la relación entre la clínica y las alteraciones bioeléctricas, donde la ambliopía refleja una integración interhemisférica deficiente, la supresión protege de conflictos binoculares, la direccionalidad influye sin ser determinante y la actividad Beta en T3-T4 sugiere un intento de reorganización visual[46,47].

A partir de estas observaciones, el panorama cada vez resultó más claro. Esta nueva perspectiva sobre la actividad cortical en la economía del sistema visual abrió un campo de estudio en expansión[2,8,48]; así, la sistematización de más de dos décadas de observaciones permitió estructurar este primer tomo.

Los estudios demostraron que los signos del estigma congénito están relacionados con alteraciones neuroeléctricas puntuales, y evidenciaron que el estrabismo congénito es algo más que un trastorno motor: es una expresión de la disfunción cortical, con una relación directa entre la clínica y la actividad cerebral. *(Figura 1-9).*

| Variable | Coeficiente | p-value |
|---|---|---|
| Constante | 0.5123 | 0.0045 |
| Incomitancia horizontal | 0.7215 | 0.0012 |
| Desviación vertical disociada | 0.6842 | 0.0023 |
| Nistagmo latente | 0.7556 | 0.0008 |
| Limitación a la abducción | 0.6901 | 0.0018 |

***Figura 1-9.*** *La tabla muestra los coeficientes de correlación (r) junto con sus respectivos valores de significancia estadística (p-value). Los signos clínicos incluyen limitación a la abducción, incomitancia horizontal, nistagmo latente y desviación vertical disociada. Se observa una fuerte correlación entre estos signos clínicos y la disfunción cortical, con valores de* $p < 0.01$*, lo cual indica una asociación significativa.*

A continuación, se presenta gráficamente la correlación entre los signos clínicos del estigma congénito y la disfunción cortical en una muestra de 65 pacientes con esotropía congénita[38]. *(Figura 1-10).*

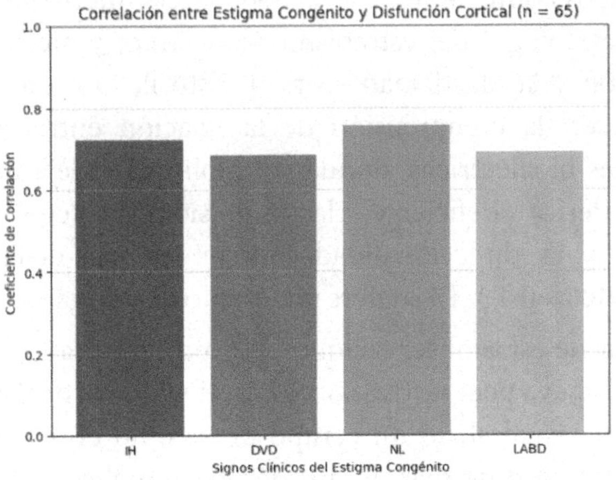


***Figura 1-10.*** *Se presentan los coeficientes de correlación (r) en una escala de 0 a 1. Los signos clínicos analizados incluyen limitación a la abducción (LABD), incomitancia horizontal (IH), nistagmo latente (NL) y desviación vertical disociada (DVD), los cuales muestran una correlación positiva con la disfunción cortical. Las barras en escala de grises representan distintos grados de asociación, con NL mostrando la correlación más alta (r = 0.7556).*

Con base en lo anterior se puede determinar un índice predictivo (IP) que relaciona los signos clínicos del estigma congénito (EC) con las alteraciones corticales (AC), para fines diagnósticos y terapéuticos. Esto fue matemáticamente definido de la siguiente manera:

$$IP = \sum_{i-1}^{n} W_{i \cdot r_i}$$

Donde:

*IP* es el índice predictivo para cada signo clínico.

$r_i$ es el coeficiente de correlación de Pearson entre el signo clínico y la disfunción cortical.

$w_i$ es el peso normalizado del signo clínico, definido por la relación ponderada acorde al impacto de cada signo clínico.

La normalización de los coeficientes de correlación queda estructurada de la siguiente manera:

$$W_i = \frac{r_i}{\sum_{j-1}^{n} r_j}$$

Donde ***n*** es el número total de signos clínicos evaluados.

Al ponderar la ecuación, los valores suman 1, por lo que el índice predictivo es interpretado en una escala relativa de 0 a 100. *(Figura 1-11).*

**ÍNDICE PREDICTIVO EN ESOTROPÍA CONGÉNITA**

| Signo clínico | Índice predictivo (%) | Pronóstico |
|---|---|---|
| Nistagmo latente (NL) | *79* | *Peor pronóstico* |
| Desviación vertical disociada (DVD) | *75* | *Pronóstico intermedio* |
| Incomitancia horizontal (IH) | *71* | *Pronóstico intermedio* |
| Limitación a la abducción (LABD) | *67* | *Mejor pronóstico* |

***Figura 1-11.*** *Índice predictivo de estigma congénito y alteraciones corticales. Se presenta la ponderación de cada signo clínico según su correlación con disfunciones corticales. Los valores del índice predictivo (%) reflejan la magnitud de la asociación y, por lo tanto, el pronóstico diagnóstico y terapéutico. Se clasifica el pronóstico en "Peor" (≥75%), "Intermedio" (70-74%) y "Mejor" (<70%). El nistagmo latente (NL) presenta la asociación más desfavorable, mientras que la limitación a la abducción (LABD) muestra un pronóstico más favorable.*

Así, el índice predictivo de estigma congénito y alteraciones corticales, tomado a partir de una muestra de 65 pacientes con esotropía congénita[38], está representado gráficamente en la figura 1-12 .

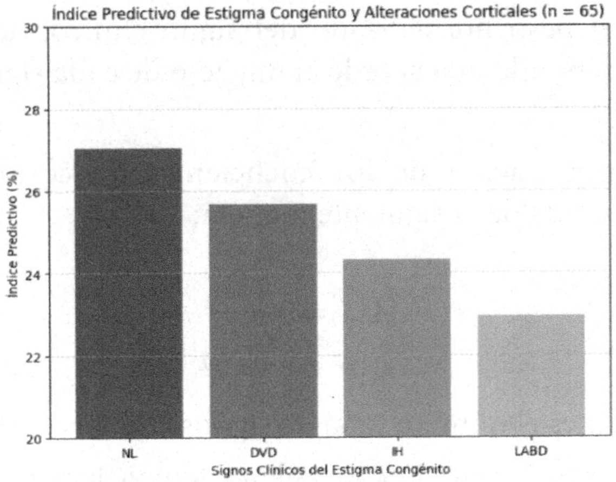


***Figura 1-12.*** *Índice predictivo (%) de cada signo clínico según su asociación con la disfunción cortical. Los valores más altos reflejan mayor correlación y peor pronóstico. El nistagmo latente (NL) muestra la asociación más desfavorable, mientras que la limitación a la abducción (LABD) presenta la de menor impacto.*

# Conclusiones

1. El estrabismo congénito se comprende mejor como la manifestación de un proceso de reorganización funcional del sistema visual que no llegó a completarse plenamente durante etapas críticas del neurodesarrollo.

2. La disincronía interhemisférica y la alteración de la coherencia bioeléctrica representan firmas corticales del trastorno, que permiten establecer correlaciones precisas entre clínica, neuro fisiología y neuro fisiopatología.

3. El concepto de *estigma congénito* aporta una herramienta clínico-funcional que sintetiza signos cardinales de la enfermedad, conectándolos con disfunciones medibles del sistema nervioso central.

4. El desarrollo de un *índice predictivo de disfunción cortical* inaugura una manera para estimar el compromiso cerebral de los pacientes y orientar con mayor precisión el abordaje terapéutico.

5. Este primer capítulo propone las bases de una transformación conceptual: el paso de un modelo oculomotor a un modelo cortical del estrabismo congénito, y ofrece al lector una nueva cartografía de sentido para comprender y abordar esta condición.

# Capítulo II

## *Coherencia cortical, edad y estrabismo. Reporte de un metaanálisis interno*

# Resumen

Este capítulo presenta los hallazgos de un metaanálisis interno realizado a lo largo de 13 años en 515 pacientes con estrabismo congénito, con el propósito de comprender la relación entre la coherencia cortical, la edad y las alteraciones neuroeléctricas asociadas a esta condición. Se examina cómo la hipocoherencia, la lentificación y los paroxismos representan patrones bioeléctricos propios del estrabismo congénito. Los resultados muestran una tendencia decreciente de las alteraciones de coherencia con el aumento de la edad, lo que sugiere que los mecanismos de plasticidad cerebral en edades tempranas podrían ofrecer oportunidades terapéuticas. Este análisis permite consolidar un marco de referencia neurofuncional para la interpretación de datos clínicos y proporciona una base sólida para la propuesta del neuroestrabismo como paradigma emergente.

## 2.1
## La coherencia cortical en el estrabismo congénito. Conectando las piezas del neuroestrabismo

La coherencia cerebral refleja la sincronización entre áreas corticales a través de sus interconexiones nerviosas, y permite la comunicación eficiente de los grupos neuronales y la integración dinámica de estímulos internos y externos[41,49].

Cuando la coherencia se altera, puede manifestarse como hipercoherencia, caracterizada por una sobre conexión que dificulta la flexibilidad cognitiva, o hipocoherencia, que indica una conectividad insuficiente y un procesamiento ineficaz de la información. Ambas situaciones son patológicas cuando exceden los valores normativos de Z-score[49]. *(Figura 2-1).*

**Z Scored FFT Coherence**

Intrahemispheric: LEFT

| | DELTA | THETA | ALPHA | BETA |
|---|---|---|---|---|
| FP1 F3 | 0.54 | 0.96 | 0.24 | -0.20 |
| FP1 C3 | 0.79 | 1.16 | 1.67 | 1.70 |
| FP1 P3 | 1.11 | 1.50 | 1.55 | 1.91 |
| FP1 O1 | -0.74 | -1.13 | -0.38 | 1.58 |
| FP1 F7 | -1.63 | -2.20 | -0.56 | 0.56 |
| FP1 T3 | -0.47 | -0.62 | 0.25 | 1.47 |
| FP1 T5 | -1.26 | -0.94 | -1.23 | 0.09 |
| F3 C3 | 0.88 | 0.44 | 0.31 | -0.13 |
| F3 P3 | 1.06 | 0.73 | 0.62 | 0.48 |
| F3 O1 | -0.79 | -1.33 | -0.47 | 0.49 |
| F3 F7 | -1.69 | -1.55 | -2.16 | -0.81 |
| F3 T3 | -0.83 | -1.20 | -0.37 | 0.45 |
| F3 T5 | -1.73 | -1.52 | -1.76 | -0.69 |
| C3 P3 | 0.80 | 0.40 | 0.58 | 1.03 |
| C3 O1 | -1.33 | -1.40 | -0.77 | 0.48 |
| C3 F7 | -1.16 | -0.83 | 0.38 | 1.38 |
| C3 T3 | -0.99 | -0.90 | -0.76 | 0.72 |
| C3 T5 | -2.71 | -2.63 | -3.49 | -1.74 |
| P3 O1 | -2.51 | -2.72 | -2.62 | -0.79 |
| P3 F7 | -0.81 | -0.10 | 0.87 | 1.93 |
| P3 T3 | -0.09 | 0.10 | -0.00 | 1.34 |
| P3 T5 | -3.88 | -3.92 | -4.84 | -3.46 |
| O1 F7 | -0.39 | -1.25 | -0.55 | 1.60 |
| O1 T3 | -0.60 | -0.09 | 0.33 | 2.25 |
| O1 T5 | 0.09 | -0.46 | -1.75 | -4.05 |
| F7 T3 | -0.74 | -0.54 | 0.39 | 1.93 |
| F7 T5 | -1.66 | -1.89 | -1.41 | -0.22 |
| T3 T5 | -3.12 | -2.67 | -3.06 | -2.01 |

Intrahemispheric: RIGHT

| | DELTA | THETA | ALPHA | BETA |
|---|---|---|---|---|
| FP2 F4 | 0.34 | 0.38 | 0.21 | 0.29 |
| FP2 C4 | 0.63 | 0.29 | 0.66 | 1.68 |
| FP2 P4 | 0.02 | 0.16 | 0.07 | 1.39 |
| FP2 O2 | -1.15 | 0.06 | -0.28 | 1.33 |
| FP2 F8 | -0.55 | -0.72 | 0.25 | 0.97 |
| FP2 T4 | 0.93 | 0.42 | 0.60 | 3.25 |
| FP2 T6 | -0.96 | -0.65 | -1.02 | 1.11 |
| F4 C4 | 0.49 | -0.10 | -0.11 | 0.63 |
| F4 P4 | -0.12 | -0.10 | -0.50 | 0.59 |
| F4 O2 | -1.04 | -0.54 | -0.67 | 0.94 |
| F4 F8 | -1.80 | -2.82 | -1.61 | 0.03 |
| F4 T4 | 0.15 | -0.69 | -0.22 | 1.06 |
| F4 T6 | -1.43 | -0.99 | -1.38 | 0.65 |
| C4 P4 | -0.98 | -0.82 | -0.62 | -0.25 |
| C4 O2 | -1.54 | -1.50 | -1.39 | 0.22 |
| C4 F8 | -1.25 | -1.40 | -0.08 | 1.33 |
| C4 T4 | -1.33 | -1.86 | -1.02 | 0.93 |
| C4 T6 | -2.41 | -2.42 | -2.59 | -0.18 |
| P4 O2 | -1.80 | -2.10 | -2.49 | -0.70 |
| P4 F8 | -1.87 | -1.16 | -0.25 | 1.27 |
| P4 T4 | -1.77 | -1.06 | -0.73 | 1.11 |
| P4 T6 | -2.29 | -2.66 | -2.13 | -0.28 |
| O2 F8 | -0.79 | -1.36 | -0.65 | 1.26 |
| O2 T4 | -2.13 | -1.70 | -1.69 | 1.24 |
| O2 T6 | -0.79 | -1.46 | -0.77 | 0.83 |
| F8 T4 | 1.30 | 1.49 | 1.67 | 2.56 |
| F8 T6 | -1.47 | -1.25 | -1.01 | 1.28 |
| T4 T6 | -3.84 | -2.60 | -2.85 | 0.19 |

Interhemispheric: HOMOLOGOUS PAIRS

| | DELTA | THETA | ALPHA | BETA |
|---|---|---|---|---|
| FP1 FP2 | -2.16 | -2.78 | -2.27 | -0.54 |
| C3 C4 | -0.48 | -0.60 | -0.17 | 0.90 |
| O1 O2 | -0.94 | -2.09 | -0.55 | 0.43 |
| T3 T4 | -1.61 | -1.00 | -1.34 | 1.12 |

| | DELTA | THETA | ALPHA | BETA |
|---|---|---|---|---|
| F3 F4 | -1.93 | -2.18 | -1.92 | -1.01 |
| P3 P4 | -1.97 | -1.06 | -1.11 | -0.04 |
| F7 F8 | -3.91 | -4.45 | -1.66 | 0.69 |
| T5 T6 | -0.56 | -0.95 | -0.38 | 0.13 |

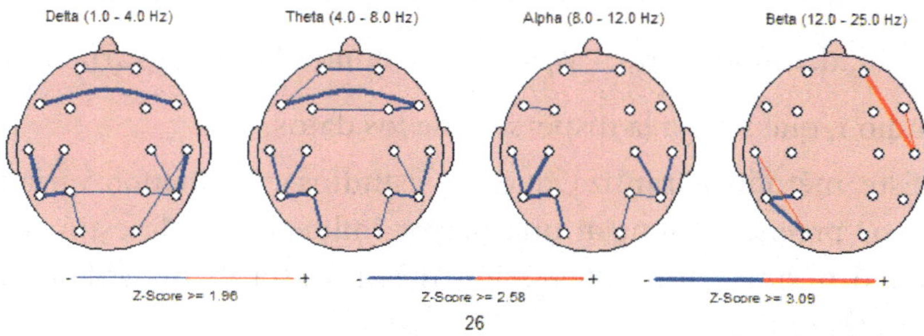


***Figura 2-1.*** *Análisis neurométrico de una niña de 7 años con diagnóstico de esotropía congénita. En color azul se muestra el valor de la hipocoherencia. Obsérvese la hipocoherencia intrahemisférica temporal y parietotemporal, así como la hipocoherencia interhemisférica frontal.*

El estudio de la coherencia cortical es esencial para comprender trastornos del neurodesarrollo, afecciones visuales y estrategias compensatorias del cerebro[24,41,50]. Sin embargo, su relación con la edad y el estrabismo congénito ha sido poco explorada a nivel internacional. Para abordar esta brecha, se realizó un metaanálisis interno con datos de nueve estudios que abarcan 13 años (2004-2017) y 515 pacientes; dicho análisis proporcionó una visión integral sobre alteraciones en la conectividad bioeléctrica en el estrabismo congénito[20,23,24,29–31,36,51,52].

Se incluyeron estudios con datos cuantificables obtenidos mediante mapeo cerebral digitalizado (MCD) y EEG, asegurando comparabilidad en edad y género. Se excluyeron investigaciones con datos incompletos o metodologías inconsistentes. Los análisis se realizaron bajo modelos de efectos aleatorios, aplicando ecuaciones especializadas para garantizar mediciones confiables y extrapolables. El argumento matemático usado fue:

$$\bar{x} = \frac{\sum_{i=1}^{n} W_i \cdot \bar{x}_i}{\sum_{i=1}^{n} W_i}$$

Donde $\bar{x}_i$ es la media del estudio ***i***; $w_1$ es el peso asignado a cada estudio, definido como $W_i = \frac{1}{Var_i}$ ; donde ***Var*** es la varianza del estudio ***i***, que refleja la dispersión de los datos.

Este método garantiza que los estudios con menor varianza (mayor precisión) tengan una mayor influencia en la estimación final, al permitir una integración más robusta y confiable de los datos. *(Figura 2-2).*

| **Estudio** | **Año** | **Edad promedio** | **Número de pacientes** | **Tipo de análisis** | **Coherencia cortical (%)** |
|---|---|---|---|---|---|
| *Documento 1* | 2004 | 8 años | 11 | MCD | 41.2 |
| *Documento 2* | 2005 | 7 años | 2 | MCD | 40.3 |
| *Documento 3* | 2007 | 5 años | 10 | EEG | 38.7 |
| *Documento 4* | 2007 | 7 años | 195 | MCD | 40.1 |
| *Documento 5* | 2008 | 6 años | 6 | EEG | 39.8 |
| *Documento 6* | 2012 | 9 años | 5 | MCD | 41.5 |
| *Documento 7* | 2013 | 6 años | 30 | MCD | 39.5 |
| *Documento 8* | 2016 | 6 años | 193 | EEG | 39.9 |
| *Documento 9* | 2017 | 8 años | 63 | MCD | 41 |

***Figura 2-2.*** *Resumen de los estudios incluidos en el metaanálisis interno, mostrando la edad promedio de los pacientes, el tamaño de la muestra, la técnica empleada y el porcentaje de alteraciones en la coherencia cortical reportado. Abreviaciones: MCD = Mapeo cerebral digitalizado, EEG = Electroencefalograma.*

El estudio examinó la relación entre la edad y la coherencia cortical en pacientes con estrabismo congénito, dado su papel clave en la conectividad funcional cerebral. Ya que la plasticidad neuronal varía con la edad, comprender esta dinámica es esencial para analizar los mecanismos de neuro adaptación. Para ello, se aplicó un análisis de regresión entre la edad promedio de los pacientes y los valores de coherencia cortical reportados en los estudios del metaanálisis. *(Figura 2-3)*.

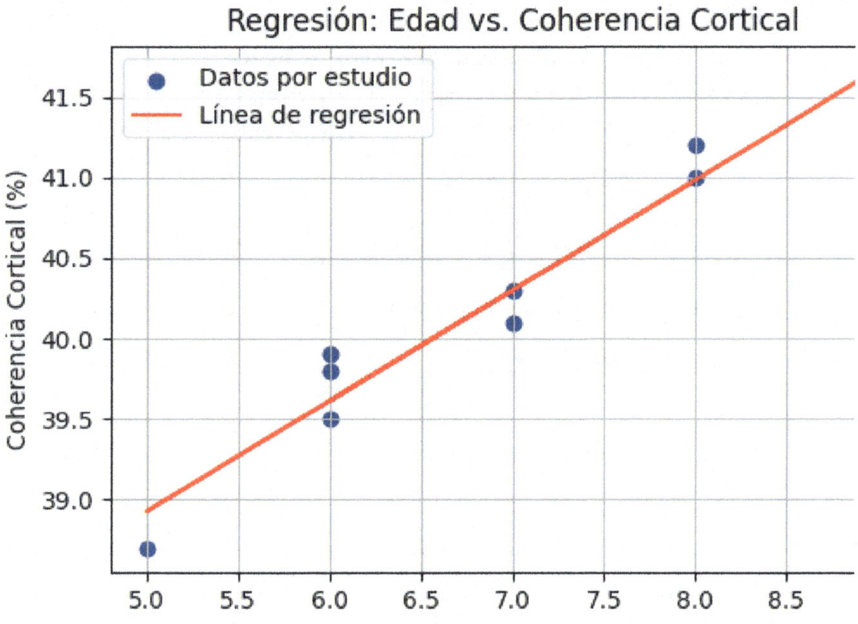


***Figura 2-3.*** *Relación entre la edad promedio de los pacientes y la coherencia cortical. Cada punto azul representa los valores de un estudio incluido en el metaanálisis. La línea roja indica la regresión lineal, mostrando una tendencia decreciente de la coherencia cortical conforme aumenta la edad.*

Los resultados sugieren una tendencia decreciente en las alteraciones de la coherencia cortical a medida que aumenta la edad. Esto indica que los niños estrábicos más pequeños presentan mayores dificultades en la conectividad bioeléctrica en comparación con aquellos de mayor edad.

La prueba de Egger no detectó evidencia de sesgo de publicación. La pendiente de la regresión (-0.0208) cercana a cero y el coeficiente de correlación (r = -0.1207) indican una distribución simétrica de los estudios, sin relación significativa entre la precisión y el tamaño del efecto. Además, el valor p de 0.7759 confirma la ausencia de sesgo. *(Figura 2-4).*

**Resultados de la prueba de Egger**

| Parámetro: | Valor Calculado |
|---|---|
| Pendiente (Bias) | -0.0208 |
| Intercepto | 40.4386 |
| Coeficiente de correlación (R) | -0.1207 |
| Valor p (Egger) | 0.7759 |

***Figura 2-4.*** *Resultado de la prueba de Egger sin evidencia de sesgo.*

Finalmente, se realizó una matriz que muestra los coeficientes de correlación entre lentificación, paroxismos, hipocoherencia e hipercoherencia, destacando las interacciones positivas y negativas más relevantes. Se observa que la hipocoherencia presenta correlaciones moderadas con la lentificación y los paroxismos, mientras que la hipercoherencia tiende a mostrar relaciones opuestas. *(Figura 2-5).*

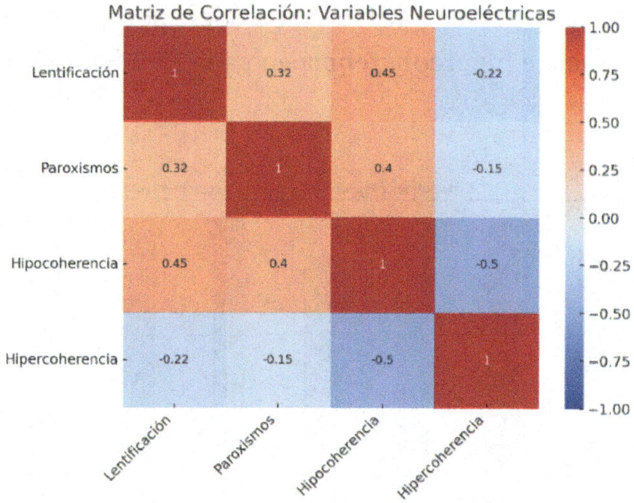


***Figura 2-5.*** *La matriz de correlación mostró que la media global de lentificación fue del 13.78% (IC 95%: 12.45% - 15.11%) y que la de paroxismos fue del 9.78% (IC 95%: 8.51% - 11.05%).*

Se analizó la distribución del porcentaje medio de lentificación y paroxismos por estudio. *(Figura 2-6).*

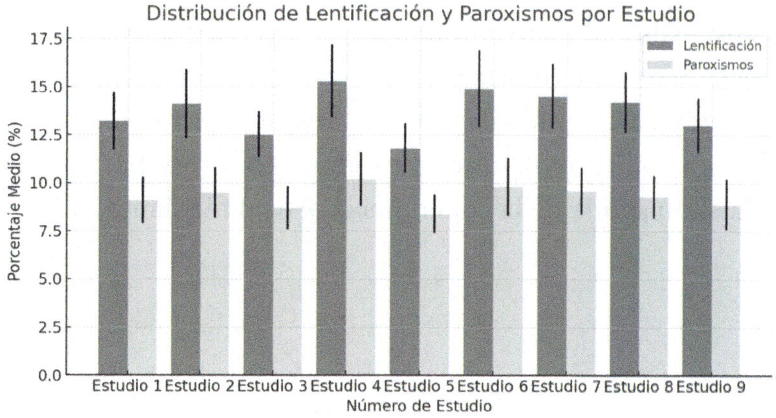


***Figura 2-6.*** *Las barras oscuras representan la lentificación y las claras, los paroxismos, con intervalos de confianza en negro. Se observa una mayor frecuencia de lentificación, destacando su relevancia en el análisis neuroeléctrico del estrabismo congénito y su contribución al metaanálisis.*

Se analizó además la distribución del porcentaje medio de hipocoherencia e hipercoherencia en cada estudio. *(Figura 2-7).*

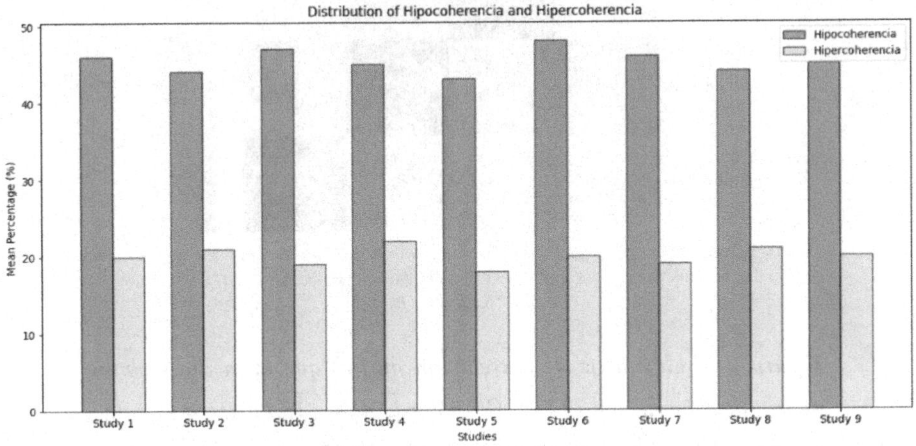


***Figura 2-7.*** *Se observa un predominio de la hipocoherencia en la mayoría de los casos (barras color oscuro), lo que sugiere un patrón funcional característico del estrabismo congénito.*

Los estudios neurofuncionales en el estrabismo congénito revelan patrones de interacción entre lentificación, paroxismos y coherencias. El metaanálisis interno integró datos de diversas investigaciones en distintos períodos y cohortes, para ofrecer una evaluación sólida de la coherencia cortical mediante EEG y MCD.

# Conclusiones

1. La coherencia cortical es un parámetro clave en la evaluación neurofuncional del estrabismo congénito, al reflejar la calidad de la conectividad cerebral entre regiones homólogas.

2. Los datos integrados del metaanálisis muestran un predominio de hipocoherencia en niños con estrabismo congénito, lo cual sugiere una disfunción en la sincronización interregional, acompañada de lentificación y paroxismos.

3. Se observa una relación inversa entre edad y alteraciones de coherencia cortical, lo que indica una mayor afectación en edades tempranas, pero también sugiere un mayor potencial neuroplástico.

4. La ausencia de sesgo de publicación refuerza la validez de los resultados y destaca la solidez de los datos obtenidos mediante MCD y EEG.

5. La información proporcionada por la matriz de correlación y los patrones de distribución de hipocoherencia e hipercoherencia refuerza la hipótesis de que el estrabismo congénito debe considerarse como una condición de base cortical.

# Capítulo III

## *Neuro integración visual y jerarquización funcional: La adaptabilidad cortical en el estrabismo congénito*

# RESUMEN

El capítulo 3 profundiza en la organización funcional del sistema visual humano, destacando los distintos grados de visión (monocular, biocular, binocular con fusión limitada y binocular con estereopsis). Se analizan las condiciones motoras y sensoriales que permiten la visión binocular, así como las vías parvocelular y magnocelular y su influencia en la percepción visual. El capítulo introduce el *concepto de economía del sistema visual*, mostrando cómo el sistema prioriza la eficiencia sobre la especialización, en particular en contextos como el estrabismo congénito. Asimismo, se explora la reorganización funcional del cerebro en respuesta a la disonancia espaciotemporal, y se detallan las bases estructurales y funcionales que sustentan la conectividad visual, con énfasis en la corteza, las vías occipito-temporales y la sustancia blanca. Finalmente, se discute cómo el análisis coherencial ofrece una herramienta objetiva para evaluar el compromiso cortical en pacientes con estrabismo congénito.

## 3.1
## Grados de visión

El cerebro humano no es simétrico funcional ni morfológicamente, lo que genera un desequilibrio natural en la dominancia y lateralidad visual[53,54]. Esto favorece el predominio de la información visual proveniente del ojo dominante en el procesamiento visual.

A la corteza estriada (V1), la información de cada cuerpo geniculado llega separada a las células simples, y esto permite una visión monocular en un estado de cooperación visual independiente. Sin embargo, en niveles superiores de la jerarquía ontogénica, las neuronas hipercomplejas reciben estímulos de ambos ojos, lo cual propicia la integración binocular y la estereopsis. En este punto, el sistema opera bajo un modelo de cooperación, y no de competencia, entre ambas vías visuales.

## 3.2
## La visión monocular: percepción espacial sin integración binocular

La visión monocular se fundamenta en la morfología del globo ocular y en la disposición semicircular de la retina. Las células ganglionares se distribuyen de forma equidistante, lo que otorga al sistema visual una referencia espacial elemental para estimar distancias, aun sin apoyo del otro ojo.

Desde una perspectiva evolutiva, la configuración pupilar también influye en el procesamiento visual. Mientras que los animales presa tienden a tener pupilas horizontales y los depredadores pupilas verticales —esto optimiza su campo de visión según su rol ecológico—, los humanos poseemos pupilas circulares, lo que favorece una visión frontal equilibrada y una organización cortical particular para la visión central[55].

Sin embargo, en condiciones de visión monocular no se activa la red cortical responsable de la integración binocular. La falta de estimulación simultánea desde ambos ojos impide la fusión sensorial y la construcción de la estereopsis. Como consecuencia, estos pacientes no desarrollan percepción tridimensional real, y presentan aestereopsia o estereoceguera. En muchos casos, la función visual se apoya en un solo ojo dominante, fenómeno conocido como monofijación[56,57].

## *3.3*
## La visión biocular: un estado intermedio de disyunción visual

La visión biocular constituye un estado de disyunción visual en el que ambos ojos conservan la capacidad de ver, pero no lo hacen de manera verdaderamente simultánea. Aunque la corteza cerebral recibe información procedente de ambos ojos, las señales están espacialmente desfasadas, lo que impide una integración adecuada. Esta separación cortical suele deberse a un bajo rendimiento oculomotor.

La oculomotricidad es una función esencial para el acoplamiento dinámico de imágenes provenientes de ambos ojos, que permite la fovealización binocular tanto en reposo como durante el seguimiento de objetos en movimiento. No obstante, cuando existe una restricción en el movimiento de uno de los ojos —como ocurre en la fibrosis de músculos extraoculares[58]—, puede darse una situación paradójica: no hay fusión, ni confusión visual, pero sí la posibilidad de alternar la fijación entre ambos ojos.

Este tipo de visión constituye una forma básica de binocularidad, en la que la alternancia visual persiste sin una integración real. Puede observarse en distintos contextos, dependiendo del grado de aferencia sensorial, la experiencia visual previa y la organización funcional foveolar de cada ojo. Se trata, por tanto, de una forma rudimentaria de visión binocular, pero clínicamente relevante en el análisis de los estados intermedios entre la visión monocular y la integración estereoscópica.

## 3.4
## Visión binocular limitada: el segundo grado de integración en el estrabismo restrictivo congénito

En ciertas formas de estrabismo restrictivo congénito puede establecerse una condición parcial de visión binocular. En estos casos, se conserva una zona de concurrencia espaciotemporal bifoveolar, donde ambas fóveas logran una coincidencia funcional que permite cierto grado de fusión visual, aunque restringida.

Este tipo de fusión se observa clínicamente en pacientes que adoptan posturas compensatorias, como la rotación cefálica, con el objetivo de alinear funcionalmente ambos ejes visuales y optimizar la superposición de las imágenes[59].

La fusión binocular, considerada el segundo grado de visión binocular, ocurre cuando las imágenes procedentes de ambos ojos coinciden no solo en el tiempo (frecuencia temporal), sino también en el espacio (frecuencia espacial). Esta integración espaciotemporal permite al sistema visual unir dos entradas sensoriales en una sola percepción coherente. Aunque limitada en extensión y estabilidad, esta capacidad de fusión parcial representa una importante estrategia adaptativa en algunos pacientes con restricción oculomotora.

## 3.5
## Visión binocular integrada: la estereopsis como culminación funcional

El tercer tipo de visión binocular se manifiesta cuando ambos ojos se encuentran alineados y presentan libertad de movimiento. En esta condición ideal, las señales procedentes de ambas fóveas llegan de forma sincrónica, con coincidencia en su *input* espacial y temporal. Esta armonía sensorial permite a la corteza estriada construir un escenario espaciotemporal coherente e integrado[60].

Dicha integración se apoya en una correspondencia retiniana normal (CRN), es decir, una alineación precisa entre los puntos retinianos homólogos de ambos ojos. Gracias a esta correspondencia, el sistema visual es capaz de fusionar las imágenes en una sola percepción, simultánea, coherente y foveolizada, que activa de forma específica a las neuronas corticales de disparidad binocular[61]. Estas neuronas están ubicadas, de acuerdo con González y Pérez en "las áreas visuales corticales V1, V2, V3, V3A, VP, MT (V5) y MST de monos y en el colículo superior del gato y la zarigüeya"[62] y son particularmente sensibles a las pequeñas diferencias angulares entre las imágenes de ambos ojos, permiten el cálculo preciso de profundidad, distancia, contornos y contraste. Así surge la estereopsis, la forma más refinada de percepción visual, que otorga al entorno su relieve, textura y tridimensionalidad[63,64].

Para alcanzar la estereopsis, intervienen las vías dorsal y ventral, incluyendo las cortezas occipital inferior y media bilateralmente, que procesan estructuras tridimensionales a partir de la disparidad binocular dentro de rangos fisiológicos. Esta habilidad congénita surge de la ligera disparidad en el input de cada ojo, determinada por la distancia inter pupilar y la distribución de los conos, estimulando las neuronas de binocularidad en V1[58].

Estas neuronas especializadas responden a disparidades espaciales dentro del espacio de Panum, lo que permite mantener la haplopía, es decir, una visión unificada sin diplopía[65].

La estereopsis se evalúa mediante pruebas en visión próxima[66] con estímulos estáticos, ya que la estimulación simultánea de ambos ojos sobre un mismo objeto inmóvil mejora la percepción visual a través de un fenómeno de sumación binocular. En contraste, cuando el objeto está en movimiento, esta alejado o se observa con un solo ojo, la percepción tridimensional se ve afectada[67].

El procesamiento de la visión en 3D involucra circuitos neuronales de la corteza occipital, temporal y parietal[61]. Sin embargo, la percepción de la profundidad basada en el movimiento es codificada predominantemente en el locus V3B/KO, ubicado dentro de las áreas ventral, dorsal y parietal[68].

## 3.6
## Requisitos para integrar la información visual

La visión binocular requiere condiciones inherentes para alcanzar su máximo desarrollo, éstas incluyen el paralelismo de los ejes visuales, una perfecta coordinación de los movimientos oculares, de la convergencia y de la acomodación. *(Figura 3-1).*

| CONDICIONES MOTORAS QUE PERMITEN LA VISIÓN BINOCULAR | CONDICIONES SENSORIALES QUE PERMITEN LA VISIÓN BINOCULAR |
|---|---|
| 1. Paralelismo de los ejes visuales | 1. Capacidad visual útil para cada ojo |
| 2. Coordinación de los movimientos oculares | 2. Imagen macular simultanea |
| 3. Convergencia | 3. Correspondencia retiniana normal |
| 4. Acomodación | 4. Fusión |

***Figura 3-1.*** *La tabla indica los requisitos precorticales mínimos en la visión binocular.*

Las condiciones sensoriales necesarias para la visión binocular incluyen una agudeza visual funcional en ambos ojos, una percepción unificada derivada de la información de ambas máculas y una correspondencia retiniana normal (CRN)[60].

La CRN se da cuando la excitación simultánea de ambas fóveas genera una localización espacial y temporal única. Para que esto ocurra, es imprescindible la integridad de varios elementos anatomofuncionales: 1) un campo visual común dentro del horóptero y la yuxtaposición de los campos visuales, 2) integridad estructural y funcional de cada ojo, 3) decusación quiasmática, 4) imágenes retinianas similares, 5) transmisión eficiente de la información desde la retina hasta la corteza visual primaria y sus vías de asociación, 6) correspondencia retiniana adecuada, 7) movimientos oculares precisos y 8) una percepción cortical integrada[12].

## *3.7*
## Dos estirpes celulares: La vía parvocelular y la vía magnocelular

La vía visual está conformada por dos estirpes celulares: la vía parvocelular, integrada por células ganglionares "x" o "p" de la retina, responsables de respuestas sostenidas y sensibles a las frecuencias espaciales, y la vía magnocelular, compuesta por células ganglionares "y" o "m", caracterizadas por respuestas rápidas y sensibilidad a las frecuencias temporales. Esta diferencia en la velocidad de respuesta determina funciones y estructuras distintas en ambas vías y son la clave para comprender el conflicto espaciotemporal que sucede en el estrabismo congénito[63,69].

Mientras la vía parvocelular se especializa en la identificación del "qué", la vía magnocelular se encarga del "cómo" y el "dónde" del procesamiento espacial. Sin embargo, ambas vías están interconectadas, y esto permite que la vía dorsal integre información de la vía ventral para facilitar habilidades visomotoras complejas y adaptativas[69,70].

La vía ventral, representada electroencefalográficamente por las conexiones occipito-temporales (O2-T2 y O1-T1), es responsable de la identificación de objetos. Su desarrollo evolutivo más reciente en la jerarquía filogenética refuerza la idea de que los recursos cerebrales se distribuyen de acuerdo con las demandas funcionales y adaptativas de cada especie, alcanzando su máxima especialización en el sistema visual humano[69,71,72].

## *3.8*
## La jerarquización funcional del sistema visual en el estrabismo congénito

En la economía de los recursos del sistema visual, se prioriza la eficiencia por sobre la super especialización funcional que conlleva la estereopsis, por ejemplo.

El sistema visual opera bajo un modelo de selección y jerarquía funcional, donde cada estructura cumple un rol estratégico en la percepción del entorno[73,74]. Para comprender esta organización, es ilustrativo observar especies más primitivas, como la rana, cuyo sistema visual ofrece una perspectiva reveladora sobre la economía cortical y la adaptabilidad perceptual.

El sistema visual de la rana es paradigmático: prioriza la detección del movimiento sobre el reconocimiento detallado. Su retina actúa como un filtro económico, descartando la información irrelevante y transmitiendo solo lo esencial: cambios bruscos en la iluminación, contrastes y desplazamientos de objetos pequeños y oscuros. Así, prioriza el "dónde" sobre el "qué". Este modelo simplificado, eficiente para la supervivencia, carece de la capacidad de integrar información en un contexto binocular o de procesar formas complejas[75].

En el ser humano, el sistema visual es mucho más sofisticado y costoso en términos neurometabólicos. Opera bajo un principio de jerarquización funcional, donde la corriente dorsal y la corriente ventral desempeñan roles complementarios, pero con demandas diferenciadas. La corriente dorsal (O2-P2 y O1-P1 del trazo electroencefalográfico), responsable de la localización espacial y el movimiento, es más primitiva y resiliente. La corriente ventral (O2-T2 y O1-T1), encargada de la identificación de objetos, representa un nivel de procesamiento evolutivamente más reciente, con un alto costo metabólico[69]. *(Figura 3-2).*

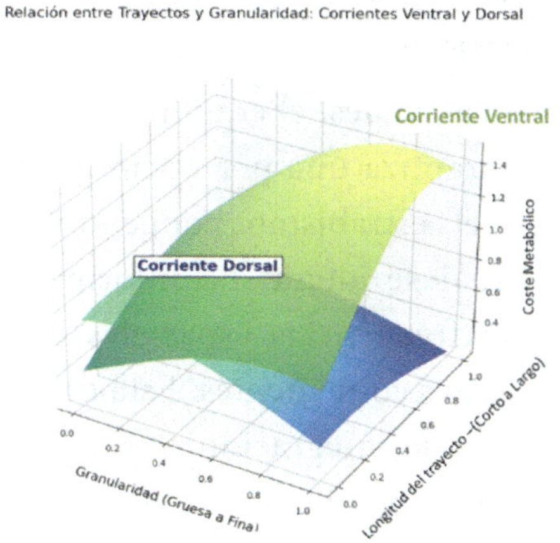


***Figura 3-2.*** *Relación entre trayectos visuales, granularidad y coste metabólico en las corrientes dorsal (azul) y ventral (amarillo). La corriente dorsal presenta trayectos más cortos y menor granularidad, reduciendo su coste metabólico. En contraste, la corriente ventral, con trayectos más largos y granularidad fina, tiene mayor demanda energética.*

En el estrabismo congénito, la reorganización funcional favorece la corriente dorsal, asegurando una percepción espacial básica a expensas del reconocimiento detallado y la estereopsis, por lo que la corriente ventral se ve particularmente comprometida en el estrabismo congénito, y limita la adquisición de estereopsis y el reconocimiento detallado, tal y como se verá más adelante.

Este fenómeno tiene implicaciones profundas en la rehabilitación visual y en la comprensión de la adaptabilidad cerebral. Se revela aquí una estrategia neuroeconómica donde el sistema nervioso redistribuye recursos en función de sus posibilidades, con lo cual favorece circuitos de menor costo y sacrifica aquellos de mayor demanda[46,47].

Este tema es tratado ampliamente en el tomo II, en donde se muestra cómo es que la plasticidad cortical reorganiza la red funcional para optimizar el rendimiento perceptual bajo condiciones de restricción.

En condiciones normales, el equilibrio entre ambas corrientes, ventral y dorsal, garantiza una percepción visual fluida y precisa. Sin embargo, en el estrabismo congénito, esta economía del procesamiento visual se altera. La información proveniente de cada ojo llega con frecuencias espaciales distintas, aunque con frecuencias temporales coincidentes. Esta disonancia genera ruido perceptual que altera la integración cortical y fuerza al sistema a priorizar estrategias de menor costo energético[46,76].

## 3.9
## Bases estructurales y circuitos neuronales

Ante el orden y puntualidad requeridos en el desarrollo de la corteza cerebral, se precisa de tan solo algún desacierto durante la corticogénesis para que en cuestión de tiempo el desempeño del integrador cortical resulte afectado, y el resultado de sus implicaciones aflore por arriba del horizonte clínico, entonces los efectos pueden estar a la mira del observador clínico[77,78].

Dado que la relación entre integridad cortical y las manifestaciones clínicas del estrabismo es bidireccional, es lógico que las alteraciones estructurales y funcionales intensifiquen la expresión clínica, mientras que el déficit sensorial y perceptual visual retroalimente negativamente los cambios corticales[31,79]. Esta interdependencia subraya la importancia de abordar tanto los aspectos estructurales como funcionales de la corteza cerebral para comprender y manejar el estrabismo de forma integral.

La cantidad, tamaño y distribución de los elementos granulométricos que conforman la sustancia blanca tienen un impacto significativo en la conectividad cortical[31,32,80–82]. Este delicado entramado estructural y funcional se ve condicionado por factores genéticos, hipoxia intrauterina y diversas adversidades, y marca un vínculo crucial entre la estructura cerebral, su funcionalidad y su impacto en el comportamiento del sistema visual[83].

Consideremos por ahora al sistema visual como una red sofisticada que equilibra constantemente sus recursos, donde la dinámica granulométrica la conectividad neurofuncional y la redistribución del metabolismo cortical reflejan estrategias neuroadaptativas en condiciones de estrés neurofuncional tal y como sucede con el estrabismo congénito[47,79].

En la conectividad neurofuncional del sistema visual se requiere llevar información de los lóbulos occipitales hacia los lóbulos temporales, para ello se requiere de la integridad de cuatro vías fundamentales: dos de ellas son cortas (O1-T5 y O2-T6) y dos largas (O1-T3 y O1-T4), tanto izquierdas como derechas, respectivamente[46,47,50]. Estas vías han sido analizadas recientemente mediante análisis neurométrico en niños con estrabismo congénito; se halló que se encuentran funcionalmente alteradas, la vía ventral larga occipito-temporal[47]. Dicha vía, que discurre entre los lóbulos occipitales y los lóbulos temporales, está encargada del reconocimiento de rostros y objetos[24,84] y tiene un rol en el control anticipado de los movimientos oculares, además de poseer una memoria de trabajo visual. Esta vía está particularmente afectada en el estrabismo congénito, posiblemente en relación a la supresión del ruido visual, aunque aún no se determina su rol en la ambliopía estrábica[24,82,85,86].

El análisis de las coherencias ayudó a comprender mejor la naturaleza del Estrabismo Congénito, así como a precisar el pronóstico y el establecimiento de un proyecto lógico y bien fundamentado en la aplicación de una terapia neurofuncional dirigida de manera inteligente[42].

El análisis ayudó, además, a establecer las implicaciones neurofuncionales que suceden cuando hay dificultades en la conectividad cortical, de un modo objetivo, mesurable e inocuo[47,87].

# Conclusiones

El sistema visual humano está diseñado para operar de forma jerarquizada y eficiente, pero en condiciones como el estrabismo congénito esta organización se ve alterada. En lugar de buscar una perfección visual basada en la estereopsis, el cerebro opta por una redistribución funcional que minimiza el coste energético. Este fenómeno refleja una estrategia neuroadaptativa basada en la plasticidad cortical, que prioriza la percepción básica y la estabilidad visual sobre la fidelidad de la señal y la fineza del reconocimiento espacial. El capítulo concluye que el estrabismo congénito debe comprenderse como una condición de reorganización cortical sistémica, donde las alteraciones estructurales, funcionales y eléctricas son parte de un mismo fenómeno. Reconocer esta complejidad permite diseñar estrategias diagnósticas y terapéuticas más precisas, centradas en la conectividad y en la economía funcional del cerebro.

# Capítulo IV

## *Develando el neuroestrabismo*

# RESUMEN

Este capítulo presenta una exploración crítica sobre la naturaleza cortical del estrabismo congénito, y rompe así con el paradigma clásico que lo consideraba un trastorno oculomotor de causa desconocida. A través de múltiples observaciones clínicas, análisis neurofuncionales y estudios de imagen, se propone que el origen y la persistencia del estrabismo congénito se encuentran íntimamente vinculados con disfunciones en el integrador cortical. Se abordan diez razonamientos empíricos que sustentan esta hipótesis, incluyendo desde la exacerbación de la desviación ante estímulos fisiológicos y farmacológicos hasta el efecto de la luz azul y la relación con trastornos del neurodesarrollo. El capítulo también detalla maniobras clínicas que revelan alteraciones en el control de reflejos oculomotores, así como evidencia de reorganización neurofuncional en pacientes sometidos a tratamiento. Este enfoque integrador redefine al estrabismo congénito como una condición neuro visual compleja, con implicaciones diagnósticas y terapéuticas de gran relevancia.

## 4.1
## El estrabismo congénito desde una perspectiva neurofuncional y cibernética

Recuerdo la primera vez que, tras corregir una desviación ocular, un padre me dijo que su hijo ahora era más inquieto. Con el tiempo, escuché historias similares de otros padres. Algo se había movido en el interior del paciente, pero entonces no tenía la menor idea de lo que podría haber sido y, menos aún, el por qué sucedía.

La pregunta entonces fue ¿al modificar el tono muscular, en el contexto de un sistema cibernético de retroalimentación negativa tal y como sucede con el integrador cortical, es posible modificar algunos parámetros de la actividad cortical?[19,22,51,88,89].

En aquel momento vino a mi mente un comentario editorial de 1994, en el que Hoyt y Good formularon dos simples preguntas: "¿Qué es el estrabismo y donde está su origen?"[90]; así que decidimos analizar mediante estudios sofisticados de neuroimagen lo que la corteza cerebral tiene que decir respecto al origen y manifestaciones del estrabismo congénito[10,20,25,91].

Ahora conocemos más respecto al origen de la esotropía congénita[21,37,92,93]; sin embargo, viendo en retrospectiva hay diez razonamientos empíricos que indican claramente que algo en la corteza cerebral del paciente estrábico podría no funcionar del todo bien[20,23,94].

1. La exacerbación de la desviación ocular cuando algunos niños estrábicos tienen fiebre[95], lloran, se estresan, están cansados o, en su caso, dejan la medicación anticonvulsivante[96].

2. Algunas personas con susceptibilidad al control de la movilidad ocular experimentan diplopía tras ingerir alcohol[97]. Dado que el alcohol deprime los centros corticales frontales responsables de los movimientos oculares voluntarios[98], resulta plausible inferir que, una disfunción en el integrador cortical podría contribuir al origen del estrabismo congénito.

3. Desde principios del siglo pasado, se ha reconocido que las alteraciones en los movimientos oculares pueden estar asociadas a afecciones del sistema nervioso central[99,100]. Diversos estudios han documentado la coexistencia de estrabismo y epilepsia en pacientes con daño cerebral[101-104].

Además, se ha observado que aproximadamente un tercio de los niños con trastorno del espectro autista presenta estrabismo y alteraciones en la motilidad ocular, lo que refuerza la relación entre los trastornos del desarrollo neurológico y las disfunciones en el control visual[105].

En México, el 66.3% de los niños con parálisis cerebral infantil presenta estrabismo[106], lo que confirma su alta prevalencia en condiciones con daño neuronal. Sin embargo, más sorprendente es que un 56.4% de los niños con estrabismo congénito, considerados neurológicamente sanos, muestra alteraciones en los mapeos cerebrales digitalizados (MCD), porcentaje que aumenta al 65% cuando hay movimientos disociados[23,29]. Esto sugiere que el estrabismo congénito está vinculado a alteraciones corticales más allá de la afectación motora ocular.

4. La mejoría en el desempeño escolar y social en algunos niños estrábicos posterior a la alineación ocular y de la terapia visual[37,51], pese a que el problema motor no haya sido subsanado del todo. Esta situación puede ser evaluada utilizando las escalas de desarrollo infantil de Bayley[107], así como mediante el empleo de pruebas para el análisis perceptual visual[73,74,108] que se abordará *in extenso* en el capítulo 18. También se ha evidenciado mediante MCD y SPECT cerebral, una mejoría neuroeléctrica y neurometabólica cortical posterior a la alineación ocular[51,88,89,109].

5. La estereopsis requiere la integración total del sistema visual, lo que solo es posible si existe una red neuronal capaz de organizar secuencias espaciotemporales de la información visual de manera precisa. Este proceso no tolera fallas estructurales ni funcionales, por lo que la aestereopsia sugiere una deficiencia temprana en la neuro integración de la corteza estriada[73,108,110-112].

Como propiedad innata de la corteza estriada, la estereopsis es un indicador de la funcionalidad del sistema visual binocular[113]. Su desarrollo depende de movimientos oculares finos, un balance binocular preciso y la integridad de las interconexiones corticales[113,114]. Cualquier alteración en estos elementos compromete su adquisición, lo que refuerza la idea de que la ausencia de estereopsis puede estar vinculada a una disfunción temprana en la corteza estriada[110].

6. Algunas maniobras clínicas permiten detectar alteraciones en el integrador cortical[31]. Un ejemplo de ello es la exacerbación del reflejo dorsal a la luz, que puede evidenciarse al reducir la entrada de luz en uno de los ojos, interponiendo un oclusor[31,110,115-117]. Este fenómeno sugiere que el control de dicho reflejo está inhibido, lo que permite que actúe de manera independiente a la ley de Hering[118-121]. *(Figura 4-1)*.

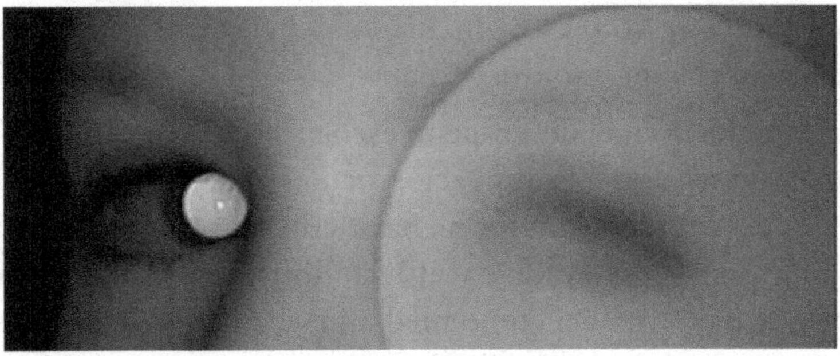

***Figura 4-1****. Algunas maniobras clínicas, como ocluir un ojo, pueden evidenciar alteraciones en el control cortical de los reflejos oculomotores. En la imagen, el reflejo dorsal a la luz se intensifica al disociar la entrada luminosa en un ojo (DVD), provocando la elevación del ojo izquierdo al usar un oclusor traslúcido de Spielman.*

A nivel sensorial, la manipulación de la vía aferente visual, como en la maniobra de Posner-Arroyo, amplifica este reflejo al reducir la entrada de luz en un ojo[122,123]. Del mismo modo, el fenómeno de

Bielschowsky se identifica al utilizar una barra de filtros neutros de densidad creciente[118,124].

En el ámbito motor, la maniobra de Gallegos demuestra que, en los estrabismos disociados, la ley de Hering no es suficiente para mantener el equilibrio oculomotor. La variabilidad angular observada en esta prueba indica una disfunción del integrador cortical en el control vergencial[39].

La inhibición de la ley de Hering también puede favorecer la intensidad del nistagmo de mirada lateral, la DVD y la variabilidad angular, lo que refuerza la influencia del integrador cortical en estos fenómenos[118-121].

7. La presencia de DVD[110,115,125] significa, *per se*, que existe una exacerbación del reflejo dorsal a la luz[31,110,126]. Pues bien, la hiperreflexia, así como la reminiscencia de reflejos primitivos, como el reflejo dorsal a la luz, es un signo neurológico que indica fallas en el integrador cortical[127].

8. El estrabismo no siempre se corrige del todo, a pesar de haber ejecutado una técnica quirúrgica prístina y de haber considerado cada aspecto de la mecánica muscular, los elementos elásticos, los movimientos disociados, la acomodación y la sensorialidad. Esta diferencia entre lo meticulosamente planeado y ejecutado, con el resultado final[128], siempre ha indicado al cirujano que existe otro elemento en juego que hay que considerar, y todo indica que este componente podría ser el integrador cortical[20,26,110,117,129].

9. En algunos pacientes, especialmente jóvenes miopes universitarios, la exposición a un estímulo simple como la luz azul puede desestabilizar su control oculomotor, lo cual desencadena una esotropía comitante aguda. El equilibrio visual en estos pacientes resulta tan frágil que puede describirse como "prendido de alfileres", lo que los hace altamente susceptibles a alteraciones inducidas por la luz azul[130].

Aunque la luz azul no es procesada directamente por la corteza cerebral, es detectada por las células ganglionares intrínsecamente fotosensibles (ipRGCs), que envían señales a través de la vía retino-tálamo-prequiasmática hacia el tálamo visual, el núcleo pretectal y el núcleo supraquiasmático[131]. Este circuito puede inducir una falsa percepción de proyección en el plano retiniano posterior[130], lo que activa respuestas subcorticales que exacerban la acomodación y la vergencia, y podría provocar desviación ocular y diplopía en algunas personas susceptibles[130].

El aumento del tono vergencial y acomodativo en respuesta a la luz azul podría explicar la esotropía inducida por dispositivos electrónicos[132]. En individuos con un sistema visual estable, el integrador cortical compensa estas perturbaciones. Sin embargo, en pacientes con disfunción del integrador cortical, la incapacidad para estabilizar la respuesta se manifiesta en la variabilidad no solo respecto al ángulo de presentación sino también respecto al tiempo[38,39,130]. *(Figura 4-2).*

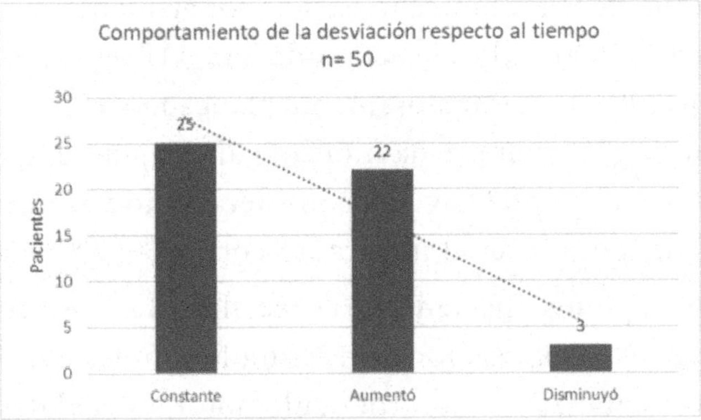


***Figura 4-2.*** *En pacientes con esotropía adquirida por sobreuso de celulares hay variabilidad angular, así como respecto al tiempo, lo que indica inestabilidad motora e incomitancia horizontal y esto es parte del estigma del estrabismo congénito.*

10. Numerosos estudios de neuroimagen han demostrado el compromiso cortical en pacientes con estrabismo congénito, especialmente en aquellos con movimientos disociados[7,21,28,31,37,110,117,120,133-140].

A partir de estas observaciones, se exploró si la esotropía congénita tenía una representación cortical. Para ello, se emplearon métodos de análisis neurofuncional[20] y morfométrico[141-143], con los cuales se encontraron diferencias significativas entre los pacientes estrábicos y la población asintomática[19,88,91,109].

# Conclusiones

1. Más que un simple desajuste muscular o una alteración periférica, el estrabismo congénito es la manifestación visible de una disfunción en el integrador cortical.

2. Existen múltiples evidencias clínicas, funcionales y morfométricas que refuerzan la hipótesis de una participación cortical en el origen y evolución del estrabismo congénito.

3. La presencia de signos como la desviación vertical disociada, el nistagmo latente, la variabilidad angular o la sensibilidad a la luz azul se interpreta como un indicador de una arquitectura cortical alterada, y no como fenómenos motores aislados

4. La mejoría funcional y neuroeléctrica tras la intervención quirúrgica o terapéutica visual sugiere una capacidad de reorganización cortical, especialmente en etapas tempranas del desarrollo.

5. El abordaje del estrabismo congénito requiere integrar conocimientos clínicos, neurofisiológicos y cibernéticos para diseñar estrategias diagnósticas y terapéuticas más precisas y efectivas.

# Capítulo V

## *El estrabismo congénito: Un modelo biológico para la comprensión de la conectividad cortical y la adaptación visual*

# Resumen

El estrabismo congénito es presentado aquí como un modelo biológico excepcional para comprender las bases neuroanatómicas y funcionales de la conectividad cortical en el ser humano. Este capítulo explora cómo la separación funcional de las vías visuales y las alteraciones en la sustancia blanca ofrecen una ventana única para estudiar la reorganización cerebral, la ambliopía, la supresión y la economía del sistema visual. A través del análisis clínico, neuro imagenológico y evolutivo, se propone que el verdadero origen de la enfermedad no es multifactorial sin rumbo, sino convergente: la labilidad estructural de la sustancia blanca cortical. Esta condición se manifiesta con particular complejidad en la especie humana debido a nuestra avanzada arquitectura cerebral, profundamente asimétrica y vulnerable.

## 5.1
## El estrabismo congénito como modelo biológico

El estrabismo congénito ofrece un modelo biológico excepcional para el estudio de la organización y adaptación cortical, al permitir analizar la separación funcional de las vías visuales y su impacto en la integración interhemisférica. Al estudiar el sistema visual como dos entidades funcionales —izquierda y derecha—, se obtiene una perspectiva única sobre fenómenos como la ambliopía, la supresión, la oscilación y el ruido visual.

Desde una perspectiva anatómica y funcional, el estrabismo congénito representa la máxima perturbación del sistema visual binocular y proporciona un marco ideal para explorar la economía del sistema visual humano y sus mecanismos de compensación. Los estudios de neuroimagen han demostrado que las alteraciones en la sustancia blanca cortical juegan un papel clave en la génesis del estrabismo, con implicaciones en la conectividad neuronal y la regulación de los reflejos oculomotores.

En el análisis paleoneurológico de la evolución del cerebro homínido, dos aspectos destacan particularmente: la asimetría funcional y morfológica y el predominio evolutivo del lóbulo parietal sobre el temporal[144].

Desde una perspectiva evolutiva, la complejidad del cerebro humano —especialmente su asimetría morfológica y funcional— podría ser un factor determinante en la expresión sofisticada del estrabismo en nuestra especie. Las diferencias estructurales en regiones como el surco temporal superior y la corteza visual primaria (V1), junto con una mayor expresión del gen TH vinculado a la producción de dopamina, refuerzan la idea de que el estrabismo congénito además de ser una condición ocular, es una clara manifestación de la complejidad de nuestra arquitectura cerebral[145].

Aunque el estrabismo ha sido descrito como una condición multifactorial, los hallazgos recientes sugieren que, más allá de sus múltiples desencadenantes, existe un sustrato neuroanatómico común: la sustancia blanca cortical. Su vulnerabilidad a factores como la hipoxia, la asfixia perinatal y la prematuridad podría explicar por qué ciertos individuos presentan mayor predisposición a la enfermedad.

El estrabismo congénito representa un modelo biológico que de manera natural permite separar la información visual y facilita así la observación simultánea de los procesos en ambos hemisferios, ojos y vías visuales. Al estudiar el sistema visual como dos entidades funcionales —izquierda y derecha— mediante métodos clínicos y de neuroimagen, este modelo ofrece una ventana única para observar cómo la red cortical ajusta sus funciones para compensar la asimetría visual. Este análisis proporciona valiosa información sobre fenómenos como la oscilación, el ruido visual, la ambliopía y la supresión, enriqueciendo nuestra comprensión de las dinámicas visuales y corticales[46,47,146].

El estrabismo congénito representa un modelo biológico excepcional por la precisión de su clínica y la riqueza de su semiología. Cada signo y síntoma puede ser cuantificado con exactitud, lo que permite establecer correlaciones objetivas con hallazgos de neuroimagen funcional y estructural. Esta particularidad ofrece a las neurociencias una oportunidad única: analizar un sistema visual funcionalmente escindido, accediendo a su arquitectura interna y a su dinámica cortical con un nivel de detalle inusual. Así, el estrabismo no solo permite comprender sus propios mecanismos fisiopatológicos, sino que se convierte en una vía privilegiada para estudiar los principios de organización y reorganización cerebral ante condiciones de disociación funcional[24,46].

Este modelo ofrece una comprensión integral de la dinámica visual, la ambliopía y la supresión, y permite además extender su aplicación hacia el estudio de la resolución de conflictos. Al articular principios de la neurociencia y la economía dentro del marco de la adaptación cortical, revela cómo el cerebro reorganiza sus recursos frente a la disrupción funcional, favoreciendo estrategias jerárquicas y eficientes de compensación[19,26(p)].

Vale la pena considerar que, como modelo biológico, el estrabismo congénito representa la máxima perturbación del sistema visual binocular, por lo que ofrece a las neurociencias una perspectiva única para analizar distintos aspectos relacionados con la economía del sistema visual binocular del ser humano[145].

Cuando se dice que el estrabismo es una enfermedad de origen desconocido[90,147], multicausal[148], o multifactorial[149-151], queda la vaga idea de que poco se sabe o poco se ha hecho por descubrir y señalar las fallas que motivan la enfermedad, sin embargo, la realidad es muy diferente[29,37,52,92,152].

Aunque se han señalado ya distintos factores relacionados con el origen de la enfermedad —entre los que destacan la predisposición genética; especialmente cuando existen antecedentes familiares de la enfermedad[153-156] , las corticopatías[157], o bien por algún daño lesional derivado de trastornos nutricionales, metabólicos y perinatales, falla en el integrador, encefalopatía, hemorragias ventriculares, anormalidades cerebrales, crisis convulsivas neonatales, hiperbilirrubinemia, neuro infección, alteraciones del neurodesarrollo, inmadurez neuronal, entre otros[158-162] — lo cierto es que todo ello, finalmente, incide en un mismo sustrato anatomo-funcional que es la sustancia blanca cortical[29,32,36] .

Los estudios de neuroimagen basados en análisis voxel han demostrado que existe un daño estructural en la sustancia blanca cortical y que esto bien puede ser el asiento primario de la enfermedad o, al menos, la razón de la falta de control sobre algunos reflejos oculomotores, con independencia de los factores que hayan contribuido para provocarlo[20,26,29,31,143].

Las alteraciones corticales en pacientes estrábicos pueden suceder por varias razones, pero quizás la primera de ellas sea una disminución de la resistencia de la sustancia blanca cortical[29,163], a la hipoxia, la asfixia, la prematuridad y el bajo peso[164,165].

La sustancia blanca representa el cableado cortical, el cual es de una longitud considerable, con lo que se incrementa la posibilidad de resultar alterada en algún punto. Después de todo, es en la sustancia blanca el sitio donde se distribuyen los potenciales de acción[166], de tal suerte que la asfixia neonatal potencialmente conlleva alteraciones oculomotoras y pupilares[167-170].

Por esto es que llamamos la atención hacia la labilidad de la sustancia blanca cortical, a fin de procurar esclarecer el origen del estrabismo congénito[90].

Si bien muchos factores pueden contribuir a la manifestación de la enfermedad, esto no significa que existan múltiples causas. En realidad, todos estos factores —ampliamente citados en la literatura— tienden a afectar un mismo sustrato neuroanatómico: la sustancia blanca cortical[32,143]. Es esta alteración la que compromete la conectividad funcional, al incidir directamente sobre dicha estructura.

Existen pocos estudios realizados con la idea de encontrar alguna explicación plausible para determinar un origen genético y estos estudios no han tenido mucho éxito[171], pese a que se han encontrado algunos loci de susceptibilidad[172]. Uno de estos estudios evidenció una asociación en el intrón 1 del gen WRB, que es una proteína rica en triptófano, en el cromosoma 21. El comportamiento clínico heterogéneo de la EC indica que éste se hereda como un rasgo complejo[173].

Al margen de estos hallazgos aislados, concernientes a la genética y la biología molecular, la experiencia empírica muestra que pueden coexistir en una misma familia distintas variedades de estrabismo[174]. Lo anterior no significa que exista un gen específico que así lo determine[175,176,177,178], sino, más bien, es factible que lo que se herede sea la susceptibilidad de la sustancia blanca cortical para resistir o no diferentes noxas[176]. Eso explicaría por qué en algunos sujetos se afecta con mayor facilidad esta sustancia ante situaciones tales como trauma obstétrico, hipoxia, asfixia o prematuridad, entre otros[23,29,82,143,179]. En este sentido, el estrabismo es compartido por otras enfermedades corticales, en las que parece combinarse la herencia con la susceptibilidad.

No es que exista una herencia mendeliana a través de la cual se herede el estrabismo congénito[175,176,177,178], sino que sucede más bien que la resistencia de la sustancia blanca está determinada genéticamente; por tanto, hay familias y personas más susceptibles que otras de padecer la enfermedad ante el estrés metabólico[176].

El estrabismo congénito es predominante en los mamíferos, especialmente en los primates, pero es sin lugar a duda el hombre quien lo padece de forma más sofisticada; signo de la complejidad de nuestra corteza cerebral, la cual es muy vulnerable.

Lo anterior se debe a que nuestro cerebro posee la mayor asimetría morfológica y funcional, así como una mayor superficie cortical plegada de toda la escala filogenética[54,180,181].

Nuestro surco temporal superior difiere de los primates sustancialmente ya que es más profundo en el hemisferio derecho que en el izquierdo, específicamente en el área ventral del giro de Heschl[182].

La mayor expresión del gen TH en el ser humano está implicada en la producción de dopamina, lo que determina un mayor crecimiento neuronal y un número aferente neuronal hacia la corteza visual primaria en V1 que es muy superior respecto a muchas especies, incluyendo primates. Fuera de esto, las diferencias entre el cerebro humano y el de un gran simio, en realidad, son mínimas.

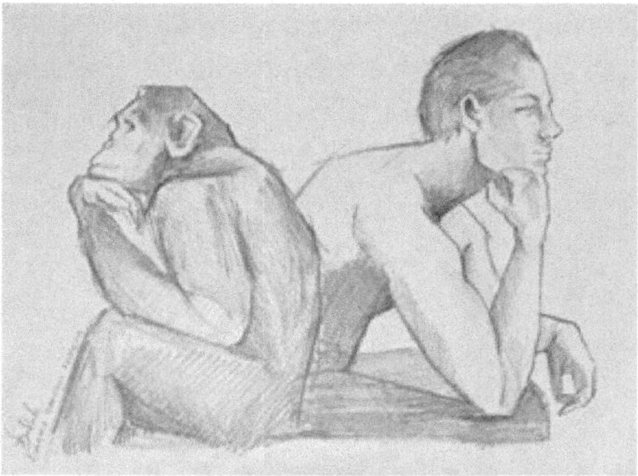

# Conclusiones

Más allá del alineamiento ocular, el estrabismo congénito debe entenderse como una expresión visible de una condición cortical subyacente. Su estudio como modelo biológico permite observar el sistema visual "desde adentro", analizando cómo el cerebro responde, compensa y se reorganiza ante una perturbación precoz. La sustancia blanca cortical, como eje central de la conectividad, emerge como el sustrato clave donde confluyen múltiples factores de riesgo. Lejos de tratarse de una enfermedad de etiología desconocida, el capítulo evidencia que existe un patrón consistente de alteración estructural y funcional que puede estudiarse con rigor. Este conocimiento redefine el enfoque clínico del estrabismo congénito y, al mismo tiempo, lo posiciona como una oportunidad para avanzar en el entendimiento profundo del cerebro humano.

# CAPÍTULO VI

## *Asimetría cortical y conectividad interhemisférica en el estrabismo congénito*

# Resumen

Este capítulo explora el papel de la asimetría y simetría interhemisférica en el estrabismo congénito, presentando evidencias neurofisiológicas que revelan alteraciones bioeléctricas específicas en regiones temporales y occipitales. Se analiza cómo la hipersimetría occipital, la hipocoherencia intertemporal y la asimetría en bandas rápidas reflejan una reorganización funcional de la conectividad cortical, propia del síndrome de integración visual incompleta (SIVI). A través del estudio del índice de simetría interhemisférica y de los patrones bioeléctricos predominantes (lentificación, hiperfunción y disfunción), se evidencian mecanismos adaptativos que el cerebro pone en marcha para mantener la función visual ante la conexión cortical incompleta. Finalmente, se discuten las implicaciones clínicas y terapéuticas de estos hallazgos, destacando la relevancia de entender la simetría como un marcador de reorganización y eficiencia funcional en pacientes con estrabismo congénito.

## *6.1*
## El papel de la asimetría en el estrabismo congénito

La asimetría cortical es una característica inherente al cerebro humano y permite la especialización funcional de los hemisferios[144,183,184]. Sin embargo, cuando esta asimetría es excesiva o patológica, puede alterar la conectividad neuronal e impactar diversos circuitos cerebrales[181].

Un ejemplo de asimetría patológica se observa en el trastorno por déficit de atención con hiperactividad (TDAH), una condición psiquiátrica común en niños y adolescentes[185-187], cuya prevalencia es mayor en pacientes con estrabismo congénito[185]. (Figura 6-1).

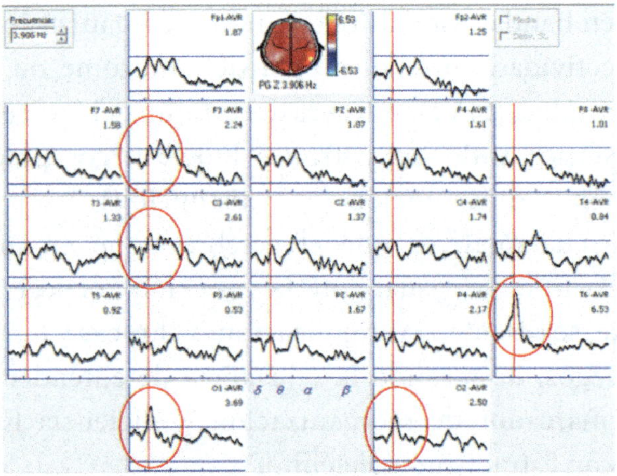

*Figura 6-1. Estudio EEG analizado mediante técnica Loreta en un paciente masculino de 9 años con estrabismo congénito y TDAH. Los círculos en rojo indican brotes de hiperactividad en el análisis comparativo con una base de datos de referencia.*

La asimetría cortical puede alcanzar niveles aún más marcados en patologías severas. Anomalías en el tamaño y estructura del cuerpo calloso han sido documentadas en esquizofrenia, autismo, retraso mental, síndrome de Down y trastornos del lenguaje del desarrollo, así como en estrabismo congénito[188,189]. En condiciones más graves, como la esquizencefalia, la asimetría se asocia a epilepsia y estrabismo, con lo cual se forma un verdadero síndrome de desconexión visual[190].

Estos hallazgos refuerzan la idea de que el estrabismo congénito, lejos de ser únicamente un problema oculomotor, constituye la manifestación de alteraciones más profundas en la organización funcional del cerebro. Comprender cómo la asimetría impacta la conectividad interhemisférica resulta fundamental para el estudio del síndrome de integración visual incompleta (SIVI) y sus implicaciones en la integración sensorial.

Paradójicamente, en regiones como las zonas occipitales, se observa un fenómeno inverso: una hipersimetría funcional que podría interpretarse como un mecanismo compensatorio ante deficiencias de conexión en otras áreas.

## *6.2*
## Hipersimetría interhemisférica

El análisis neurofisiológico en pacientes con estrabismo congénito ha revelado un fenómeno notable: la hipersimetría interhemisférica en regiones occipitales (O1-O2). Este hallazgo sugiere un posible mecanismo compensatorio ante la deficiencia de conectividad en otras regiones cerebrales, en particular las temporales.

Entre los hallazgos que hemos encontrado en un análisis de 63 pacientes[24], destacan:

1. Un aumento anormal de la simetría interhemisférica occipital. Esto fue Identificado en 10 pacientes, lo que podría reflejar una compensación ante una menor comunicación intertemporal.

2. Alteración en la potencia relativa en áreas frontales: Cuatro pacientes presentaron una reducción en la actividad frontal, lo que sugiere una menor capacidad de integración visomotora.

3. Gradiente interhemisférico modificado: Se observó un aumento del gradiente en 7 pacientes, normalidad en 6 y disminución en 3, lo que indica variaciones según el subtipo de estrabismo.

4. Sincronía interhemisférica alterada: Se registró hiposincronía en la banda Delta e hipersincronía en la banda Beta en 7 casos, lo que sugiere mecanismos adaptativos en la reorganización cortical.

En particular, la disminución de la coherencia intertemporal en la banda Delta (T5-T6) indica una afectación en la integración visual y auditiva, lo que puede impactar la estabilidad perceptual en estos pacientes. (Figura 6-2).

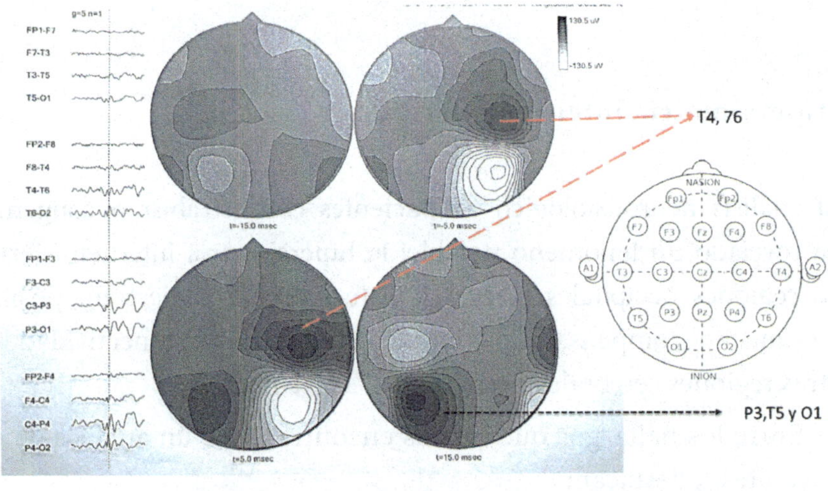


*Figura 6-2. Ejemplo de mapeo cerebral digitalizado (MCD) obtenido mediante electroencefalografía en un paciente con estrabismo congénito. Se evidencia una reducción de la coherencia intertemporal en la banda Delta (T4-T6) y parietotemporal-occipital.*

Para comprender mejor la hipersimetría, imaginemos dos orquestas ubicadas en extremos opuestos de una sala, tocando la misma sinfonía. Si ambas están coordinadas con flexibilidad, la música fluye con armonía y dinamismo. Pero si la comunicación entre los directores se vuelve deficiente o excesivamente rígida —como si intentaran imitarse sin posibilidad de adaptación—, la ejecución se vuelve repetitiva o desajustada. Algo similar ocurre en el cerebro cuando coexisten fenómenos como la hipocoherencia intertemporal y la hipersimetría occipito-occipital: expresiones opuestas de una reorganización funcional anómala.

La coherencia intemporal baja en T5-T6 indica que la información visual y auditiva no se está integrando eficientemente. Esto puede afectar la percepción visual, la atención y la estabilidad del procesamiento visual.

Sin embargo, el sistema visual no permanece pasivo ante esta disfunción. Al igual que un sistema económico en crisis, el cerebro busca redistribuir recursos para optimizar su rendimiento. En el caso del síndrome de integración visual incompleta "SIVI", se han identificado varias estrategias compensatorias:

1. Incremento de la actividad en lóbulos occipitales → Refuerzo de la actividad visual primaria para suplir la desconexión temporal.

2. Reorganización de la conectividad en lóbulos frontales → Áreas involucradas en el control motor y la toma de decisiones asumen parte del procesamiento visual.

3. Uso de frecuencias más altas (hipersincronía Beta) → El cerebro incrementa la actividad en estas bandas para mejorar la integración visual.

Para una mejor comprensión de lo anterior, imaginemos ahora que cuando un camino principal en una ciudad se bloquea, las rutas secundarias reciben más tráfico y los ciudadanos buscan nuevas estrategias para llegar a su destino. De manera similar, el cerebro reconfigura sus conexiones cuando enfrenta una deficiencia en la comunicación intertemporal.

Desde una perspectiva neurofisiológica y económica, el SIVI representa un problema de optimización de recursos neuronales. El cerebro debe redistribuir su actividad para mantener la percepción visual funcional, aunque esto implique un costo y una mayor posibilidad de error en la integración sensorial.

Se puede decir que la hipersimetría interhemisférica en el estrabismo congénito no es un fenómeno aislado, sino una manifestación de la reorganización cortical para contrarrestar déficits en la conectividad intertemporal.

## *6.3*
## Simetría temporal interhemisférica

Las regiones temporales (T3-T4 y T5-T6) desempeñan un papel fundamental en el procesamiento auditivo, la memoria y la integración multimodal.

El análisis de la simetría interhemisférica bipolar temporal en diferentes bandas de frecuencia muestra que, en el estrabismo congénito, la simetría es mayor en frecuencias bajas (Delta y Theta), lo que sugiere que la conectividad interhemisférica en estas bandas se mantiene relativamente estable. Sin embargo, en frecuencias más rápidas (Alpha, Beta y Gamma), la simetría disminuye progresivamente, lo que indica que las funciones asociadas a estas bandas presentan una mayor diferenciación interhemisférica.

En condiciones fisiológicas, las regiones temporales (T3-T4 y T5-T6) juegan un papel crucial en el procesamiento auditivo, la memoria y la integración multimodal. En condiciones normales, estas regiones mantienen un índice de simetría cercano a 1, lo que indica una actividad sincronizada entre ambos hemisferios[86,191]; sin embargo, en el estrabismo congénito, las regiones T3-T4 presentan una mayor simetría que T5-T6 en la mayoría de las bandas de frecuencia, lo que podría reflejar una organización funcional diferencial entre las porciones anteriores y posteriores del lóbulo temporal.

La asimetría en bandas rápidas podría estar asociada con dificultades en la integración de información sensorial. En el contexto del síndrome de integración visual incompleta "SIVI", la reducción de la simetría en Beta y Gamma podría representar una reorganización funcional en el procesamiento de información visual y auditiva, como parte de una estrategia compensatoria para la conectividad interhemisférica alterada.

## *6.4*
## Índice de simetría interhemisférica

El índice de simetría interhemisférica, propuesto en este trabajo, es una herramienta matemática desarrollada con el propósito de cuantificar y visualizar la interacción funcional entre ambos hemisferios cerebrales. Su aplicación en distintas bandas de frecuencia permite explorar cómo el cerebro ajusta su conectividad interhemisférica según las demandas propias de cada oscilación cortical.

Comprender estos patrones facilita por un lado, la interpretación de datos neurofisiológicos, por otro, permite el diseño de estrategias terapéuticas innovadoras para optimizar la conectividad interhemisférica en pacientes con alteraciones visuales y auditivas. En particular, si se detecta asimetría significativa en ciertas bandas de frecuencia, podrían implementarse terapias de estímulo controlado dirigidas a mejorar la integración funcional en esas frecuencias específicas.

El desarrollo del índice de simetría es crucial porque proporciona una medida numérica objetiva de la conectividad interhemisférica, que permite determinar cuánta actividad en una región es equivalente a su homóloga en el hemisferio opuesto. Esto facilita la comparación entre individuos y entre diferentes condiciones neurofisiológicas.

En el caso específico del estrabismo congénito, el índice de simetría interhemisférica puede revelar si las alteraciones en la conectividad afectan por igual a todas las bandas de frecuencia o si existe una predilección por ciertas frecuencias. Este análisis permite identificar regiones que han desarrollado mecanismos compensatorios, diferenciando entre una alteración patológica y una adaptación cortical.

La definición matemática del índice de simetría es entonces:

$$IS = 1 - \frac{|P_L - P_B|}{P_L + P_B}$$

Donde:

$P_L$ es la potencia espectral de la señal en el hemisferio izquierdo (T3-T5).

$P_R$ es la potencia espectral de la señal en el hemisferio derecho (T4-T6).

$|P_L - P_B|$ representa la diferencia absoluta entre las potencias de ambos hemisferios.

$IS$ toma valores en el rango , donde 1 indica simetría perfecta, y valores menores a 1 reflejan asimetría funcional.

El análisis de la simetría interhemisférica bipolar temporal revela patrones diferenciados de conectividad entre ambos hemisferios, especialmente en las bandas rápidas. En el SIVI, se observa una disminución progresiva y lineal de la simetría en T5-T6, mientras que en T3-T4 la reducción sigue un patrón escalonado. Estas variaciones podrían reflejar mecanismos compensatorios específicos en la reorganización funcional de la corteza. (Figura 6-3).

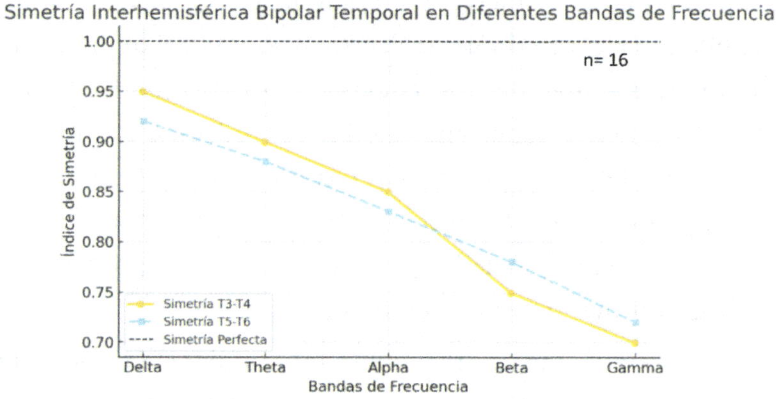


*Figura 6-3. Simetría interhemisférica bipolar temporal en diferentes bandas de frecuencia en 16 pacientes. Se comparan los índices de simetría de las regiones T3-T4 (línea amarilla) y T5-T6 (línea azul punteada). La simetría es mayor en bandas bajas (Delta y Theta) y disminuye en bandas rápidas (Beta y Gamma). La línea negra discontinua indica la simetría perfecta (valor 1.00). Estos hallazgos sugieren una reorganización funcional interhemisférica en el síndrome de integración visual incompleta (SIVI)*

## 6.5
## Sincronía interhemisférica

Las bandas de frecuencia bajas (Delta y Theta) muestran los niveles más altos de sincronización interhemisférica en las regiones temporales, aunque estos valores se encuentran disminuidos respecto a lo normal.

Esto sugiere que la actividad lenta tiende a distribuirse de manera homogénea entre ambos hemisferios, lo que podría representar un mecanismo de compensación ante deficiencias en otras frecuencias.

La reducción en la simetría podría estar asociada con la especialización funcional de los lóbulos temporales en el procesamiento de estímulos complejos.

Por otro lado, los valores bajos en las bandas Beta y Gamma indican una mayor asimetría en frecuencias rápidas, lo que sugiere que la integración interhemisférica en estas bandas depende menos de la simetría y más de diferencias en la conectividad funcional y el procesamiento especializado. En el síndrome de integración visual incompleta "SIVI", esta asimetría en Beta y Gamma podría representar una reorganización cortical compensatoria, en la que cada hemisferio procesa la información de manera diferencial para optimizar la función visual y auditiva.

Se analizó, además, la frecuencia monopolar de la onda Delta. (Figura 6-4).

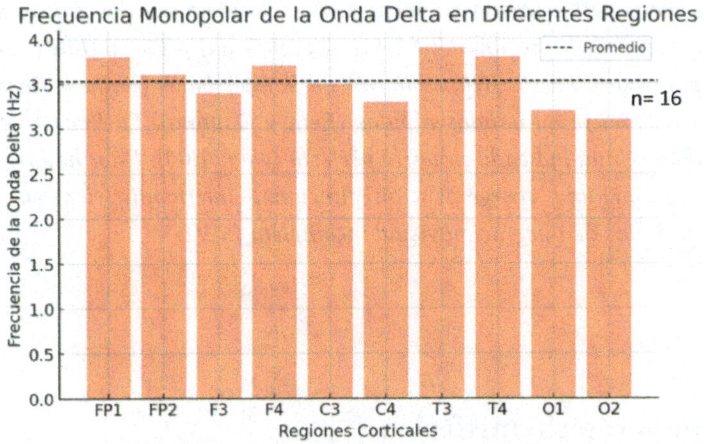


*Figura 6-4. Distribución de la frecuencia monopolar de la onda Delta en regiones corticales de pacientes con estrabismo congénito. Se aprecia una mayor frecuencia en T3 y T4, seguida de FP1 y FP2, lo que indica una predominancia de actividad lenta en*

*áreas temporales y prefrontales. La línea discontinua representa el promedio general. Este hallazgo sugiere una ralentización cortical en el SIVI, con implicaciones para la integración sensorial y la eficiencia neurofuncional.*

Se identificó un predominio de ondas lentas en la actividad cortical, que refleja una ralentización en la transmisión de información visual.

El análisis del comportamiento bioeléctrico en el estrabismo congénito muestra patrones distintivos que reflejan ajustes funcionales del cerebro ante alteraciones en la integración visual. En una muestra de 68 pacientes, se identificaron tres principales categorías de alteración: lentificación, hiperfunción y disfunción[26,45]. (Figura 6-5).

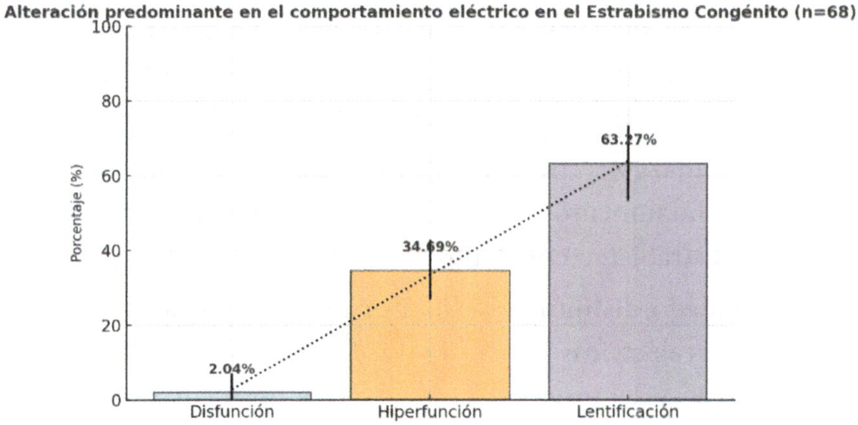


*Figura 6-5. El gráfico presenta la proporción de los tres principales patrones de alteración bioeléctrica en 68 pacientes con estrabismo congénito. La lentificación es la más frecuente (63.27%), seguida por la hiperfunción (34.69%) y la disfunción (2.04%).*

Estos resultados sugieren que la lentificación es el patrón predominante en el estrabismo congénito, lo que podría estar asociado con una baja conectividad cortical y una disminución en la eficiencia del procesamiento visual.

Desde un enfoque cuantitativo, se puede calcular la relación entre estas categorías de alteración neuroeléctrica de la siguiente manera:

1. Razón lentificación/hiperfunción: $\frac{63.27}{34.29} \approx 1.82$

2. Razón lentificación/disfunción: $\frac{63.27}{2.04} \approx 31.01$

Los cálculos muestran que la lentificación es aproximadamente 1.82 veces más frecuente que la hiperfunción y 31 veces más frecuente que la disfunción, lo que sugiere que el estrabismo congénito está mayormente asociado con una actividad cortical enlentecida, signo de una comunicación deficiente entre las estructuras cerebrales involucradas.

Estos hallazgos coinciden con estudios previos que han reportado un aumento en la actividad de ondas Delta y Theta en niños con estrabismo congénito[26,45].

Por otro lado, distintos estudios de neuroimagen han identificado disfunciones eléctricas y metabólicas, lo que sugiere una reducción en la eficiencia del procesamiento visual a nivel cortical. Además, estas investigaciones han permitido documentar cambios posteriores a la intervención médica y quirúrgica, con lo cual se han evidenciado modificaciones en la organización funcional del cerebro tras el tratamiento[30,38,88,192].

## 6.6
## Implicaciones de la simetría interhemisférica en la conectividad y reorganización cortical

El cerebro humano está estructurado en dos hemisferios que interactúan de manera constante para integrar información sensorial, motora y cognitiva. Uno de los métodos más utilizados para evaluar esta interacción es el análisis de la simetría interhemisférica, que mide la semejanza en la actividad funcional entre regiones homólogas de ambos hemisferios.

La simetría interhemisférica se basa en la comparación de la actividad bioeléctrica entre estas regiones equivalentes. Sin embargo, su interpretación es compleja, ya que niveles extremos de simetría o asimetría pueden reflejar disfunciones corticales.

1. Un cerebro con alta simetría interhemisférica puede indicar una sobreactividad sincronizada entre ambos lados, lo que, lejos de ser un signo de eficiencia, sugiere un aumento de ruido neuronal y una menor capacidad para diferenciar la información procesada por cada hemisferio.
2. En contraste, una reducción de la simetría interhemisférica puede ser signo de alteraciones en la conectividad, y refleja una menor coordinación funcional entre ambos hemisferios y, en algunos casos, apatía funcional en el procesamiento de información específica.

En el estrabismo congénito, la alteración en la simetría interhemisférica no es uniforme en todas las frecuencias. Se ha observado que las bandas Delta y Theta presentan una mayor simetría, lo que sugiere un intento de compensación cortical. En cambio, las bandas Beta y Gamma tienden a mostrar asimetría; esto indica una posible reorganización funcional adaptativa.

Desde la perspectiva del síndrome de integración visual incompleta "SIVI", estos hallazgos refuerzan la idea de que la conectividad interhemisférica refleja tanto la organización estructural del cerebro como su capacidad adaptativa frente a alteraciones en la percepción visual.

# Conclusiones

1. La asimetría cortical observada en el estrabismo congénito constituye una manifestación de la reorganización funcional profunda que afecta la conectividad interhemisférica, con especial impacto en las regiones temporales

2. La hipersimetría occipital puede representar un mecanismo compensatorio ante déficits temporales, mientras que la asimetría en bandas rápidas sugiere una estrategia adaptativa en la redistribución de recursos corticales.

3. El índice de simetría interhemisférica se presenta como una herramienta cuantitativa útil para evaluar el grado de integración funcional entre hemisferios, con potencial aplicación en el seguimiento y diseño de terapias personalizadas.

4. El patrón de lentificación bioeléctrica, predominante en esta población, indica una disminución en la eficiencia del procesamiento visual, que refuerza la necesidad de intervenciones tempranas que promuevan la neuroplasticidad.

5. Comprender estos patrones de simetría y reorganización cortical amplía nuestra perspectiva sobre el estrabismo congénito, al revelarlo como una condición neurofuncional con implicaciones significativas en la economía del sistema visual, más allá de su manifestación motora.

# Capítulo VII

## *La naturaleza del problema. Síndrome de integración visual incompleta (SIVI)*

# Resumen

El presente capítulo aborda el síndrome de integración visual incompleta (SIVI) como una entidad clínica y neuro estructural asociada al estrabismo congénito. A partir de estudios de resonancia magnética y tractografía cerebral, se documenta una reducción en la conectividad interhemisférica, particularmente en el esplenio del cuerpo calloso. Esta alteración compromete la integración funcional de las vías visuales, y da lugar a una arquitectura incompleta en la visión binocular.

Se describe la presencia de asimetrías corticales, especialmente en regiones prefrontales, parietales y temporales, así como una reducción en la densidad de la sustancia blanca cortical. Estos hallazgos permiten diferenciar el SIVI de los síndromes de desconexión adquirida, con lo cual se propone un modelo en el que la incompletitud estructural tiene un correlato funcional verificable mediante estudios de neurometría y mapeo cerebral digitalizado.

La evidencia bioeléctrica y morfométrica sugiere que el SIVI representa un eslabón débil en la organización cortical, caracterizado por una desconexión funcional interhemisférica que compromete la integración visual binocular. Esta alteración limita la capacidad del sistema visual para integrar estímulos de ambos ojos, restringiendo así el desarrollo de la fusión y la estereopsis, e incidiendo directamente en fenómenos como la ambliopía y la supresión

## *7.1*
## Asimetría cortical en el estrabismo congénito: La huella oculta en la arquitectura cerebral

Aunque la asimetría cortical también está presente en primates[144,184], constituye una característica inherente al ser humano[193] y puede manifestarse de forma más acentuada en condiciones como el espectro autista[194]. En estos pacientes, se ha observado una reducción de la conectividad, especialmente en regiones como la corteza temporal inferior, el circuito frontoparietal y las áreas límbicas. Esta alteración repercute sobre el funcionamiento global de la red cortical, al grado de que hasta un 50 % de los pacientes con autismo pueden presentar estrabismo[195]. (Figura 7-1)

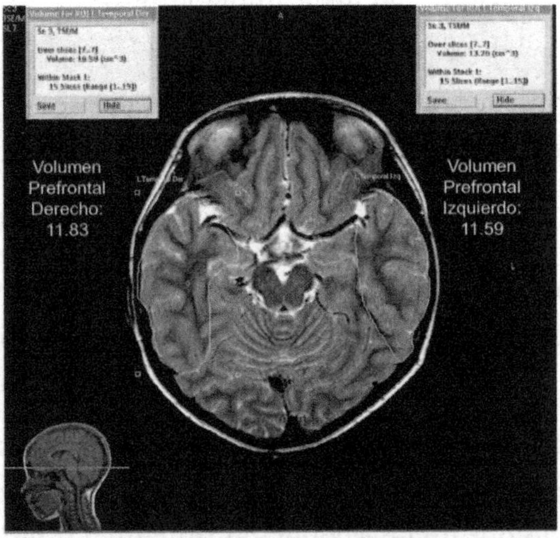


*Figura 7-1. Imagen de resonancia magnética de un niño de 7 años con estrabismo congénito que muestra una diferencia de volumen prefrontal derecho-izquierdo.*

**Diferencias de volumen prefrontal derecho-izquierdo**

| | |
|---|---|
| Volumen prefrontal derecho | 16.58 $cm^3$ |
| Volumen prefrontal izquierdo | 13.26 $cm^3$ |
| Diferencia absoluta | 3.32 $cm^3$ |
| Diferencia porcentual | 20.02% |
| Razón/Volumen | 0.799759 |
| Coeficiente del índice de asimetría | 0.22252 |

*Figura 7-2. El índice de asimetría se calculó mediante el coeficiente de asimetría relativa: A = (Volumen prefrontal derecho - Volumen prefrontal izquierdo) / (Promedio de ambos volúmenes). El índice de asimetría mostró un coeficiente del 0.22252 indicando que el lóbulo prefrontal derecho posee un volumen mayor en comparación con el izquierdo.*

El índice de asimetría, formulado específicamente en este trabajo para evaluar la diferencia relativa entre dos estructuras homólogas, permite: (1) cuantificar el grado de asimetría en términos absolutos y relativos; (2) comparar sujetos o grupos poblacionales para identificar patrones sistemáticos, y (3) vincular la asimetría estructural con expresiones funcionales y adaptativas en distintos contextos clínicos, como el estrabismo congénito.

Por ello, el índice de asimetría trasciende el ámbito morfológico: se convierte en un principio organizador clave dentro de la economía del sistema visual.

Dentro de límites de normalidad, la asimetría estructural de la corteza cerebral en el ser humano tiene un propósito funcional, como la lateralización del lenguaje y la especialización hemisférica, por lo que la asimetría no es patológica en sí misma, sino que representa un principio organizador y optimizador en funciones tales como la maximización del espacio cortical, una mayor velocidad de procesamiento y una reducción de la competencia interhemisférica[183].

## 7.2
## Síndrome de integración visual incompleta (SIVI): La arquitectura inacabada de la visión binocular

Los síndromes de desconexión han sido ampliamente estudiados en neurología y psicología, y se refieren a alteraciones funcionales derivadas de una interrupción en la comunicación interhemisférica a través del cuerpo calloso. Estas alteraciones pueden afectar diversas funciones, incluyendo el control motor, el lenguaje, la audición y la visión[196].

En el estrabismo congénito, se ha identificado un tipo particular de desconexión visual que no responde al patrón clásico de lesión adquirida. En este contexto, proponemos el término *síndrome de integración visual incompleta* (SIVI) para describir la falta de desarrollo de las fibras de interconexión interhemisférica en estos pacientes.

A diferencia de otros síndromes de desconexión, en los cuales la alteración es causada por lesiones neurológicas adquiridas (infartos, traumatismos o enfermedades desmielinizantes)[197], en el SIVI la disfunción radica en una incompletitud estructural del desarrollo de las conexiones responsables de la integración visual.

## 7.3
## Conectividad interhemisférica y el papel del cuerpo calloso

En condiciones normales, el cuerpo calloso contiene aproximadamente 300 millones de fibras comisurales, siendo la mayor estructura de fibras nerviosas del cerebro. Su función es permitir la integración entre los hemisferios, facilitando la comunicación de las áreas sensoriales y motoras[198].

Las fibras se dividen en tres tipos principales:

1. Fibras de proyección → Conectan la corteza cerebral con el tronco encefálico.

2. Fibras de asociación → Pueden ser cortas o largas, y conectan distintas áreas dentro de un mismo hemisferio.

3. Fibras comisurales → Conectan regiones homólogas de ambos hemisferios cerebrales.

La mayor parte de las proyecciones occipito-occipitales son homotópicas, lo que significa que enlazan áreas equivalentes de un hemisferio con el otro a través del cuerpo calloso, y permiten una integración visual fluida. (Figuras 7-3a y 3b).

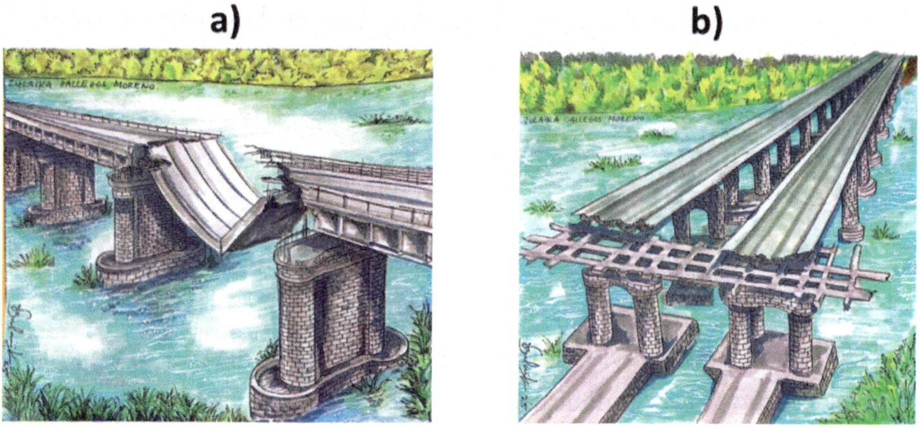


*Figura 7-3a, - 3b. Representación esquemática de la desconexión estructural en los síndromes de desconexión cortical y el SIVI. En (a) se observa una interrupción completa de la continuidad estructural, similar a los síndromes de desconexión cortical adquiridos. En (b), la estructura conserva parcialmente su integridad, pero con deficiencias en la conectividad, reflejando el síndrome de integración visual incompleta (SIVI), donde la integración funcional es incompleta y conduce a déficits perceptuales.*

De acuerdo con Aboitiz y Montiel[199], el cuerpo calloso está organizado topográficamente de manera que cada una de sus regiones conecta áreas corticales específicas de ambos hemisferios, siguiendo un patrón rostro-caudal. Las fibras comisurales más delgadas se ubican en las regiones rostrales, mientras que las fibras más gruesas se concentran en las regiones caudales, especialmente en el esplenio. Esta disposición refleja claras diferencias anatómicas y funcionales, ya que las áreas posteriores del cerebro, vinculadas a funciones sensoriales y visuales complejas, requieren fibras de mayor calibre para una transmisión más rápida y eficiente de la información[199].

Este patrón de distribución sugiere que alteraciones en el grosor o la integridad de las fibras comisurales del cuerpo calloso podrían tener un impacto significativo en la sincronía interhemisférica, en especial en regiones visuales posteriores, lo cual es particularmente relevante en el análisis del SIVI, ya que permite inferir la madurez funcional de las vías interhemisféricas; un aspecto clave en la comprensión de la conectividad incompleta observada en el estrabismo congénito.

## *7.4*
## Diferencias entre la desconexión adquirida y el SIVI

Cuando la conectividad interhemisférica falla debido a hipoplasia del cuerpo calloso, mielinización tardía o alteraciones de la sustancia blanca, pueden presentarse trastornos en la integración visual. Un ejemplo de esto es el síndrome de Phelan-McDermid[200], en el cual se ha documentado la presencia de estrabismo asociado a una conectividad cerebral anormal.

Los estudios de tractografía cerebral han demostrado que en el SIVI hay una reducción en el número y grosor de las fibras comisurales en el esplenio del cuerpo calloso, lo que afecta la capacidad de integración interhemisférica de la información visual[82]. (Figura 7-4).

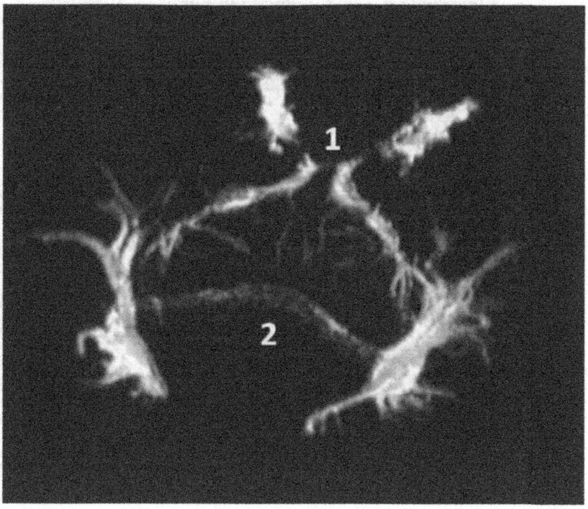


*Figura 7-4. Tractografía de la vía visual en una niña de 7 años sana. 1. Decusación anterior quiasmática. 2. Comunicación interhemisférica posterior a nivel del esplenio.*

## 7.5
## Estructura del cuerpo calloso y sus implicaciones en el SIVI

El grosor de las fibras comisurales varía en diferentes regiones del cuerpo calloso. Hacia la parte caudal, las fibras del esplenio son más gruesas y rápidas en comparación con las fibras más delgadas del segmento anterior; esto les permite una comunicación más eficiente entre los lóbulos occipitales. (Figura 7-5).

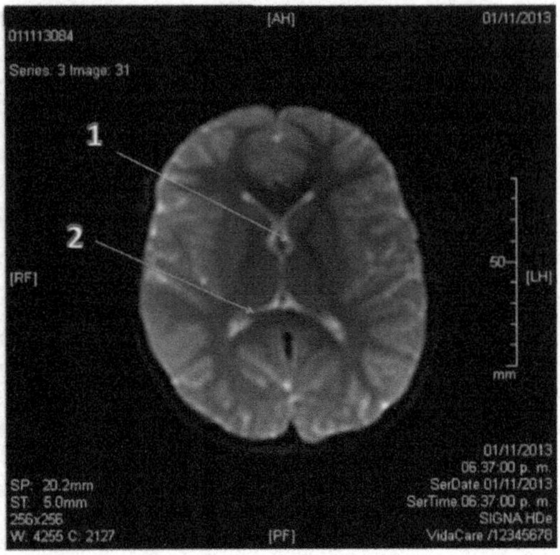


*Figura 7-5. Imagen de resonancia magnética en un niño de 7 años con esotropía de ángulo variable. 1) Conexión visual interhemisférica anterior (quiasma, núcleo olivar y núcleo de Edinger-Westphal). 2) Conexión visual interhemisférica posterior correspondiente al esplenio del cuerpo calloso.*

Se ha planteado que, aunque tradicionalmente se consideraba que las conexiones callosas de los lóbulos occipitales eran las más relevantes para la integración visual, recientes estudios han demostrado que las conexiones entre los lóbulos temporal y parietal juegan un papel aún más crítico en funciones visuales interhemisféricas de alto nivel[42,86,201]. (Figura 7-6).

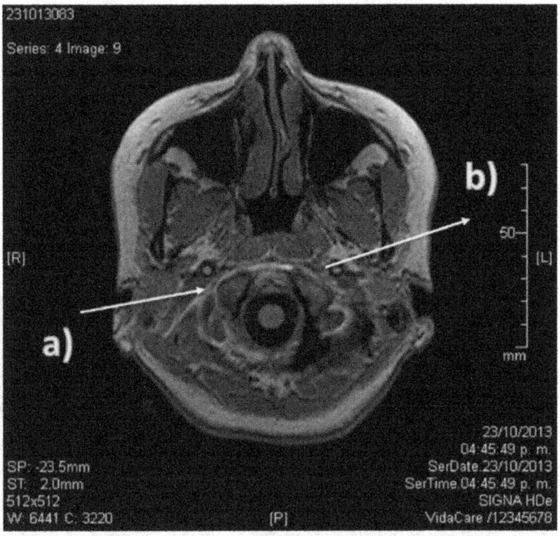


*Figura 7-6. Imagen de resonancia magnética (corte coronal) de una niña de 7 años con esotropía congénita. En (a) se observan las fibras comisurales del esplenio del lado derecho. En (b), se aprecia una disminución de estas fibras en el lado izquierdo.*

## *7.6*
## El eslabón débil en la integración visual: Una falla en la conectividad del SIVI

Las conexiones callosas temporales, parietales y occipitales dentro del esplenio desempeñan un papel clave en la integración visual interhemisférica. Sin embargo, debido a la mezcla parcial y la superposición de estas fibras, ha sido difícil atribuir con precisión los efectos de las alteraciones estructurales a regiones corticales específicas. Esto llevó a que durante años se asumiera erróneamente que en el estrabismo congénito no existían alteraciones neuro estructurales relevantes[202].

No obstante, múltiples estudios —incluida la tractografía de la vía visual— han demostrado que el estrabismo congénito presenta anomalías en la sustancia blanca, lo que sugiere que, en mayor o menor grado, pueden verse afectadas no solo las fibras comisurales, sino también las fibras de proyección y asociación. Esta alteración compromete tanto la conectividad intrahemisférica como la interhemisférica. (Figura 7-7a y -7b).

Tractografía de la Vía Visual en la Esotropía congénita n = 22

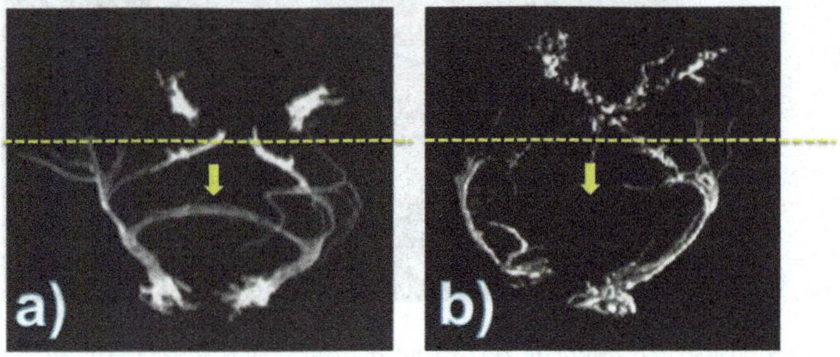


*Figura 7-7a, -7b. Tractografía de la vía visual en dos niñas de 7 años. (a) Caso sano con esplenio calloso intacto. (b) Caso con desviación horizontal disociada, donde no se identifica el esplenio, evidenciando una interrupción de la comunicación interhemisférica posterior. Datos de un estudio en 11 niños con estrabismo congénito.*

## 7.7
## Deterioro funcional en el SIVI

El síndrome de integración visual incompleta (SIVI) es una condición presente en el estrabismo congénito, aunque difícil de detectar mediante estudios convencionales de neuroimagen. Se ha documentado que en estos pacientes no solo hay una disminución de la comunicación interhemisférica, sino también intrahemisférica.

Para ejemplificar esta alteración, se presenta el caso de un paciente de 7 años con esotropía de ángulo variable y trastornos acomodativos. El estudio morfométrico mediante tractografía no evidenció alteraciones en la comisura anterior, lo que indica que la conectividad intertemporal estaba preservada. (Figura 7-8).

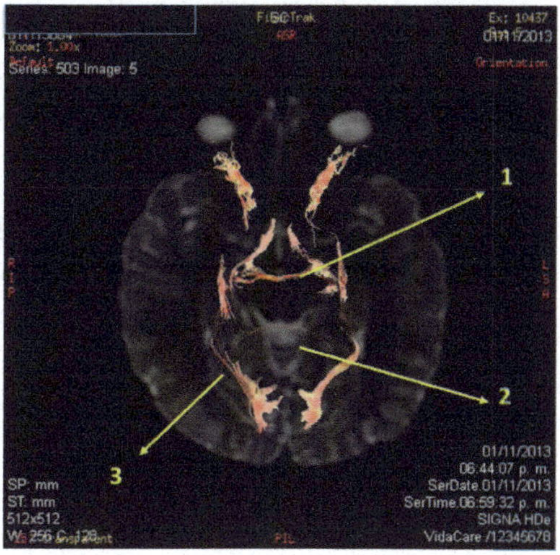


*Figura 7-8. Tractografía en un niño de 7 años con esotropía de ángulo variable. Se observan las siguientes estructuras: 1) Comisura anterior, 2) Mesencéfalo y 3) Radiaciones ópticas.*

No obstante, desde una perspectiva neurofuncional, los datos obtenidos por mapeo cerebral digitalizado (MCD) evidenciaron parámetros fuera del rango esperado. (Figura 7-9).

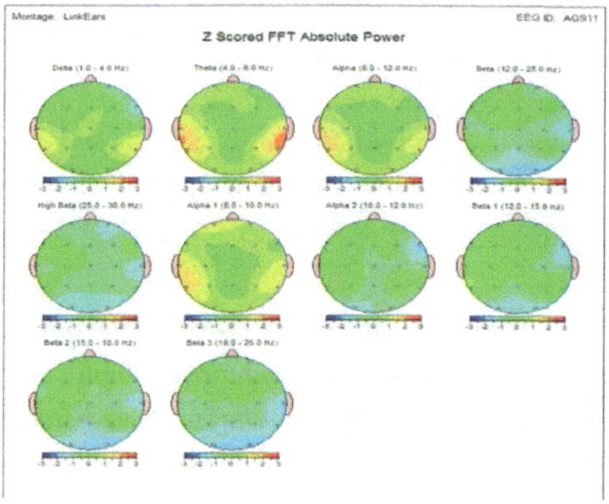


*Figura 7-9. Análisis de potencia absoluta en mapeo cerebral digitalizado. Se observa: 1. Aumento de la actividad en frecuencias bajas (3-8 Hz) en ambas regiones frontotemporales, 2. Disminución en la actividad rápida (18-30 Hz) en zonas temporales y posteriores bilaterales.*

## 7.8
## Análisis neurométrico y asimetría intrahemisférica

Mediante neurometría, se encontró una evidente hipofunción en el hemisferio derecho, reflejada en una reducción de la sincronización funcional e incremento de las latencias en las conexiones intrahemisféricas. (Figura 7-10).

**Z Scored FFT Coherence**

Intrahemispheric: LEFT

| | DELTA | THETA | ALPHA | BETA |
|---|---|---|---|---|
| FP1 F3 | 1.78 | 2.50 | 1.76 | 1.29 |
| FP1 C3 | 0.22 | 2.09 | 0.98 | 0.23 |
| FP1 P3 | -0.10 | 0.33 | -0.42 | -0.20 |
| FP1 O1 | -0.48 | 1.96 | 2.26 | -1.08 |
| FP1 F7 | -0.87 | -0.05 | 0.21 | -0.55 |
| FP1 T3 | -0.39 | 0.23 | 0.22 | 0.12 |
| FP1 T5 | -0.96 | 1.09 | 1.26 | -0.85 |
| F3 C3 | -1.26 | 0.15 | 0.03 | -0.99 |
| F3 P3 | -0.75 | -0.25 | -0.56 | -0.83 |
| F3 O1 | -0.94 | 0.50 | 1.75 | -1.60 |
| F3 F7 | -0.82 | 0.41 | 0.47 | -0.15 |
| F3 T3 | -0.43 | -0.05 | 0.08 | -0.03 |
| F3 T5 | -1.49 | -0.73 | 0.21 | -1.32 |
| C3 P3 | -0.16 | -0.09 | -0.28 | 0.05 |
| C3 O1 | -2.09 | -2.47 | -0.71 | -1.61 |
| C3 F7 | 0.19 | 1.40 | 1.24 | 0.28 |
| C3 T3 | 0.86 | 0.96 | 0.98 | 1.04 |
| C3 T5 | -2.48 | -2.66 | -2.04 | -1.74 |
| P3 O1 | -2.02 | -1.47 | -1.14 | -1.39 |
| P3 F7 | 0.47 | 0.76 | 0.46 | 0.20 |
| P3 T3 | 1.71 | 1.86 | 1.70 | 1.37 |
| P3 T5 | -2.21 | -1.69 | -0.85 | -1.51 |
| O1 F7 | -0.58 | 0.02 | 2.03 | -0.80 |
| O1 T3 | 0.89 | 0.70 | -0.14 | 0.53 |
| O1 T5 | 0.97 | 1.38 | 1.93 | 0.53 |
| F7 T3 | 0.36 | 0.70 | 0.99 | 1.46 |
| F7 T5 | -0.93 | -1.61 | -0.21 | -0.95 |
| T3 T5 | -0.12 | 0.23 | -0.47 | -0.38 |

Intrahemispheric: RIGHT

| | DELTA | THETA | ALPHA | BETA |
|---|---|---|---|---|
| FP2 F4 | 1.61 | 2.14 | 1.61 | 0.89 |
| FP2 C4 | 1.03 | 1.94 | 1.15 | 0.48 |
| FP2 P4 | -1.34 | -1.54 | -0.85 | -0.66 |
| FP2 O2 | 0.67 | 1.86 | 2.06 | -1.00 |
| FP2 F8 | -1.03 | 0.36 | 0.11 | -1.23 |
| FP2 T4 | -2.16 | -2.42 | -1.19 | -1.23 |
| FP2 T6 | 0.54 | 1.82 | 1.36 | -0.66 |
| F4 C4 | -0.01 | 0.56 | 0.77 | 0.07 |
| F4 P4 | -2.04 | -1.98 | -1.47 | -1.38 |
| F4 O2 | -0.44 | 0.51 | 1.67 | -1.51 |
| F4 F8 | -1.42 | -0.21 | -0.16 | -1.52 |
| F4 T4 | -2.66 | -3.42 | -1.79 | -1.50 |
| F4 T6 | -0.58 | 0.12 | 0.60 | -1.03 |
| C4 P4 | -2.71 | -2.66 | -2.74 | -2.38 |
| C4 O2 | -2.66 | -1.87 | 0.19 | -2.11 |
| C4 F8 | 0.10 | 1.57 | 0.98 | -0.37 |
| C4 T4 | -1.63 | -1.62 | -1.07 | -0.23 |
| C4 T6 | -3.09 | -2.48 | -1.48 | -2.36 |
| P4 O2 | -1.05 | -1.07 | -0.76 | -0.28 |
| P4 F8 | -1.39 | -0.80 | -0.09 | -0.94 |
| P4 T4 | 0.34 | 1.41 | 0.71 | 0.68 |
| P4 T6 | -1.71 | -0.66 | -0.42 | -1.48 |
| O2 F8 | 1.08 | 1.58 | 2.12 | -1.03 |
| O2 T4 | 0.26 | 0.86 | -0.21 | 0.14 |
| O2 T6 | -0.94 | -0.84 | -0.30 | -1.13 |
| F8 T4 | -3.08 | -3.19 | -0.96 | -0.88 |
| F8 T6 | -0.04 | 0.42 | 0.65 | -1.45 |
| T4 T6 | 0.61 | 1.76 | 0.65 | 0.98 |

*Figura 7-10. Análisis neurométrico en un paciente con esotropía congénita. Se observa asimetría intrahemisférica con reducción de la conectividad funcional en el hemisferio derecho (regiones destacadas en azul).*

Estos hallazgos refuerzan la hipótesis de que el estrabismo congénito trasciende el trastorno oculomotor, al representar una manifestación de alteraciones estructurales y funcionales más profundas en la organización del sistema visual

## 7.9
## Limitaciones de los estudios convencionales

Las alteraciones morfométricas, neurofuncionales y pupilares en el estrabismo congénito requieren análisis con equipos altamente especializados para su detección. Los estudios convencionales de neuroimagen poseen un bajo nivel de discernimiento para identificar fallas estructurales y funcionales sutiles.

Un claro ejemplo ocurre con la resonancia magnética (RMI). A simple vista, una RMI convencional de un paciente con estrabismo podría parecer normal. Sin embargo, al aplicar un análisis granulométrico de la estructura cortical, las diferencias entre lo normal y lo patológico se vuelven evidentes[83,134,140,141].

Los estudios han demostrado diferencias significativas en la densidad morfométrica entre niños sanos y niños con estrabismo congénito; lo anterior se refleja en una reducción estructural en las vías visuales. (Figura 7-11).

| SANOS | ESTRABISMO |
|---|---|
| Hemisferio izquierdo 0.051105 | Hemisferio izquierdo 0.044600 |
| Hemisferio derecho 0.053628 | Hemisferio derecho 0.046276 |
| Promedio = 0.0523665 | Promedio = 0.045438 |

*Figura 7-11. Prueba t de Student para muestras independientes. Se observaron diferencias estadísticamente significativas en la densidad morfométrica entre niños con estrabismo y sujetos sanos.*

Para confirmar esta diferencia, se realizó un análisis de densidad morfométrica basada en vóxeles, el cual demostró una reducción significativa en la densidad estructural de las vías visuales en pacientes con estrabismo congénito. (Figura 7-12).

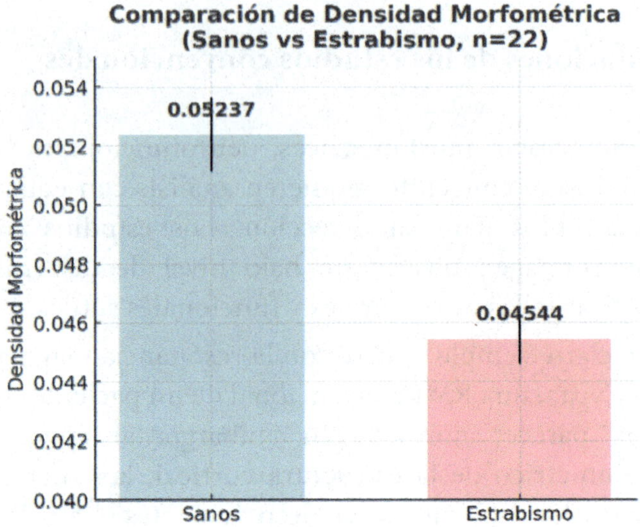


*Figura 7-12. Comparación de la densidad morfométrica basada en vóxeles entre niños sanos y con estrabismo. Se observó una reducción significativa en la densidad estructural en el grupo con estrabismo (t = 7.99, p = 0.0024).*

# CONCLUSIONES

1. El SIVI constituye una condición estructural y funcional propia del estrabismo congénito, caracterizada por una conectividad interhemisférica incompleta, especialmente en el cuerpo calloso posterior.

2. Las asimetrías detectadas en volumen cortical y en la organización de las fibras comisurales sustentan la idea de una reorganización cerebral subóptima que afecta la economía del sistema visual.

3. La reducción en la densidad morfométrica de las vías visuales y la disfunción bioeléctrica observada mediante neurometría refuerzan la hipótesis de que el estrabismo congénito es más que un trastorno motor: es una expresión de una arquitectura cerebral incompleta.

4. El diagnostico de certeza del SIVI requiere herramientas de análisis de alta resolución y abordajes multimodales que combinen neuroimagen estructural, funcional y eléctrica.

5. Comprender el SIVI no solo permite afinar el diagnóstico clínico, sino también diseñar intervenciones terapéuticas específicas orientadas a estimular las conexiones deficientes y aprovechar los periodos de plasticidad cerebral.

# Capítulo VIII

## *La ruta interrumpida: Alteraciones en la vía visual del estrabismo congénito*

# Resumen

El capítulo 8 examina las alteraciones estructurales y funcionales en la vía visual de pacientes con estrabismo congénito, en el contexto del síndrome de integración visual incompleta (SIVI). A través de estudios de tractografía, análisis voxel y videografía pupilar, se evidencia una desconexión interhemisférica significativa, especialmente en la sustancia blanca del esplenio del cuerpo calloso y en la organización microestructural de los tractos ópticos. Se describe también la anisocoria como un marcador neurofuncional de gran valor diagnóstico, cuya presencia está asociada a una alteración jerárquica en el control pupilar y a patrones específicos de reorganización cortical. La clasificación cuantitativa de la anisocoria permite identificar distintos niveles de afectación, mientras que su correlación con otros signos clínicos refuerza su relevancia en la comprensión del estrabismo congénito como un trastorno de integración cerebral y no exclusivamente motor.

## 8.1
## La vía visual en el SIVI: Un circuito alterado en la integración interhemisférica

Las alteraciones en el estrabismo congénito no se limitan a la organización cortical, sino que también afectan la vía visual, con lo cual se evidencian diferencias estructurales entre pacientes estrábicos y sujetos sanos. Estudios recientes han demostrado que, en el SIVI, la conectividad intra e interhemisférica sufre cambios significativos, particularmente en la sustancia blanca del esplenio del cuerpo calloso. (Figura 7-7).

## 8.2
## Tractografía y alteraciones en la sustancia blanca

El análisis de tractografía de la vía visual en niños con desviación horizontal disociada ha revelado una disminución de las conexiones intra e interhemisféricas, lo que se correlaciona con:

1. Miosis ipsolateral al tracto óptico más afectado.
2. Desviación vertical disociada (DVD) manifiesta.
3. Reducción en la sustancia blanca del esplenio, lo cual sugiere un patrón de desconexión interhemisférica visual característico del SIVI. (Figura 8-1).

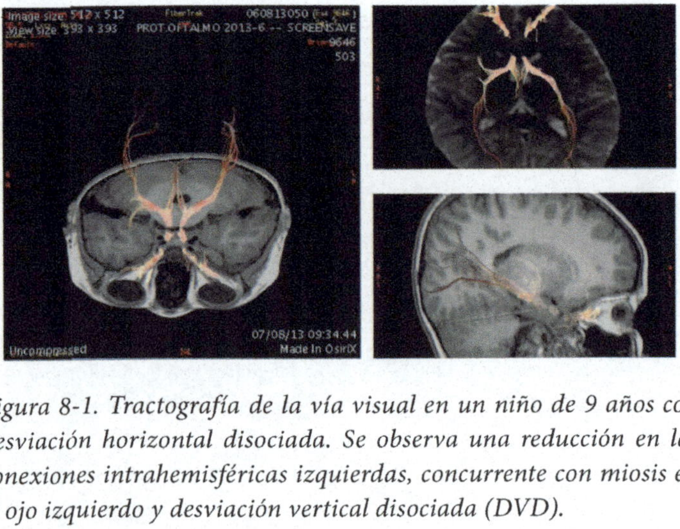


*Figura 8-1. Tractografía de la vía visual en un niño de 9 años con desviación horizontal disociada. Se observa una reducción en las conexiones intrahemisféricas izquierdas, concurrente con miosis en el ojo izquierdo y desviación vertical disociada (DVD).*

## *8.3*
## Análisis voxel y disminución de los elementos granulométricos finos

El estudio de la sustancia blanca del tracto óptico mediante análisis voxel ha revelado diferencias significativas en la organización de la microestructura neuronal en niños con estrabismo congénito[33,129]. (Figura 8-2a, 2b y 2c).

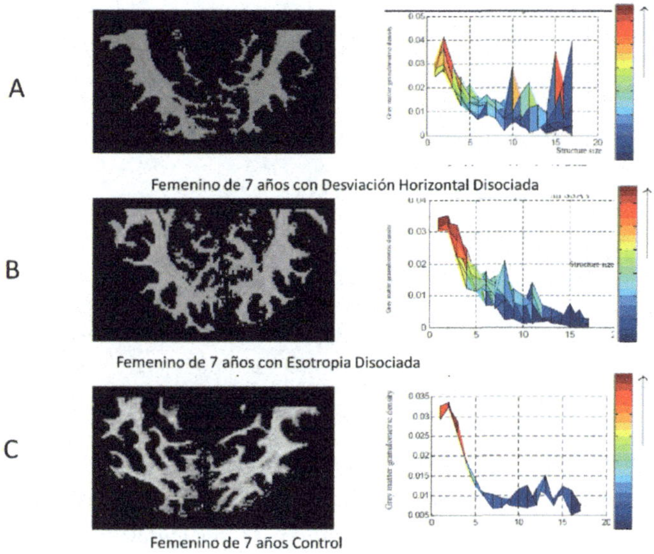


*Figura 8-2a,-2b,-2c. 2a) Distribución de componentes de la sustancia blanca en la porción posterior del cerebro en tres niñas de 7 años: 2a) grandes componentes en un caso con desviación horizontal disociada; 2b) medianos y grandes en esotropía disociada; 2c) pequeños en una niña sana.*

Para evaluar las diferencias estructurales en la sustancia blanca del tracto óptico entre niños con esotropía congénita y niños sanos, se realizó un análisis granulométrico mediante técnicas de voxel. Este análisis permitió cuantificar la densidad de elementos según su tamaño y aportó información sobre la organización microestructural de las fibras visuales.

A continuación, se presenta la comparación entre ambos grupos, donde se observa una menor densidad de elementos granulométricos finos en los pacientes con esotropía congénita, lo que sugiere una posible alteración en la conectividad visual temprana. (Figura 8-3).

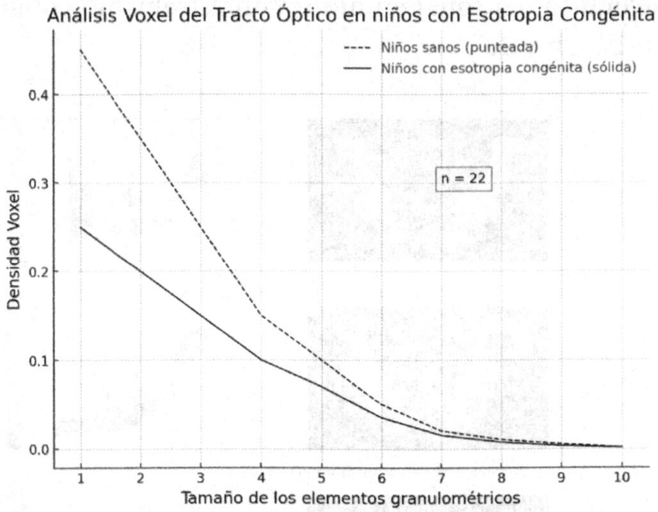


*Figura 8-3. Comparación de la densidad de elementos granulométricos en la sustancia blanca del tracto óptico en 11 pacientes con esotropía congénita y 11 pacientes sanos. La línea punteada representa el promedio de elementos granulométricos en el grupo control, mientras que la línea sólida negra representa el promedio en el grupo con estrabismo congénito.*

Un hallazgo clave fue la reducción significativa en la densidad de los elementos granulométricos pequeños (rangos 1-6) en el grupo estrábico, lo que sugiere una alteración en la maduración y organización de la sustancia blanca. Además, se identificaron diferencias en las asimetría morfométrica de los tractos visuales. (Figura 8-4).

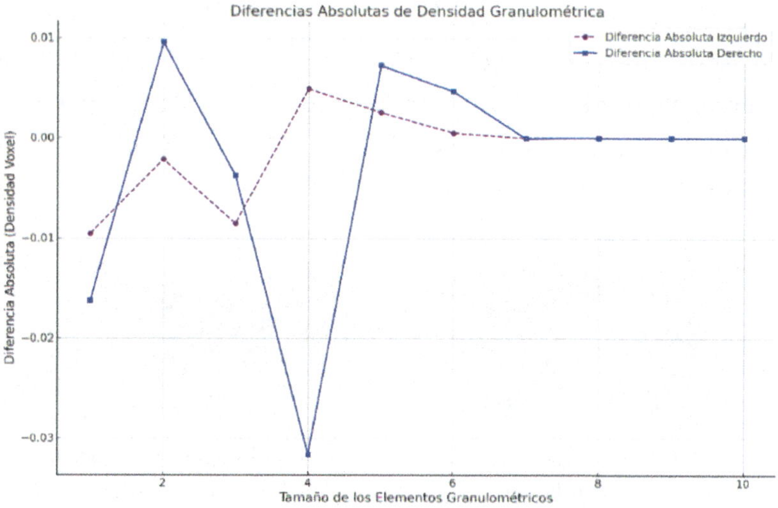


*Figura 8-4. Diferencias absolutas de densidad granulométrica en tractos visuales izquierdo y derecho entre11 niños sanos y 11 niños con esotropía congénita. Las líneas representan las diferencias absolutas para cada tracto a lo largo del rango de tamaños granulométricos. El tracto visual derecho presenta una diferencia promedio de −0.0030 unidades de densidad vóxel, mientras que el tracto visual izquierdo muestra una diferencia promedio menor de −0.0012 unidades de densidad voxel. Estas diferencias indican alteraciones más pronunciadas en el tracto visual derecho en esta cohorte de niños con esotropía congénita.*

## 8.4 Anisocoria en el SIVI: Un marcador de la desconexión interhemisférica

La desconexión afecta la comunicación visual interhemisférica anterior y/o de las fibras de proyección cortico mesencefálicas en el SIVI, pues en la EC se encuentra alterado también el equilibrio del reflejo pupilar a la luz, bajo condiciones escotópicas en las que prevalece el constrictor sobre el dilatador y se establece una anisocoria acorde con el daño neuronal[93,203]. En suma, se ha demostrado que el reflejo pupilar a la oscuridad está alterado en al menos la mitad de los estrabismos congénitos; sin embargo, estas diferencias pueden ser sutiles y requieren métodos de estudio especializados[204]. (Figura 8-5).

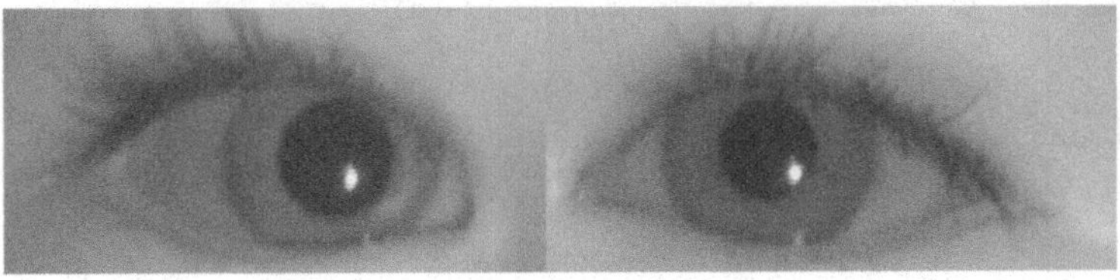

*Figura 8-5. Niña de 2 años con esotropía congénita. Fotografía tomada en condiciones escotópicas (0,3 lux) y luz infrarroja. El ojo izquierdo muestra una prevalencia del reflejo constrictor de la pupila que determina anisocoria en condiciones escotópicas.*

Para explicar la prevalencia del reflejo constrictor de la pupila sobre el dilatador en condiciones escotópicas en la esotropía congénita, además de la disminución de las fibras de interconexión largas interhemisféricas, ya descritas en el estrabismo congénito[82], se debe considerar que (a) el esfínter pupilar se desarrolla primero que el músculo dilatador, (b) la vía parasimpática que mantiene la miosis filogénicamente es más primitiva y robusta y (c) anatómicamente es menos compleja (células ganglionares de la retina → nervio óptico → quiasma óptico → núcleo pretectal → núcleo de Edinger-Westphal → fibras preganglionares → esfínter del iris), mientras que la midriasis filogénica y embriológicamente es más compleja e implica una vía de tres neuronas: hipotálamo → mesencéfalo → núcleo ciclo espinal de Budge → ganglio preganglionar → vértice del pulmón → seno cavernoso → nervios ciliares cortos y largos → músculo dilatador del iris. Al margen de la parte refleja, la inervación pupilar presenta un control cortical y subcortical mediante vías aún no bien definidas pero que de algún modo están conectadas al tronco encefálico[205].

## 8.5
## La paradoja de la anisocoria en la oscuridad: Anisocoria, desconexión cortical y el reflejo pupilar

La anisocoria ha sido plenamente identificada en el estrabismo congénito, y se suma a la creciente evidencia que señala el origen neurológico de esta condición. Dentro del SIVI la anisocoria observada en condiciones escotópicas plantea una paradoja fisiológica y neurofuncional intrigante.

Bajo iluminación ambiental reducida (0,3 Lux), se espera una respuesta simétrica: ambas pupilas deben dilatarse para optimizar la captación de luz. Sin embargo, en el ojo más afectado por el estrabismo congénito, la pupila permanece relativamente miótica, y se resiste a la activación del sistema nerviosos simpático lo que establece una diferencia en el tamaño pupilar. Este fenómeno, lejos de ser casual, representa la interacción entre evolución filogenética, desconexión interhemisférica y jerarquización funcional del sistema visual[93,203,204,206].

## 8.6
## Regulación filogenética del reflejo pupilar

Tal y como se comentó, el control pupilar está profundamente arraigado en la historia evolutiva del sistema nervioso. La miosis, regulada por una vía más primitiva y robusta, predomina sobre la midriasis en condiciones de alteración cortical. El reflejo parasimpático constrictor sigue una trayectoria directa y eficiente desde la retina hasta el mesencéfalo, con una mínima intervención sináptica que le otorga velocidad y confiabilidad. La función primaria de la pupila es la regulación lumínica y el incremento de la profundidad de campo.

Por otro lado, la midriasis requiere un trayecto más complejo y vulnerable, en el que involucra múltiples estaciones sinápticas desde el hipotálamo hasta el ganglio preganglionar, y desciende hasta el vértice pulmonar antes de ascender nuevamente hacia el ojo. Esta arquitectura hace que la respuesta simpática sea más susceptible a interrupciones en la conectividad.

## *8.7*
## Coherencia interhemisférica y desbalance en el control pupilar

En el estrabismo congénito, la coherencia cortical interhemisférica está alterada, particularmente en las fibras largas responsables de la regulación simétrica del reflejo pupilar. La conectividad reducida del SIVI dificulta la modulación cortical sobre la vía simpática, y esto genera un desbalance en la regulación pupilar. Como resultado, el ojo afectado no desencadena la cascada de eventos necesarios para la midriasis en la oscuridad, y se mantiene bajo un dominio parasimpático[17,93,204,206].

Este fenómeno no se limita a una explicación puramente refleja; implica también una participación directa en los procesos de plasticidad cerebral. La pupila, lejos de ser un elemento autónomo, forma parte de un entramado neurofuncional que refleja el estado general del sistema visual[207]. En contextos de baja coherencia interhemisférica, el sistema opta por una estrategia conservadora: mantener la miosis como mecanismo de estabilidad neurofuncional. Aunque esta estrategia resulta ineficiente para la captación lumínica, ofrece una respuesta predecible y sostenida.

## *8.8*
## Redefiniendo la anisocoria en el estrabismo congénito

El paradigma tradicional del reflejo pupilar como una respuesta automática y rígida queda cuestionado por la evidencia de su plasticidad neurofuncional. La idea de que una anisocoria debe superar los 0.4 mm para considerarse clínicamente significativa[208-210] pierde sentido ante los hallazgos del SIVI. La anisocoria en el estrabismo congénito no es un hallazgo aislado, sino un marcador altamente sensible de la reorganización cortical[93,206,208].

Este descubrimiento redefine la anisocoria como una herramienta diagnóstica clave en el neuroestrabismo. La diferencia en la forma y tamaño pupilar permite distinguir entre formas disociadas y no disociadas del estrabismo congénito, y abre nuevas posibilidades en la comprensión de los mecanismos de integración cortical[207].

En conclusión, la anisocoria en el SIVI no representa únicamente un fallo pupilar, sino una estrategia neuroadaptativa en acción. Es la expresión visible de un proceso profundo, en el que la corteza visual negocia, adapta y reorganiza sus recursos en un esfuerzo por restaurar el equilibrio funcional dentro de un sistema visual incompleto[181].

## *8.9*
## Midiendo la anisocoria: Una ventana a la integración cortical

La anisocoria en el Síndrome de Integración Visual Incompleta (SIVI) representa un marcador neurofuncional que refleja las alteraciones en la conectividad cortical interhemisférica. Su estudio detallado a través de herramientas avanzadas de análisis videográfico ha permitido caracterizar su comportamiento en condiciones controladas, proporcionando datos objetivos que vinculan la respuesta pupilar con la reorganización cortical[10,13,203].

## *8.10*
## Análisis videográfico de la anisocoria

Para evaluar la exacerbación del reflejo pupilar a la luz[207], se emplean sistemas de videoculografía de alta sensibilidad en un ambiente neutro, libre de estímulos externos. Este análisis se lleva a cabo en condiciones mesópicas y escotópicas, que permiten identificar variaciones en la respuesta pupilar que sugieren alteraciones en la modulación autonómica del reflejo pupilar[207]. (Figura 8-6).

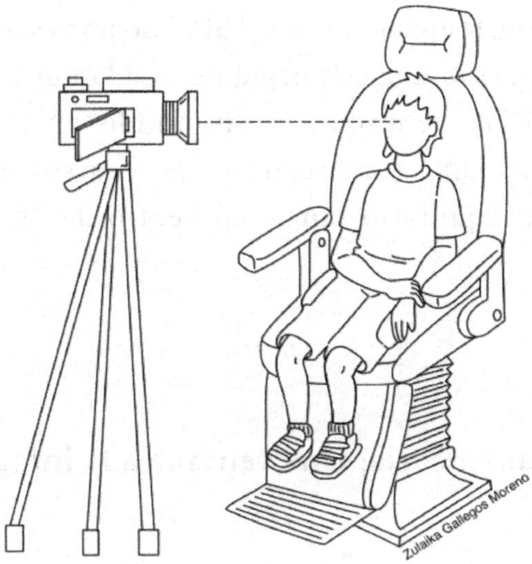


*Figura 8-6. En un ambiente controlado, con la posición del paciente alineada al frente y una cámara a 2 metros de distancia a la altura de los ojos, se realiza la videoculografía infrarroja para evaluar la anisocoria en condiciones mesópicas y escotópicas.*

El análisis detallado de la anisocoria revela que los reflejos pupilares pueden estar fuera de control en pacientes con esotropía congénita. La diferencia en el tamaño pupilar y la asimetría en la respuesta reflejan una falta de modulación tanto cortical como en el sistema nervioso autónomo[9,204,211,212,213,214].

## *8.11*
## Evaluación con visión infrarroja en condiciones escotópicas

Se han utilizado sistemas de video y fotografía de alta sensibilidad, como el sistema de visión nocturna basado en tecnología Nightshot, para capturar la respuesta pupilar en completa oscuridad. En estos estudios, se ha observado que la anisocoria en pacientes con SIVI no es estática, sino que varía en función de la iluminación y la fijación ocular. (Figura 8-7a y 7b).

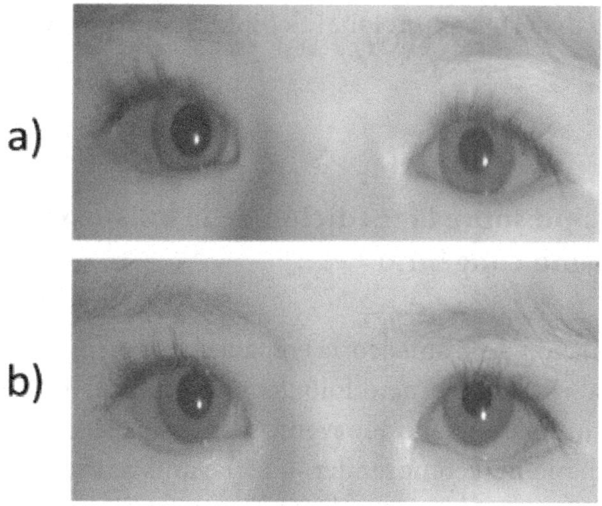

*Figura 8-7a,-7b. Fotografía tomada mediante video y alta sensibilidad con un sistema de visión nocturna Nightshot (Sony DCR-DVD108) y una lámpara externa de luz infrarroja de 77 ledes de 5 mm, colocada a 2 m. El análisis de la respuesta pupilar a la luz infrarroja en condiciones escotópicas reveló diferencias marcadas en tamaño*

*y forma pupilar entre ojos en pacientes con esotropía congénita. En "a", anisocoria y miosis del ojo izquierdo. En "b", fijación con el ojo derecho y exacerbación del reflejo dorsal a la luz en el ojo izquierdo. La paciente, de 2 años, originaria de la Sierra Gorda de Querétaro, México, con esotropía congénita disociada, aparece con el consentimiento de sus padres para su publicación en este libro y en Wikipedia.*

Estos hallazgos confirman que la anisocoria en el SIVI no es un fenómeno incidental, sino una expresión de la desregulación cortical de los reflejos pupilares. Su identificación y análisis proporcionan un marco neurofisiológico que permite comprender mejor la reorganización funcional en el estrabismo congénito.

En conclusión, la medición de la anisocoria a través de videoculografía y visión infrarroja es una herramienta clave para evaluar la conectividad interhemisférica en el SIVI. La asimetría en la respuesta pupilar no solo refleja alteraciones en el sistema nervioso autónomo, sino que también sirve como un indicador objetivo del estado funcional del integrador cortical.

## *8.12*
## Aclaración sobre la medición de la anisocoria en el estrabismo congénito

La evaluación de la anisocoria en pacientes con estrabismo congénito presenta desafíos metodológicos significativos, lo que hace imprescindible un enfoque riguroso y controlado para su análisis[207]. Es fundamental comprender que la anisocoria en el estrabismo congénito no suele ser evidente en condiciones mesópicas, por lo que su detección requiere procedimientos específicos de laboratorio diseñados para la investigación. No se trata de un hallazgo clínico casual, sino de una alteración que puede evidenciarse únicamente bajo condiciones meticulosamente controladas.

En nuestro estudio, implementamos una metodología precisa y optimizada para maximizar la sensibilidad en la detección de variaciones sutiles en la forma y el tamaño pupilar, siguiendo una metodología rigurosa[207].

Una vez obtenidas las imágenes, el análisis morfométrico de la pupila se realizó mediante modelos matemáticos de voxel, que permitieron el cálculo preciso del área pupilar. En lugar de utilizar métodos tradicionales basados en medición de diámetro o perímetro, empleamos software de procesamiento de imágenes de alta precisión. Cada muestra fue comparada con una "pupila patrón", lo que permitió detectar diferencias mínimas tanto en tamaño como en morfología entre ambos ojos[207].

Nuestros hallazgos confirman que, bajo las condiciones adecuadas, es posible identificar distintos grados de anisocoria en pacientes con estrabismo congénito, lo que refuerza la necesidad de establecer estándares metodológicos precisos para su evaluación[207]. Este enfoque mejora la fiabilidad de los resultados y proporciona una base objetiva para el estudio de la anisocoria como marcador neurofuncional en el SIVI.

## *8.13*
## Clasificación de la anisocoria en el estrabismo congénito: Un modelo cuantitativo para su análisis

Al medir la anisocoria calculando el área en pixeles, mediante la técnica propuesta por Mendiola *et al.*[207], aplicada a una cohorte de 53 pacientes, se identificaron 4 grupos acorde al área expresada en píxeles, según su significancia: a) No significativo (de 396 a 3096 píxeles); b) Ligeramente significativo (de 3096 a 5796 píxeles); c) Significativo (de 5796 a 8496 píxeles); y d) Muy significativo (de 8496 a 13896 píxeles). (Figura 8-8).

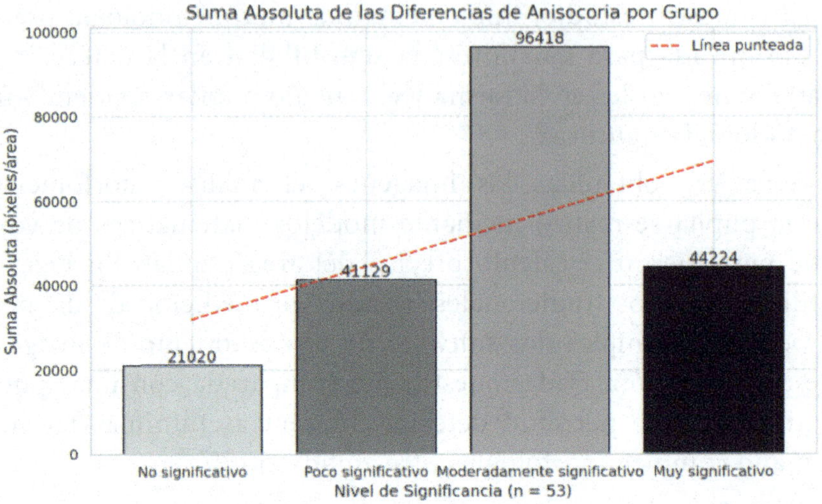


*Figura 8-8. Suma absoluta de las diferencias de anisocoria por grupo (n = 53). El gráfico agrupa estas diferencias en cuatro niveles de significancia: "No significativo", "Poco significativo", "Moderadamente significativo" y "Muy significativo". Las barras muestran la magnitud total de las diferencias, mientras que la línea punteada ilustra la tendencia general creciente. Los tonos de gris y negro destacan la jerarquía de grupos, con el valor más alto en el grupo "moderadamente significativo" seguido por "muy significativo".*

Para comprender la distribución de la anisocoria en pacientes con estrabismo congénito, se ha desarrollado un modelo de clasificación basado en criterios cuantitativos, que permite categorizar la variabilidad del tamaño pupilar en condiciones controladas.

El gráfico presentado en la figura 8-8 ilustra la distribución porcentual de los pacientes según la magnitud de su anisocoria, empleando cuatro categorías: "No significativas", "Poco significativas", "Moderadamente significativas" y "Muy significativas". Esta clasificación permite evaluar la frecuencia relativa de cada nivel de anisocoria en la muestra estudiada, y proporciona un marco objetivo para su análisis[17,207].

Se observa una tendencia escalonada (línea roja discontinua), la cual sugiere un patrón progresivo en la severidad del fenómeno. La categoría "Muy significativas" agrupa un porcentaje considerable de los casos; esto indica que un número relevante de pacientes presenta anisocoria de alta magnitud, lo que podría implicar que los extremos (anisocoria leve o muy marcada) son más frecuentes en esta población[93,204,206].

Este análisis es crucial para comprender cómo la anisocoria se distribuye en pacientes con SIVI y sugiere que ciertas características de la anisocoria podrían estar correlacionadas con la conectividad cortical alterada en el estrabismo congénito. (Figura 8-9).

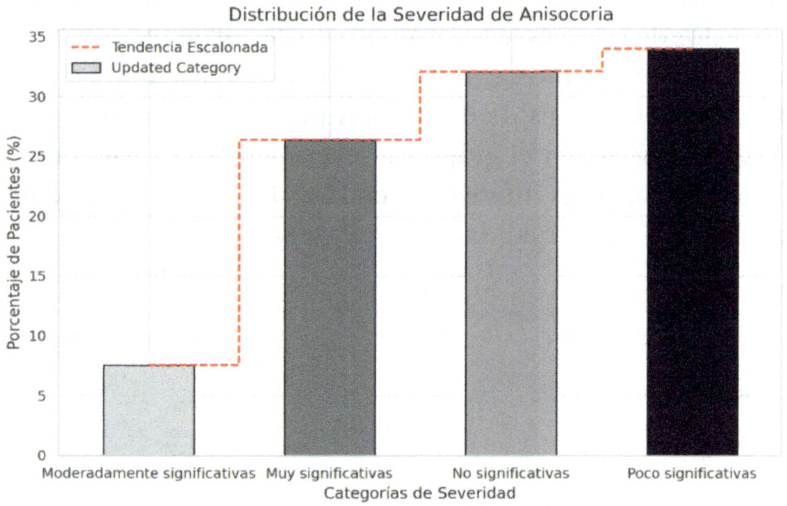


*Figura 8-9. Distribución de 53 pacientes clasificados por magnitud de anisocoria en estrabismo congénito. Se agrupan en cuatro categorías: "No significativas", "Poco significativas", "Moderadamente significativas" y "Muy significativas", con mediciones cuantitativas bajo condiciones controladas. Las barras indican el porcentaje de pacientes por categoría. La "Poco significativas" tiene el mayor porcentaje y la "Moderadamente significativas" el menor, sugiriendo una distribución no lineal, posiblemente bimodal. La línea roja punteada muestra la tendencia general.*

Este análisis proporciona un marco cuantitativo, objetivo, para evaluar la anisocoria en el SIVI y, de esta manera, permite futuras correlaciones con la conectividad cortical y la reorganización neurofuncional en el estrabismo congénito. El gráfico resalta que la mayoría de los pacientes presentan anisocorias de baja o moderada severidad, con una proporción menor en la categoría de alta severidad o muy significativa.

La anisocoria es un fenómeno clínico en el que el diámetro de las pupilas difiere entre ambos ojos. Para analizar su comportamiento en diferentes niveles de severidad, se ha comparado la desviación de la pupila patrón[207,208,210].

La pupila patrón fue determinada mediante un cálculo matemático y se halló en uno solo de los 53 pacientes analizados. Este valor de referencia se comparó posteriormente con las pupilas promedio de distintos grupos de pacientes. En la figura siguiente se muestran los valores de desviación pupilar, expresados en píxeles y clasificados según el grado de severidad de la anisocoria, con el fin de visualizar las diferencias en la distribución de los datos y su relación con la normalidad[207]. (Figura 8-10).

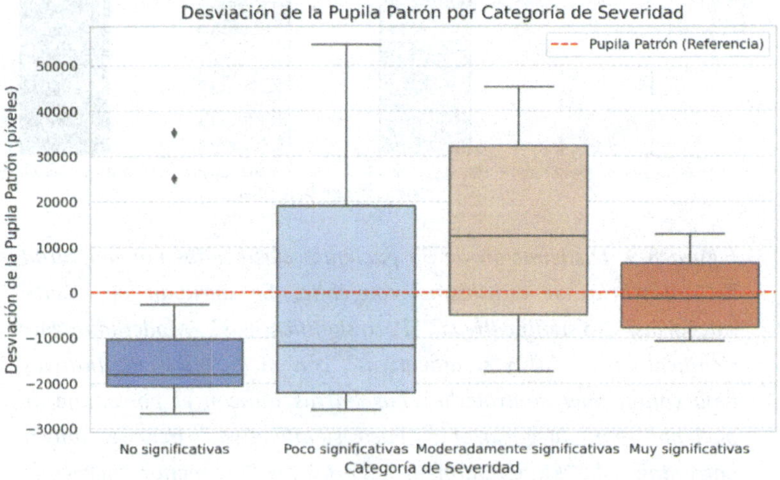


*Figura 8-10. Desviación de la pupila patrón por categoría de severidad. El gráfico muestra la desviación promedio de la pupila de cada uno de los 53 pacientes con anisocoria respecto a una pupila patrón (línea*

*roja punteada en 0 píxeles). Se agrupan en cuatro categorías: No significativas, Poco significativas, Moderadamente significativas y Muy significativas. La mediana y la dispersión reflejan cómo aumenta la desviación con la severidad del trastorno. Los rangos en píxeles indican la magnitud absoluta de la anisocoria.*

## *8.14*
## **Análisis de los resultados**

1. No significativas (33.96%, diferencias menores a 2000 píxeles): Las desviaciones son predominantemente negativas; lo cual indica que las pupilas promedio de este grupo son más pequeñas que la pupila patrón. Se observa un rango amplio de desviaciones; esto sugiere una gran heterogeneidad en este grupo.
2. Poco significativas (26.42%, diferencias entre 2001 y 4000 píxeles): Las desviaciones son cercanas a la línea de referencia (0 píxeles) con una ligera inclinación hacia valores negativos. Este grupo refleja una menor afectación visual respecto a los grupos más severos.
3. Moderadamente significativas (32.08%, diferencias entre 4001 y 8000 píxeles): Este grupo presenta desviaciones mayoritariamente positivas, que indican que las pupilas promedio tienden a ser más grandes que la pupila patrón. La variabilidad es alta, lo que sugiere un impacto intermedio y diverso en la función visual.
4. Muy significativas (7.55%, diferencias mayores a 8000 píxeles): Las desviaciones están distribuidas alrededor de la pupila patrón, con valores tanto positivos como negativos.

El gráfico resalta cómo la severidad de la anisocoria influye en las desviaciones respecto a la pupila patrón. Los grupos menos severos tienden a tener pupilas promedio más pequeñas, mientras que los grupos más severos muestran una mayor dispersión. Los porcentajes y los rangos en píxeles refuerzan que el impacto visual es proporcional a la severidad de la anisocoria.

La anisocoria representa una alteración en la simetría pupilar que puede ser cuantificada mediante la desviación de la pupila en relación con una referencia establecida. En el gráfico se observa que, a medida que la severidad del trastorno aumenta, la variabilidad en la desviación pupilar se incrementa, lo que sugiere un mayor descontrol en la regulación del tamaño pupilar. Los valores negativos y positivos dentro de cada categoría indican que la anisocoria no sigue un patrón uniforme, sino que existen diferencias individuales en la forma en que la disfunción afecta cada ojo. La línea de referencia en cero píxeles es un punto clave, ya que permite visualizar cómo los valores de los diferentes grupos se alejan progresivamente de la normalidad. Estos hallazgos sugieren que la anisocoria es un fenómeno dinámico que involucra múltiples factores de regulación y cuya magnitud puede estar influida por la adaptación neurovegetativa y la función cortical asociada.

## *8.15*
## Anisocoria en el estrabismo congénito: Un marcador neurofuncional de la integración visual

Uno de los hallazgos más reveladores en la investigación del estrabismo congénito es la relación entre la anisocoria y las alteraciones visuoperceptuales. Se ha propuesto que la anisocoria puede actuar como un marcador neurofuncional del SIVI, pues refleja una disfunción en la modulación autonómica del sistema visual.

Un estudio realizado en una cohorte de 137 niños, utilizando un novedoso método para medir la anisocoria, reveló que el 11.9% de los pacientes presentaba anisocoria muy significativa o significativa, mientras que el 88.1% mostró grados de anisocoria no significativa o poco significativa[207]. A pesar de que la frecuencia de anisocoria significativa es relativamente baja en comparación con los casos de anisocoria leve, el porcentaje de anisocoria en el estrabismo congénito es superior al observado en la población sin alteraciones visuales, lo que sugiere un papel potencial en la fisiopatología del trastorno.

Además, en un estudio realizado en 53 pacientes con esotropía congénita, se identificó una correlación entre el tipo de incomitancia y el grado de anisocoria[17]. Este hallazgo refuerza la hipótesis de que la anisocoria no es un fenómeno aislado, sino que podría estar vinculada a mecanismos neurofuncionales más amplios que afectan la regulación pupilar y la integración sensoriomotora. (Figura 8-11).

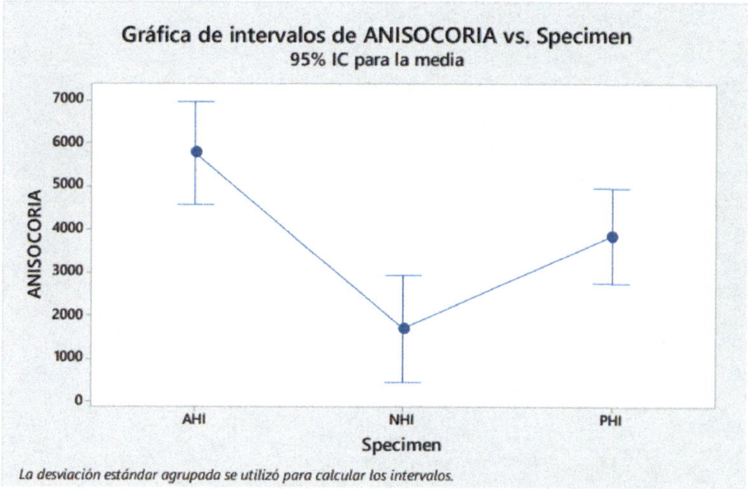


*Figura 8-11. En el eje vertical muestra el grado de anisocoria expresado en píxeles, mientras que el eje horizontal indica las categorías de incomitancia horizontal. Los datos sugieren que la anisocoria más acentuada se asocia con las formas más complejas de la enfermedad (AHI=Incomitancia Horizontal Activa), seguida por las formas intermedias (PHI= Incomitancia Horizontal Pasiva), mientras que los casos sin incomitancia (NHI) presentan los niveles más bajos de anisocoria.*

Si bien la detección de alteraciones pupilares (forma, tamaño, posición y diferencias entre ellas) está emergiendo como un posible marcador neurofuncional del estrabismo congénito, aún queda un largo camino por recorrer para establecer una relación directa entre estos hallazgos y las alteraciones neuronales subyacentes. No obstante, estos primeros hallazgos representan un paso significativo hacia una mejor comprensión del papel de la anisocoria en los mecanismos sensoriales y motores de la enfermedad.

# Conclusiones

1. Las alteraciones en la vía visual del estrabismo congénito, especialmente en la conectividad interhemisférica, constituyen un eje fundamental en la fisiopatología del SIVI.

2. La reducción de elementos granulométricos en los tractos visuales sugiere un patrón de inmadurez estructural que afecta la eficiencia de la transmisión visual entre hemisferios.

3. La anisocoria en condiciones escotópicas emerge como un marcador sensible de disfunción neurofuncional, revelando fallos en la modulación simpático-parasimpática del reflejo pupilar.

4. La vía simpática pupilar, al ser más compleja y vulnerable que la vía parasimpática, es más susceptible a fallos en la conectividad cortical, lo que explica la prevalencia de miosis en el ojo más afectado.

5. La medición objetiva de la anisocoria, tanto en área como en desviación respecto a una pupila patrón, permite una categorización clínica útil y reproducible, con potencial diagnóstico y pronóstico.

6. La correlación entre anisocoria e incomitancia refuerza la noción de que el estrabismo congénito es un fenómeno integrado que compromete tanto la sensorialidad como la motricidad ocular.

7. Estos hallazgos confirman que la anisocoria es una expresión visible de la reorganización neurofuncional en el SIVI, y debería considerarse como parte del estigma congénito del estrabismo.

# CAPÍTULO IX

## *Naturaleza del problema: La inmadurez*

# RESUMEN

El presente capítulo examina la inmadurez neuronal como uno de los pilares fisiopatológicos fundamentales del estrabismo congénito. A través de una revisión detallada de los conceptos de madurez cortical, mielinización, metabolismo cerebral y daño estructural, se establece una relación directa entre la fragilidad de la sustancia blanca y las manifestaciones clínicas observadas en estos pacientes.

Se presentan datos provenientes de morfometría cerebral, espectroscopía por resonancia magnética (1H-RMN) y modelos matemáticos que permiten cuantificar la relación entre la hipoxia prenatal, la acumulación de lactato, la disminución del N-acetilaspartato (NAA), y el deterioro estructural cortical.

A través de distintos gráficos, modelos teóricos y estudios de cohorte, se muestra que la inmadurez cortical podría explicar la sintomatología, así como predecir el pronóstico funcional. Se introduce el concepto del índice de madurez neuronal, que compara el volumen de sustancia blanca con sustancia gris y se correlaciona con el grado de desarrollo cortical.

Finalmente, se analizan marcadores como lactato y NAA en modelos individuales y colectivos, y se comprueba su sensibilidad y especificidad como indicadores del daño neuronal. Estos hallazgos abren el camino hacia nuevas estrategias diagnósticas, pronósticas y terapéuticas, sustentadas en la fisiología y la bioquímica cerebral.

## 9.1
## ¿Qué es realmente la "madurez neuronal"?

Es posible que las teorías sobre la filogénesis y ontogénesis hayan desvirtuado algunos términos como madurez neuronal y desarrollo, al grado que actualmente la evolución se define como "el cambio en los procesos de desarrollo"[215,216]. Sin embargo, esta definición resulta tan ambigua que es utilizada indistintamente en medicina, economía o en finanzas[217,218], y, aun cuando "evolución" y "desarrollo" son aspectos distintos[219], la medicina dio su aval a este tipo de definiciones en vez de dar paso a investigaciones propias, producto de la investigación formal de los hechos, de tal modo que expliquen puntualmente tanto la madurez como la inmadurez[83,169,220].

De la misma manera, a pesar del extenso aparato filosófico y teórico que rodea los conceptos de desarrollo y evolución[221], persiste una importante laguna en cuanto a la cuantificación objetiva de la madurez del sistema nervioso central. Resulta evidente que, al menos en medicina, carecemos de un sistema fiable que permita determinar, con parámetros numéricos verificables, el estadio madurativo en el que se encuentra un paciente[220], qué regiones cerebrales están implicadas, o qué significado neurobiológico tiene afirmar que un individuo presenta "cierto grado de inmadurez".

A pesar de que se han desarrollado escalas clínicas que permiten estimar el grado de madurez motora, sensorial o psicológica en función de la edad cronológica, estas herramientas siguen siendo fundamentalmente indirectas. Se basan en la observación del comportamiento más que en relación con marcadores neurobiológicos específicos.

La madurez, por ahora, ha sido definida como el proceso por el que se adquiere un desarrollo completo o pleno[222]; sin embargo, el término "madurez neuronal" es un concepto médico amplio y no bien definido, mediante el cual entendemos que el sistema nervioso ha alcanzado un correcto desarrollo en relación al tiempo. Por consiguiente, hablar de inmadurez neuronal es referirse a la falta del completo desarrollo del sistema nervioso central.

Mediante estudios sofisticados de neuroimagen, ahora se sabe que la madurez neuronal está intrínsecamente relacionada con la proporción y la distribución de las sustancias gris y blanca en la corteza cerebral[83].

Estudios morfométricos muestran que, a medida que el cerebro madura, disminuye el volumen granulométrico de la sustancia gris y aumenta el volumen de la sustancia blanca, de manera proporcional, debido al proceso de mielinización. En contraste, pacientes con inmadurez cortical significativa, como aquellos diagnosticados con leucomalacia, presentan un patrón opuesto: un mayor volumen relativo de sustancia gris y una reducción notable de la sustancia blanca. Este fenómeno sugiere una alteración en los procesos de mielinización y conexión axonal, esenciales para la funcionalidad neuronal[83].

Hoy sabemos que el progreso microestructural de la mielinización así como del empaquetamiento axonal se incrementa rápidamente durante el neurodesarrollo temprano[80], y que este proceso eventualmente puede retardarse, incluso interrumpirse, con lo cual genera alteraciones de la sustancia blanca tanto cortical como de la vía visual y propicia dificultades en la conectividad morfológica y neurofuncional[23,31,32,37].

## 9.2 Inmadurez neuronal y estrabismo congénito

El término *inmadurez* continúa utilizándose en la literatura médica y científica de manera ambigua y, hasta ahora, no se disponía de un biomarcador paraclínico que delimite esta condición en el estrabismo congénito.

Para comprender mejor y adentrarnos en el actual concepto de inmadurez a partir de estos biomarcadores en relación con el estrabismo congénito, empecemos por recordar que, desde el punto de vista fisiológico, las neuronas cerebrales dependen críticamente del suministro constante de glucosa y oxígeno. Por ello, una de las principales amenazas a la integridad del sistema nervioso en desarrollo es la hipoxia intrauterina[29,223].

La inmadurez neuronal hasta ahora se define como un estado de desarrollo incompleto o insuficiente del sistema nervioso central, especialmente en la corteza cerebral, donde procesos clave como la diferenciación neuronal, la mielinización y la conectividad sináptica permanecen en etapas tempranas o alteradas[224,225]. Independientemente de la causa, cada una de las alteraciones a las vías de interconexión contenidas en la sustancia blanca cortical conllevan una deficiente mielinización, que puede ser identificada como leucomalacia en los estudios radiológicos convencionales[226,227].

Cuando esto ocurre se puede obtener una señal radiológica hiperintensa que revela el daño estructural relacionado con la disminución en el volumen regional y total de la sustancia blanca en distintos niveles[228], pero un daño relativamente menor podría no ser identificado fácilmente en los estudios de RMI convencionales, pues en estos casos se perturbarían sólo las fibras más susceptibles, como aquéllas de los núcleos geniculados[229], las conexiones tálamo corteza-cerebral[230], las capas profundas de la corteza cerebral[168] y en especial las del tracto óptico[231], por lo que surge la necesidad no solo de identificar y cuantificar, sino aun de definir la inmadurez, mediante estudios sofisticados de morfología matemática (VBM )[32,83,134].

Entender la inmadurez neuronal en relación con el estrabismo congénito, conlleva implicaciones profundas para dilucidar la organización morfofuncional del sistema nervioso central, especialmente en el desarrollo cortical y la conectividad neuronal, lo que, desde luego, puede ser aplicado a otras corticopatías[29,83].

A partir de estudios recientes, se ha identificado que la inmadurez neuronal juega un papel central en la génesis y perpetuación del estrabismo congénito [83,224,225,225]. Pues bien, dicha inmadurez puede ser medida y analizada de manera puntual a través de herramientas avanzadas como la granulometría y la neurometría[45,83,141,232].

La inmadurez neuronal en el contexto del estrabismo congénito representa un desafío tanto para la comprensión de su fisiopatología como para el desarrollo de estrategias terapéuticas. La combinación de herramientas como la granulometría, el MCD y la espectroscopía 1H-RMN ha permitido arrojar luz sobre las alteraciones estructurales, metabólicas y funcionales que subyacen a esta condición[45,82,87,91,133,134,233]. Integrar estos hallazgos en el manejo clínico abre nuevas oportunidades para intervenciones personalizadas que promuevan la madurez neuronal y mejoren los resultados visuales y neurológicos en estos pacientes. La exploración continua de estos marcadores y su relación con la madurez cortical es esencial para avanzar en el entendimiento de esta compleja condición.

## *9.3*
## **Madurez neuronal y la bioquímica cortical en el estrabismo congénito**

Aunque se han analizado los factores de riesgo significativos para el estrabismo (productos de bajo peso, prematuros, tabaquismo materno, etc.)[234], además de los cambios morfológicos ya comentados, la inmadurez neuronal también se refleja en el metabolismo cortical. Estudios que utilizan espectroscopía de resonancia magnética de protón (1H-RMN) han identificado marcadores bioquímicos clave, como el incremento de lactato y la disminución de N-acetil-aspartato (NAA), que son indicativos de un metabolismo anaeróbico y una pérdida neuronal, respectivamente[45,81]. Estos hallazgos sugieren que la inmadurez neuronal no solo afecta la estructura, sino también el metabolismo neuronal[29,36,233].

La 1H-RMN ha demostrado que los pacientes con estrabismo congénito, especialmente aquellos que acusan movimientos disociados, presentan una disminución del N-acetil aspartato, y, aunque este metabolito no es específico de la alteración neuronal, debido a que se localiza en los axones de la sustancia blanca, es posible que la disminución de este metabolito signifique una disminución anatomofuncional de esta sustancia[45,233]. (Figura 9-1).

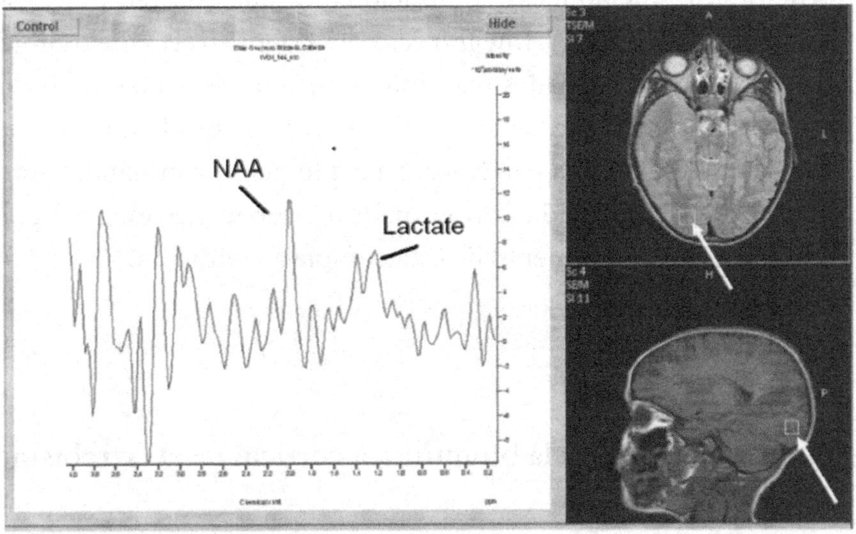


*Figura 9-1. Espectroscopía (1H-RMN) realizada en una niña de 4 años con estrabismo congénito que mostró niveles elevados de lactato (4 unidades) y disminución de la concentración de N-acetil-aspartato (12 unidades), lo que indica que hay una disminución de la sustancia blanca cortical, por lo que se trata de una alteración importante. El cuadrado blanco en las proyecciones axial y sagital señalado por las flechas blancas muestra la ubicación exacta de donde se tomó la muestra.*

El aumento del lactato en regiones corticales es un marcador asociado a una disminución en la eficiencia metabólica de las neuronas. Este fenómeno es un factor desencadenante de las alteraciones neuronales observadas en pacientes con estrabismo congénito[23].

Por su parte, la disminución del NAA, un metabolito exclusivo de las neuronas refleja tanto una pérdida neuronal como un deterioro funcional en las áreas afectadas y también se ha encontrado esta situación en pacientes con estrabismo congénito[23,45].

## *9.4*
## El índice de madurez neuronal

Este capítulo establece las bases para comprender la importancia de los marcadores metabólicos (lactato y NAA) en el diagnóstico y el seguimiento, los cuales permiten comprender mejor cómo es que el equilibrio entre la resistencia de la sustancia blanca cortical (SBC) y el daño acumulativo determina la vulnerabilidad cortical.

Entender fenómenos biológicos complejos, como los que se presentan en el estrabismo congénito, requiere herramientas que nos permitan representarlos y analizarlos de forma estructurada y objetiva. Para comprender mejor estos fenómenos, se han propuesto modelos matemáticos teóricos que describen dichas relaciones de manera cuantitativa lo que brinda al lector un marco claro y objetivo para su análisis.

A continuación, presentamos un primer gráfico que sintetiza la hipotética dinámica del conflicto intrauterino que desencadena el estrabismo congénito. (Figura 9-2).

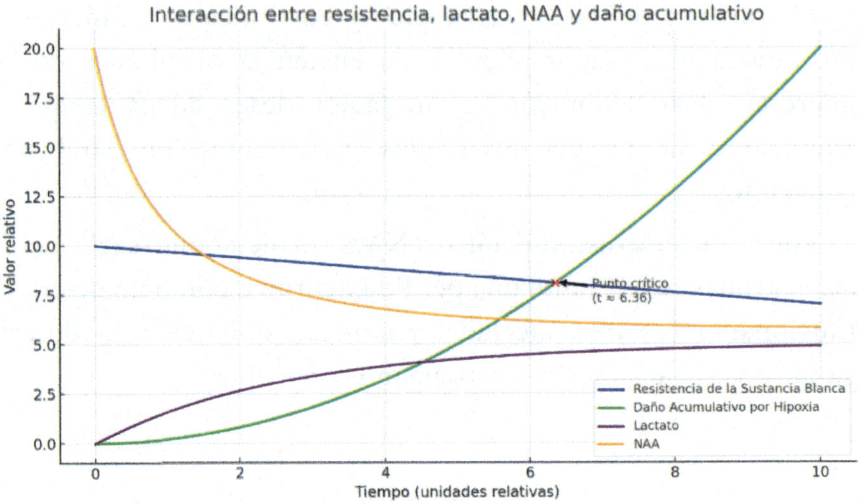


*Figura 9-2. El gráfico muestra cómo la resistencia de la sustancia blanca (azul) disminuye mientras el daño acumulativo (verde) aumenta en condiciones de hipoxia, mostrando un patrón inverso. El cruce de estas curvas define el punto crítico (marcado en rojo, flecha negra), más allá del cual el sistema no puede compensar el daño. El lactato (púrpura) se eleva como marcador de hipoxia metabólica, mientras que el NAA (naranja) disminuye, reflejando daño neuronal progresivo. Este modelo matemático combina dinámicas metabólicas y estructurales para calcular el daño a la sustancia blanca cortical bajo estrés hipóxico.*

Cada una de las líneas que integran el gráfico fue desarrollada a partir de los siguientes argumentos matemáticos:

La resistencia de la sustancia blanca $\left(R(t)\right)$ decrece linealmente con el tiempo de exposición:

$$R(t) = 10 - 0.3\,(t)$$

Donde 10 representa la resistencia inicial y -0.3 es la tasa de declive determinada a partir del análisis de pendientes.

El daño acumulativo por hipoxia $(D\ (t))$ crece de manera cuadrática:

$$D(t) = 0.2t^2$$

El punto crítico ocurre cuando $R(t) = Dt$. Resolviendo:

$$0.2t^2 + 0.3t - 10 = 0$$

Se obtiene que el cruce ocurre aproximadamente en:

$$t \approx 6.36$$

La acumulación de lactato $(L(t))$ sigue un modelo exponencial más gradual:

$$L(t) = 5 \cdot (1 - e^{-0.38t})$$

mientras que la disminución de N-acetil-aspartato $(NAA\ (t))$ es inversamente proporcional al lactato:

$$NAA(t) = 20 \cdot \frac{1}{1 + L(t) / 2}$$

El punto crítico se interpreta como el "punto de no retorno" metabólico. A partir de este momento, el paciente podrá manifestar expresiones clínicas permanentes, derivadas del daño en la sustancia blanca cortical[29,32,45,226], donde a mayor daño cortical, mayor exacerbación de los reflejos oculomotores y detrimento de las habilidades sensoriales y visuoperceptuales[48,74,110].

El análisis de estos parámetros y su modelización matemática permiten visualizar cuantitativamente los mecanismos de vulnerabilidad cortical en el contexto del estrabismo congénito.

A continuación, se explica el significado de los principales índices y fórmulas empleadas, junto con su relevancia en este contexto.

1. Resistencia de la sustancia blanca. Es una medida de la capacidad del tejido neuronal para soportar condiciones adversas, como la hipoxia. Esta resistencia disminuye a lo

largo del tiempo cuando el cerebro enfrenta estrés metabólico. Su fórmula ayuda a determinar en qué momento el cerebro comienza a perder su capacidad de compensar este daño.

Desde un punto de vista morfométrico se puede obtener información destacada de la resistencia cortical mediante morfología matemática (VMB), tal y como se verá más adelante. También se puede obtener información analizando el daño estructural si se determina la concentración de N-acetil aspartato, como marcador biológico.

Identificar esta resistencia permite calcular cuánto tiempo el cerebro puede mantener sus funciones antes de sufrir daño.

2. El daño acumulativo es una medida de los efectos negativos acumulados en el cerebro debido a factores como la hipoxia[23,29,82,82,143,179]. Crece cuadráticamente en el tiempo y permite determinar puntos críticos para intervenciones.

3. El punto crítico marca el momento exacto en que la resistencia de la sustancia blanca y el daño acumulativo se igualan ($t \approx 6.36$), e indica el límite de compensación del cerebro y la posibilidad de daño irreversible.

4. Acumulación de lactato: El lactato es un subproducto del metabolismo anaeróbico y su acumulación sigue la función $L(t) = 5 \cdot (1 - e^{-0.38t})$, que refleja el grado de hipoxia cerebral.

5. Disminución de N-acetil aspartato (NAA): El NAA es un compuesto presente en las neuronas que se utiliza como marcador de salud neuronal. Su disminución está estrechamente relacionada con la acumulación de lactato y el daño metabólico. El NAA disminuye de forma inversamente proporcional al lactato lo que permite medir la integridad neuronal

La información respecto a los niveles corticales de NAA se obtiene también mediante 1H-RMN.

6. El índice de madurez neuronal compara los volúmenes de sustancia blanca y sustancia gris para evaluar el grado de

madurez cortical. Un índice más alto indica mayor madurez, mientras que un índice bajo refleja inmadurez estructural y funcional[83]. Este índice proporciona una medida objetiva para evaluar el desarrollo cerebral en pacientes con estrabismo congénito y guiar decisiones terapéuticas.

7. El argumento matemático que explica la inmadurez es el siguiente:

$M = K \cdot \frac{V_{SB}}{V_{SG}}$, donde $M$ es el índice de madurez neuronal, $V_{SB}$ es el volumen de sustancia blanca, $V_{SG}$, el volumen de sustancia gris, y $K$, el valor de escala.

A continuación, se presenta de forma gráfica el índice de madurez neuronal (M) en diferentes grupos clínicos. (Figura 9-3).

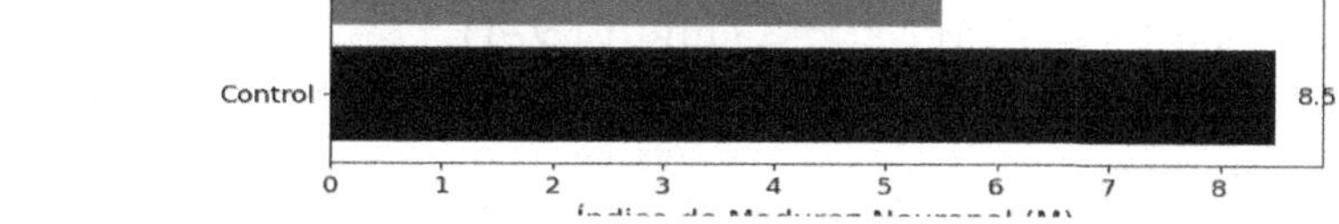


*Figura 9-3. El grupo control muestra el mayor índice de madurez neuronal (8.5), mientras que los pacientes con estrabismo congénito (esotropía congénita y exotropía disociada) presentan valores reducidos (5.5 y 5.0). El grupo con leucomalacia tiene el índice más bajo (2.0), reflejando un mayor compromiso en la maduración neuronal y la organización cortical. Estos hallazgos refuerzan la relación entre la madurez neuronal y la bioquímica cortical en el estrabismo congénito.*

En conjunto, estos elementos permiten cuantificar y visualizar los efectos de la alteración cortical con la expresión clínica del estrabismo congénito, proporcionando una base sólida para el diagnóstico y tratamiento. Además, su uso destaca cómo el enfoque interdisciplinario, que combina neurobiología y matemáticas, puede ofrecer nuevas perspectivas sobre otros problemas complejos.

## *9.5*
## El daño cortical temprano

El daño cortical temprano queda establecido, entonces, a partir del hecho de que la sustancia blanca es más frágil que la sustancia gris[165,226,226,235], por lo que cualquier mecanismo que disminuya el aporte de oxígeno o de glucosa al cerebro, o que genere cambios en el pH del medio ambiente fetal o cualquier otra causa de estrés metabólico, es capaz de alterarla[204].

En este contexto, la evolución de los cuidados obstétricos y neonatales ha modificado radicalmente el pronóstico del desarrollo cerebral. Por un lado, ha contribuido a disminuir la prevalencia de estrabismo congénito[236], al mejorar la oxigenación perinatal y fortalecer la integridad estructural de la sustancia blanca. Sin embargo, por otro lado, estos mismos avances han permitido la supervivencia de recién nacidos con muy bajo peso y mayor vulnerabilidad neurológica, lo que podría volver a desplazar el punto crítico en sentido negativo, y reconfigurar así los patrones de maduración cortical[169,170,237]. (Figura 9-4).

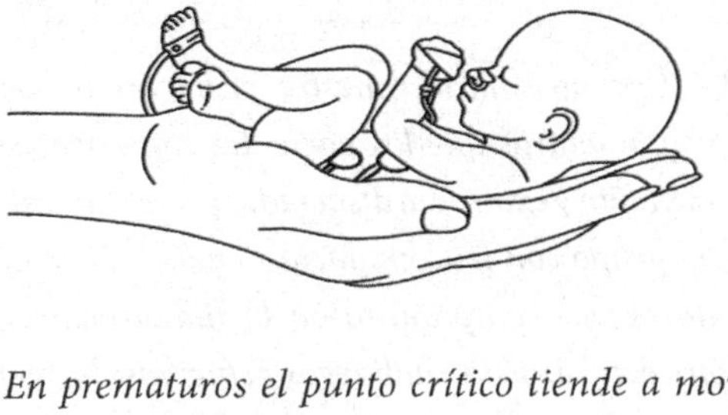

*Figura 9-4. En prematuros el punto crítico tiende a moverse hacia la derecha del grafico (línea azul, figura 9-2) pues suelen coexistir distintos grados de alteración en el desarrollo cortical, al que llamaremos por ahora "inmadurez".*

Para fines de esta comunicación llamaremos "a favor del desarrollo" a los siguientes elementos: 1. Resistencia de la sustancia blanca, 2. Incremento en la densidad granulométrica fina, 3. Niveles elevados de N-acetil-aspartato (NAA), como marcador de integridad neuronal; y "factores en contra del desarrollo": 1. Hipoxia, que promueve un metabolismo anaeróbico, 2. Acumulación de lactato, indicador de estrés metabólico, 3. Disminución de NAA, asociada a pérdida neuronal y 4. Reducción de la densidad granulométrica fina, reflejo de inmadurez estructural. (Figura 9-5).

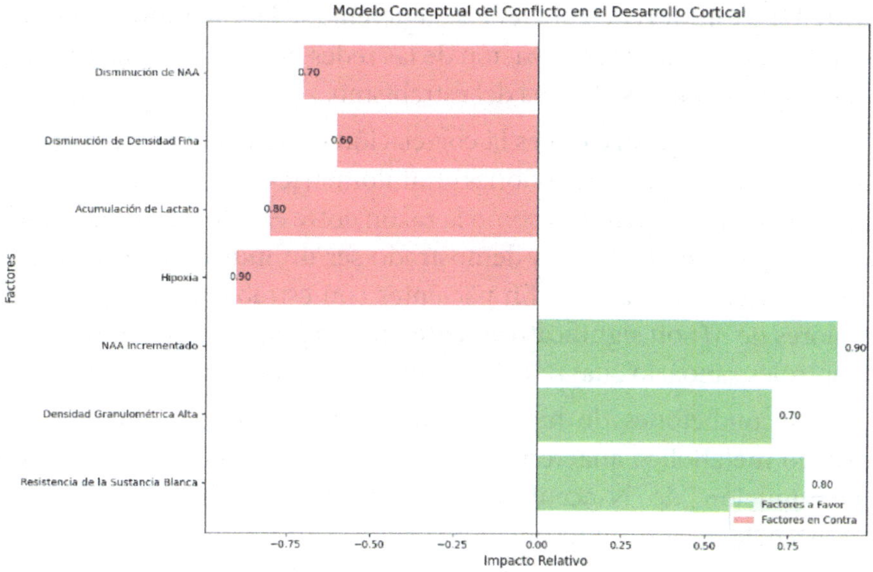


*Figura 9-5. Representación de los factores a favor y en contra de la integración visual en el estrabismo congénito. Las columnas verdes a la derecha del gráfico muestran la participación estimada de los factores que protegen la integridad cortical, mientras que las columnas rosadas a la izquierda corresponden a procesos que dificultan el desarrollo funcional. El resultado se interpreta como una lucha de contrarios, donde el integrador cortical busca resolver limitaciones y conflictos en un marco neuro económico y funcional.*

# 9.6
# Inmadurez y el argumento metabólico

La inmadurez neuronal tiene repercusiones significativas en la organización funcional de la corteza visual. En condiciones normales, la integración cortical de las imágenes provenientes de ambos ojos es esencial para la percepción binocular y la estereopsis. Sin embargo, en pacientes con inmadurez cortical, esta integración se ve comprometida, lo que resulta en fenómenos como la ambliopía y la supresión. Además, las alteraciones en la conectividad intra e interhemisférica identificadas mediante mapeo cerebral digitalizado (MCD) y estudios de coherencia sugieren que la inmadurez neuronal también afecta la sincronización de las redes neuronales, exacerbando las manifestaciones clínicas del estrabismo.

Un aspecto destacado es la correlación entre el índice de madurez neuronal ($M$) y las proporciones granulométricas de sustancia blanca y gris. Este índice, definido como la razón entre el volumen de sustancia blanca y sustancia gris, ha demostrado ser un indicador confiable de la madurez cortical[45,81,83]. En pacientes con estrabismo congénito, los valores de $M$ son significativamente menores en comparación con los controles sanos, lo cual refleja una inmadurez cortical marcada.

En condiciones de hipoxia prolongada, el cerebro entra en un estado metabólico anaeróbico, lo que genera acumulación de lactato, disminución de N-acetil aspartato (NAA) y alteraciones en la resistencia de la sustancia blanca cortical[45,81,225,228].

En el contexto del estrabismo congénito, particularmente en su variedad disociada, estas alteraciones metabólicas pueden contribuir a un deterioro progresivo de las estructuras corticales visuales[133,134,141].

En un estudio realizado mediante espectroscopía se obtuvieron 10 reportes, en los que se encontró un incremento promedio de lactato que superaba las 3 ppm (partes por millón) en el 60% de los casos analizados, mientras que los valores para N-acetil aspartato presentaron un promedio de 14.8 ppm, con valores tan bajos como 11 ppm en casos severos, cuando el valor de referencia es de 20 ppm, lo que significa una disminución del 29% de este metabolito respecto al valor esperado[45,81]. (Figura 9-7).

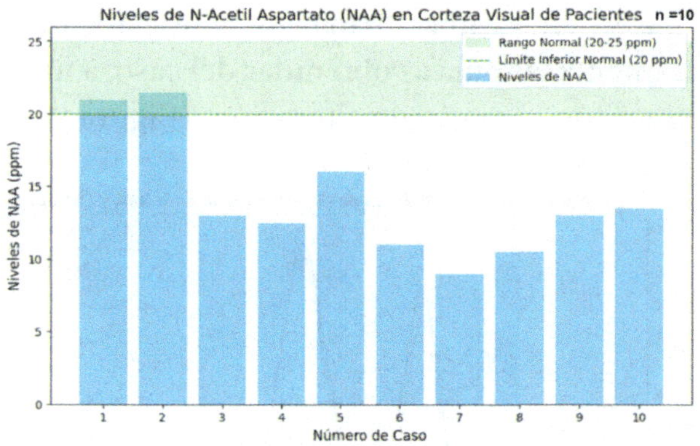


*Figura 9-7. Niveles de N-acetil aspartato (NAA) en la corteza visual de 10 pacientes con desviación disociada. Los valores promedio (14.8 ppm) están significativamente por debajo del rango normal (20-25 ppm, en verde), reflejando alteraciones metabólicas y daño neuronal, más severos en los casos 6 a 10. Los primeros dos casos presentan valores cercanos al límite inferior normal, lo que sugiere una afectación más leve. Estos hallazgos indican que la reducción de NAA está correlacionada con un daño estructural cortical asociado.*

A continuación, se presentan dos casos representativos, así como al análisis pormenorizado de uno de ellos. (Figuras 9-8 y 9-9).

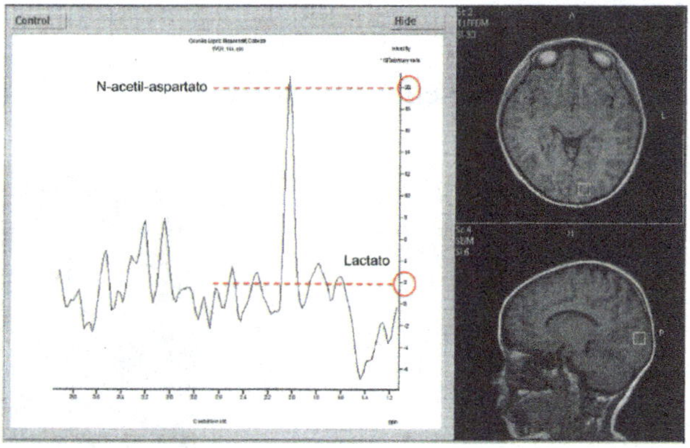


*Figura 9-8. Espectroscopía de resonancia magnética (1H-NMRS) de una niña de 4 años con síndrome estrábico de variabilidad angular con alteraciones neurometabólicas leves. Se observa una discreta disminución del N-acetil-aspartato, así como un ligero incremento del lactato (2.7 ppm). El recuadro blanco de la imagen indica el sitio de la toma de la muestra.*

Con base en estos hallazgos se decidió reconstruir matemáticamente las curvas obtenidas del caso, a fin de determinar con más precisión el grado de alteración. (Figura 9-9).

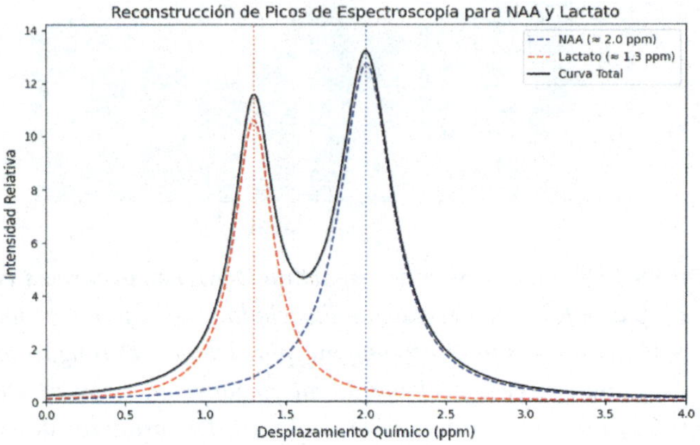


*Figura 9-9. Reconstrucción conceptual de picos de espectroscopía para NAA y lactato. El gráfico ilustra los picos característicos del N-acetil aspartato (NAA, 2.0 ppm, línea azul discontinua) y del lactato (1.3 ppm, línea roja discontinua), así como su suma matemática (curva negra). El NAA refleja la integridad neuronal y el lactato procesos de hipoxia metabólica. Esta reconstrucción didáctica ilustra la relación entre cambios bioquímicos y condiciones de estrés metabólico o daño cortical, sin sustituir la cuantificación clínica.*

A continuación, se presenta otro caso para su análisis. (Figura 9-10).

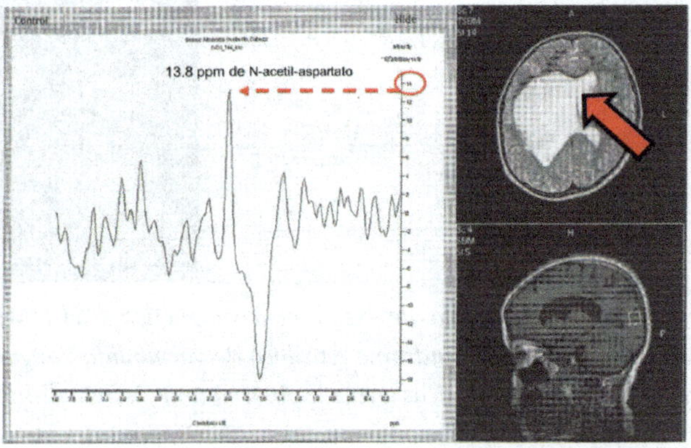


*Figura 9-10. Femenino de 7 años con desviación horizontal disociada. La flecha roja arriba a la derecha muestra la disminución importante del*

*volumen cortical por daño estructural severo. La línea punteada y el círculo rojo muestran además una disminución importante del N-acetil-aspartato de 13.8 ppm (20ppm es el valor de referencia).*

Decidimos evaluar la sensibilidad y la especificidad de esta metodología para conocer su valor como marcador biológico, ya que la identificación de marcadores es fundamental para comprender el metabolismo cortical en pacientes con estrabismo congénito y desde luego este modelo puede ser aplicado a otros problemas neurológicos en que se sospeche estrés metabólico.

En este contexto, el análisis combinado de los niveles de lactato y N-acetil-aspartato (NAA) mediante espectroscopía por resonancia magnética de protones (1H-RMN) ofrece una herramienta poderosa para evaluar el daño metabólico y estructural en el cerebro.

Los resultados del análisis de sensibilidad, especificidad y área bajo la curva (AUC) fueron los siguientes:

1. El lactato como marcador mostró una sensibilidad del 60% (capacidad para detectar correctamente pacientes con diagnóstico) y una especificidad del 100% (capacidad para identificar correctamente pacientes sin diagnóstico). Figura 9-11.

   El lactato es un producto del metabolismo anaeróbico, típicamente elevado en condiciones de hipoxia. Los pacientes con estrabismo congénito presentan niveles significativamente elevados de lactato (>3 mmol/L), lo que sugiere estrés metabólico y posible hipoxia prenatal.

2. El N-acetil-aspartato (NAA) como marcador mostró una sensibilidad de 80% (mayor precisión en la detección de casos) y una especificidad de 100% (sin falsos positivos). Figura 9-11.

   El NAA es un metabolito neuronal asociado con la función y densidad de las células neuronales. Su reducción (<15 ppm) en pacientes con estrabismo congénito indica daño o pérdida neuronal, y se correlaciona con alteraciones visuales y motoras. (Figura 9-11).

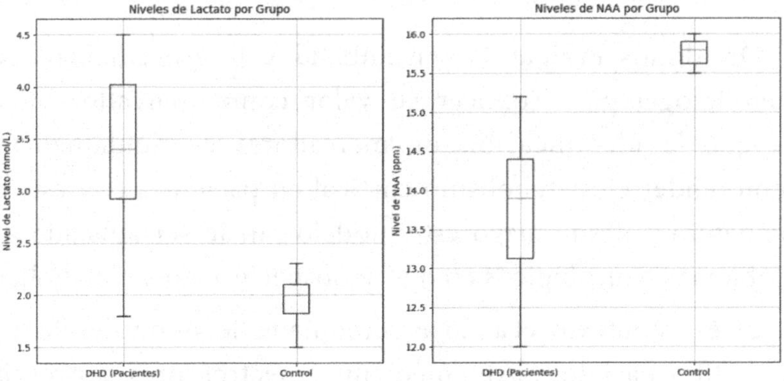


*Figura 9-11. Distribución de los niveles de lactato y NAA por grupo. (A) Pacientes con desviación horizontal disociada (DHD) muestran niveles elevados de lactato, indicativos de estrés metabólico e hipoxia, en comparación con el grupo control asintomático. (B) Los mismos pacientes presentan una reducción marcada de N-acetil-aspartato (NAA), reflejando un posible compromiso neuronal.*

3. Estos resultados sugieren una posible utilidad discriminativa al considerar conjuntamente los niveles de lactato y NAA. Si bien los datos indican una tendencia diferenciadora entre los grupos analizados, se requiere cautela al interpretar el desempeño diagnóstico en ausencia de una validación formal mediante curvas ROC y controles emparejados.

La integración de lactato y NAA como un marcador combinado mejora significativamente la precisión diagnóstica. El análisis basado en una curva ROC mostró un área bajo la curva (AUC) de 1.0, la cual indica una capacidad diagnóstica de elevado discernimiento para discriminar entre pacientes con estrabismo congénito y controles. (Figura 9-12).

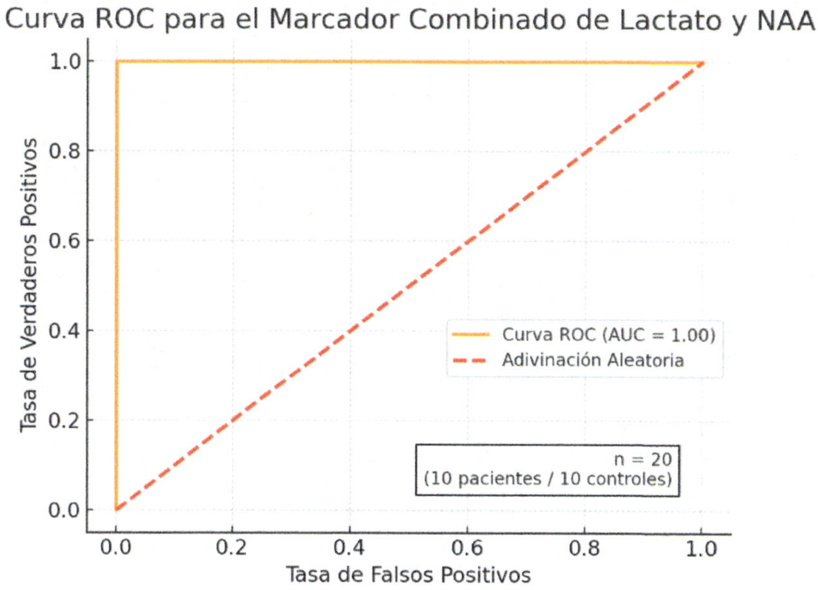


*Figura 9-12. Curva ROC del marcador combinado Lactato-NAA. El gráfico muestra la relación entre la tasa de verdaderos positivos y la de falsos positivos, con un área bajo la curva (AUC) de 1.00 que indica un poder discriminativo máximo entre pacientes con estrabismo congénito y población de referencia. Dada la naturaleza preliminar y el tamaño muestral, estos resultados deben interpretarse con cautela hasta ser validados en cohortes independientes. Se presentan con fines didácticos.*

# Conclusiones

1. La inmadurez neuronal en el estrabismo congénito representa un estado estructural y funcional mensurable que afecta directamente la organización cortical y la conectividad visual.

2. La fragilidad de la sustancia blanca cortical la convierte en el punto de mayor vulnerabilidad ante fenómenos como la hipoxia intrauterina.

3. El uso de herramientas avanzadas, como la espectroscopía 1H-RMN, la granulometría y la modelación matemática, permite visualizar y cuantificar el daño cortical, y brinda elementos objetivos para su análisis de manera exploratoria.

4. El índice de madurez neuronal y los niveles de lactato y NAA se consolidan como marcadores biológicos clave para estimar el grado de madurez cerebral y proyectar el pronóstico funcional de los pacientes.

5. La combinación de estos hallazgos con abordajes clínicos y bioeléctricos fortalece la visión de un modelo integral del estrabismo congénito, en el que la madurez neuronal es una variable crítica para su comprensión y tratamiento.

# CAPÍTULO X

## *Naturaleza del problema: El daño estructural subyacente*

# Resumen

Este capítulo explora en profundidad el daño estructural y funcional que subyace al estrabismo congénito, centrando la atención en la labilidad de la sustancia blanca cortical y la relación entre madurez neuronal y rendimiento visual. Se introduce el análisis granulométrico como herramienta morfométrica de alta precisión para evaluar la proporción, distribución y tamaño de los elementos corticales finos y gruesos, lo que permite establecer índices de madurez neuronal objetivos. El capítulo presenta datos comparativos entre grupos de pacientes con estrabismo congénito, sujetos sanos y condiciones de inmadurez severa, como la leucomalacia. Se demuestra que la disminución de elementos granulométricos finos se asocia a una menor conectividad y eficiencia neurofuncional. Se desarrollan modelos cuantitativos que correlacionan el volumen de sustancia blanca con la madurez cortical y se valida su capacidad diagnóstica mediante curvas matemáticas, valores "Z" de coherencia y análisis de conductancia y resistencia neuroeléctrica. La reorganización adaptativa de los recursos corticales en pacientes con inmadurez estructural también es abordada, así como sus implicaciones clínicas, terapéuticas y diagnósticas.

## *10.1*
## Labilidad estructural y neurometabólica de la sustancia blanca cortical en el estrabismo congénito

Una de las causas del estrabismo congénito es que durante el desarrollo cerebral intrauterino pueden presentarse factores predisponentes que disminuyen el aporte de oxígeno y glucosa, y en consecuencia generan un estado hipóxico que provoca daño en la sustancia blanca cortical, la cual es particularmente lábil a la falta de estos elementos[164,165]. Tanto la vía visual primaria como la secundaria son especialmente vulnerables[29,82]. Si resultan dañadas, disminuye proporcionalmente la capacidad del integrador cortical para modular los reflejos oculares, a la vez que se menoscaba la capacidad sensorial[48].

La labilidad del sistema visual en pacientes con EC se ha evidenciado no solo por las alteraciones clínicas que manifiesta la enfermedad, sino también mediante espectroscopía por RMI[81].

Existen distintas maneras de medir la tasa metabólica cerebral, ya sea evaluando el acoplamiento del ATP o mediante oximetría cerebral por espectroscopía cercana al infrarrojo, Doppler transcraneal, tomografía por emisión de positrones (PET) calculando el consumo de oxígeno ($VO_2$), o midiendo directamente el gasto de glucosa mediante imágenes tomográficas (SPECT)[238]. Algunos catabolitos y metabolitos corticales pueden cuantificarse mediante espectroscopía de protón (1H-MRS), como se verá a continuación.

## *10.2*
## Análisis granulométrico

Entre las técnicas de análisis espacial fino que han permitido sondear la morfología cortical *in vivo* de niños con estrabismo, destaca el análisis por vóxel o granulometría[32,141,142,232,239]. Esta metodología deriva de la morfología matemática (VBM)[232,240-242] y ha revelado alteraciones estructurales de la sustancia blanca en los cerebros de niños[32,243] y adultos[239] con estrabismo congénito y ambliopía[32,141,243-245]. Todas las transformaciones morfológicas empleadas en esta línea de investigación se validaron con la base de datos Internet Brain Segmentation Repository (IBSR)[244], utilizada como referencia en la comunidad científica, y sirvieron para comparar los cerebros de los pacientes estrábicos estudiados.

Se denomina granulometría a la distribución de tamaños de las partículas que constituyen un agregado. Esta técnica se emplea en diversas áreas para describir el tamaño y la forma de los gránulos individuales dentro de un material. El concepto fue introducido por Georges Matheron[246], quien definió la granulometría como una familia de transformaciones dependientes de un parámetro positivo, que cumple tres propiedades fundamentales: (i) $\forall \lambda \epsilon R+$, $\psi\lambda$ es creciente, (ii) $\forall \lambda \epsilon R+$, $\psi\lambda$ es anti extensiva, (iii) $\forall (\lambda,\mu) \epsilon R+$, $\psi\lambda \ \psi \mu = \psi \max(\lambda,\mu)$.

El análisis granulométrico consiste en identificar los píxeles y los vóxeles que forman una imagen determinada. En una imagen bidimensional, el píxel es la unidad mínima (elemento de imagen), mientras que, en una imagen tridimensional, el vóxel es la unidad básica de un volumen de datos obtenido de imágenes de resonancia magnética tridimensional (RMI T1 3D)[32].

La granulometría[247] es un recurso utilizado en los análisis VBM que permite descomponer y reconstruir imágenes de zonas de interés, para obtener tanto los píxeles como los vóxeles a partir de las imágenes 3D de RMI T1[32]. Por ello, esta técnica es ampliamente utilizada en el procesamiento de imágenes, ya que puede emplearse para analizar imágenes cerebrales tridimensionales (IRM 3D)[248].

La granulometría se aplica mediante aperturas matemáticas definidas por el investigador; en otras palabras, la técnica filtra los elementos de la imagen usando operadores de apertura (y sus correspondientes cierres) de distintos tamaños[32,141]. Dado que esta metodología no se había utilizado hasta entonces en pacientes estrábicos, fue necesario desarrollar nuevos algoritmos para las aperturas y cierres matemáticos[232]. La erosión morfológica (sustracción de elementos granulométricos) y la dilatación (adición de elementos) permitieron construir otras transformaciones, incluyendo la apertura y el cierre morfológicos[249]. Este proceso se asemeja a pasar los componentes de la imagen a través de "tamices" de diferentes aberturas, separando los elementos según su tamaño. (Figura 10-1).

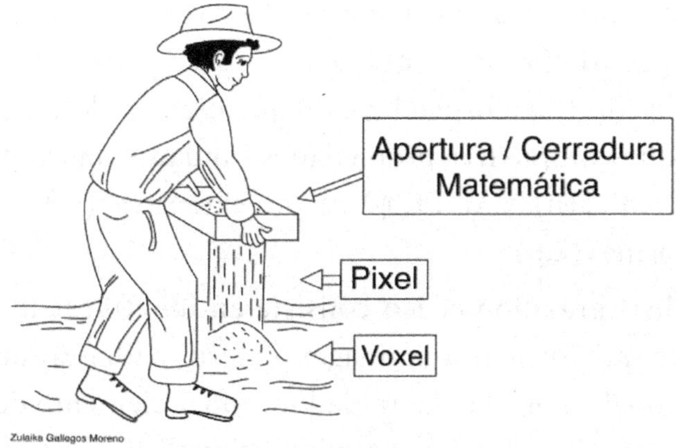


*Figura 10-1. La técnica granulométrica semeja el cernido que realizan los albañiles para separar grava y arena, mediante mallas con aberturas decrecientes. En neuroimagen, este proceso permite discriminar elementos granulométricos según su tamaño.*

Mediante esta técnica, los píxeles y vóxeles de cada imagen de RMI de pacientes con estrabismo fueron procesados con transformaciones matemáticas (erosión, dilatación, apertura y cierre) para determinar el volumen y la densidad de dichos elementos[232].

Las aperturas matemáticas, representadas metafóricamente por una figura de "Pac-Man" de distintos tamaños, van desvaneciendo progresivamente la imagen a medida que aumenta el tamaño de apertura. (Figura 10-2).

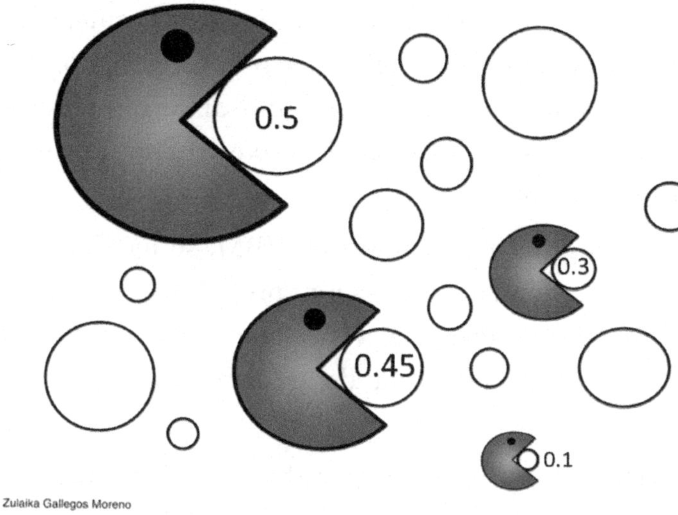


*Figura 10-2. El proceso granulométrico aplicado a imágenes de resonancia magnética. La serie muestra, de izquierda a derecha, el efecto de aplicar aperturas matemáticas crecientes. Los Pac-Man representan el proceso de devastación progresiva de la imagen. Tras aplicar sucesivas aperturas son eliminados primeramente los elementos más finos (de 0.1), mientras permanecen los elementos granulométricos de mayor tamaño (0.5).*

La técnica de aperturas matemáticas puede imaginarse como un "Pac-Man" virtual que recorre la imagen cerebral, devorando los elementos según el tamaño de su "boca" —es decir, la apertura definida. A medida que este operador avanza, va eliminando primero los elementos más pequeños. Conociendo el tamaño de la apertura en cada iteración, se puede calcular el volumen de los elementos eliminados y, por lo tanto, estimar con precisión cuántos elementos existen, cómo se distribuyen y qué tamaño tienen. Este proceso permite construir una distribución granulométrica exacta de la sustancia blanca y gris del cerebro a partir de imágenes de resonancia magnética.

La morfometría matemática basada en vóxel permite conocer en detalle la estructura cortical a partir del procesamiento matemático de los elementos que conforman la imagen. Se trata de un procedimiento que identifica cambios estructurales sutiles con alta confiabilidad, gracias a su fino discernimiento espacial, lo que ha contribuido a detectar el daño estructural primario en el estrabismo congénito[110,116].

Gracias a nuevas aplicaciones de VBM, se ha logrado estimar con mayor precisión la composición, proporción y distribución de los componentes de sustancia gris y blanca en pacientes estrábicos *in vivo*[142,143,239,245], proporcionando información espacial de gran valor.

Esta metodología ha demostrado una disminución de los elementos granulométricos finos de la sustancia blanca cortical en niños con estrabismo congénito[32]. Asimismo, se ha observado una reducción de la sustancia gris en distintas áreas de la corteza cerebral[239], así como hipotrofia de la sustancia gris y blanca corticales[143]. Adicionalmente, se encontró una disminución de los elementos granulométricos finos en el tracto óptico[82,250], acompañada de cambios neuroadaptativos en el grosor cortical relacionados con la supresión, y una disminución en la arborización cortical y en el esplenio[26,29,141,245,251].

Estudios granulométricos de vóxel en cerebros de niños prematuros con leucomalacia muestran una disminución acentuada de los elementos granulométricos pequeños en sustancia gris y blanca[129,169,243]. En el estrabismo congénito también existe una disminución de estos elementos, aunque menos pronunciada[23,32,231].

Comprender mejor la relación entre la estructura y la función cortical ha sido uno de los logros de la neuroimagen especializada[20,38,125,162,201,252-254]. A continuación, se presenta un estudio comparativo de la proporción de elementos granulométricos en la sustancia blanca y la sustancia gris en el estrabismo congénito, en comparación con sujetos sanos y con pacientes que presentan inmadurez neuronal profunda[83]. (Figura 10-3).

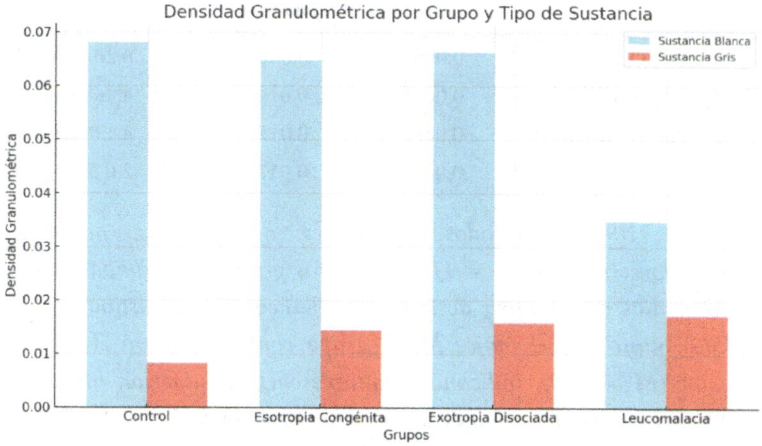


*Figura 10-3. Comparación de la densidad granulométrica promedio en sustancia blanca (SB) y sustancia gris (SG) entre distintos grupos (n=7). El grupo control representa el patrón de madurez cortical esperado, mientras que el grupo con leucomalacia muestra una madurez gravemente comprometida. Los grupos con esotropía congénita y exotropía disociada exhiben valores intermedios, indicando un grado parcial de maduración neuronal.*

Aunque existen métodos clínicos y psicológicos indirectos para evaluar la madurez neuronal de un niño, a continuación, se describe un enfoque matemático que cuantifica de manera puntual la inmadurez neuronal morfométrica en niños con estrabismo congénito (metodología aplicable a cualquier individuo):

$\mathrm{M} = \frac{V_{SB}}{V_{SG}}, \frac{dM}{dSB} = \frac{1}{V_{SG}}, \frac{dM}{dSG} = -\frac{V^{SB}}{(V_{SG})^2}$ donde $M$ es el índice de madurez neuronal, $V_{SB}$ es el volumen de sustancia blanca, $V_{SG}$, el volumen de sustancia gris, y $K$, el valor de escala.

La Figura 10-4 cuantifica el índice de madurez neuronal (M) a partir de la proporción entre sustancia blanca y gris, destacando diferencias marcadas entre los grupos clínicos.

| Grupo (7) | Volumen sustancia blanca (SB) | Volumen sustancia gris (SG) | Índice de madurez neuronal (M, k = 1) |
|---|---|---|---|
| Control (2) | 0.0681 | 0.0083 | 8.204819277 |
| Esotropía congénita (2) | 0.0648 | 0.0145 | 4.468965517 |
| Exotropia disociada (n=2) | 0.0664 | 0.0159 | 4.176100629 |
| Leucomalacia (2) | 0.0349 | 0.0172 | 2.029069767 |

*Figura 10-4. Resultados del índice de madurez neuronal granulométrico (M, k = 1) en distintos grupos. Se comparan los promedios de volumen de sustancia blanca (SB) y sustancia gris (SG), junto con el índice M. El grupo control muestra el mayor valor (M = 8.20), indicando madurez cortical superior, mientras que el caso con leucomalacia presenta el menor índice (M = 2.03), reflejando mayor inmadurez. Los pacientes con esotropía congénita y exotropía disociada tienen valores intermedios. Estos hallazgos refuerzan la relación entre alteraciones estructurales corticales y la manifestación clínica del estrabismo congénito.*

El índice fue calculado según la fórmula $M = \frac{SB}{SG}$, con k=1, donde SB representa la densidad granulométrica de sustancia blanca y SG la de sustancia gris.

El análisis granulométrico de las densidades en la SBC y la sustancia gris (SG) permite calcular un índice de madurez neuronal (*M*), definido como la proporción entre estas estructuras corticales. El índice es pues un valor objetivo de la madurez funcional y estructural del cerebro, con valores más altos asociados a mayor madurez neuronal. (Figura 10-5).

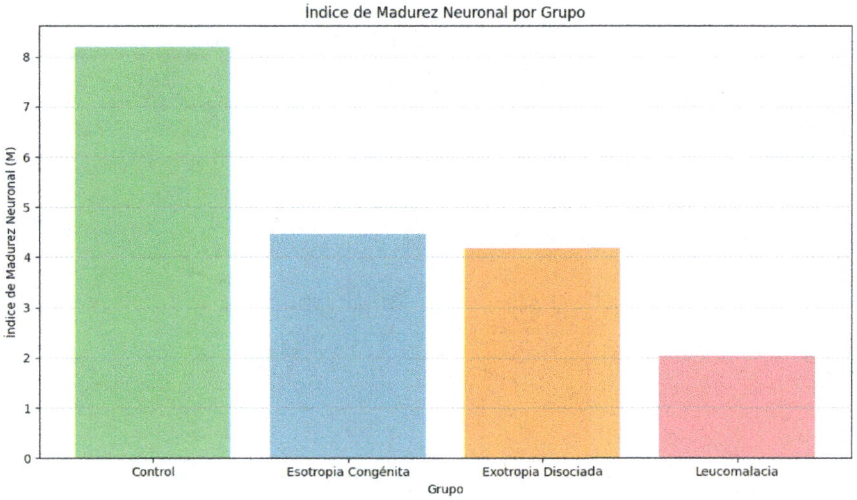


*Figura 10-5. Representación gráfica del índice de madurez neuronal granulométrico (M), calculado como M = VSB/VSG, donde VSB es el volumen de sustancia blanca y VSG el de sustancia gris. La figura muestra los valores promedio por grupo: control, esotropía congénita, exotropía disociada y leucomalacia. Las derivadas parciales ∂M/∂VSB y ∂M/∂VSG permiten explorar la sensibilidad del índice ante variaciones en cada componente. Los resultados reflejan distintos grados de madurez cortical entre los grupos.*

A partir del argumento anterior, se formaliza una relación lineal, donde a mayor volumen de elementos granulométricos que conforman la SBC, mayor madurez neuronal, lo que a su vez establece que un índice neuronal mayor significa mayor madurez y un índice de madurez neuronal menor indica lo contrario. (Figura 10-6).

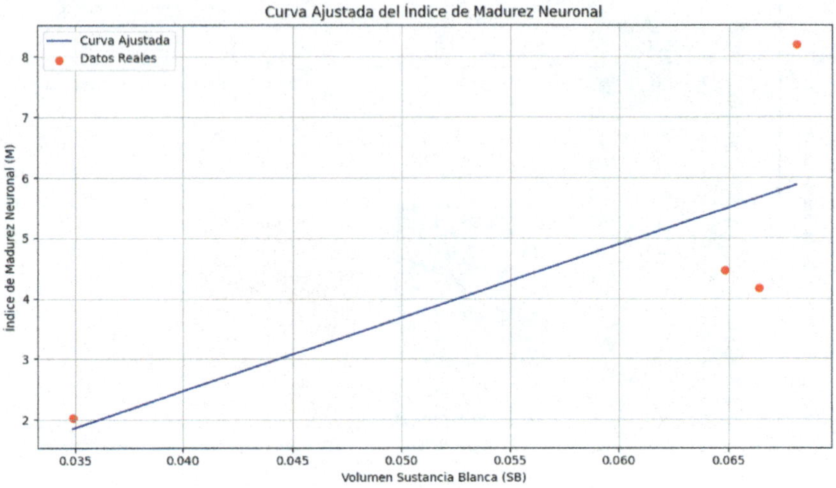


*Figura 10-6. Curva ajustada del índice de madurez neuronal granulométrico (M) en función del volumen de sustancia (VSB), conforme a la fórmula M = a·VSB + b, donde "a" es la pendiente e "b" el intercepto. Los puntos rojos representan los datos observados por grupo, y la línea azul, el modelo ajustado. Esta relación positiva refuerza la utilidad de M como estimador preliminar del grado de madurez cortical en pacientes con estrabismo congénito.*

De esta manera es posible asignar puntualmente el grado de madurez neuronal granulométrico del integrador cortical a un determinado caso de estrabismo.

Aplicando un umbral de $M \geq 6$ como normal, el método logró identificar correctamente todos los casos normales y alterados, alcanzando una sensibilidad y especificidad del 100%. De este modo, ningún paciente con inmadurez neuronal significativa quedó sin identificar.

Tras establecer el índice M como parámetro de madurez neuronal, se procedió a evaluar su presición diagnóstica en 4 casos aleatorios, mediante una matriz de confusión que sintetiza los resultados obtenidos (Figura 10-7).

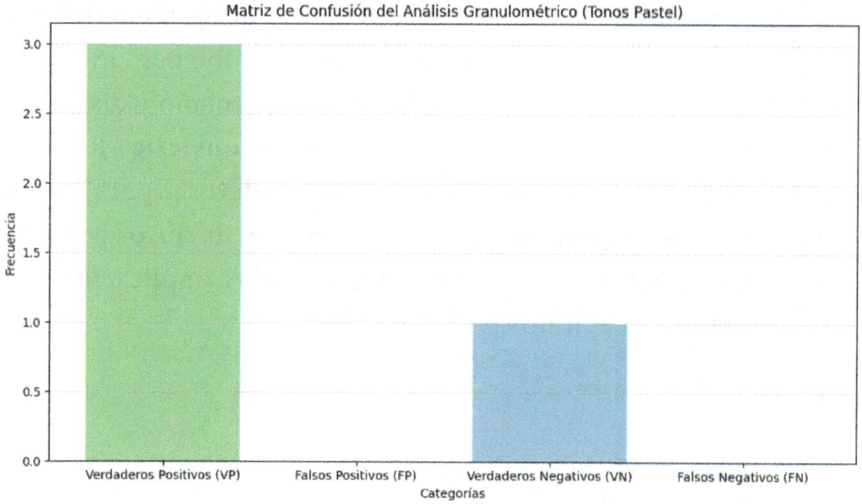


*Figura 10-7. Matriz de confusión para la clasificación de la madurez cortical. El gráfico presenta la distribución de categorías: Verdaderos positivos (VP=3), Falsos positivos (FP=0), Verdaderos negativos (VN=1) y Falsos negativos (FN=0). En esta muestra preliminar de cuatro casos, el método identificó correctamente tres casos alterados (VP) y uno normal (VN), sin falsos positivos ni negativos, lo que sugiere un buen desempeño inicial del análisis.*

Estos hallazgos respaldan la hipótesis de que un mayor índice de madurez neuronal se correlaciona con un volumen relativamente superior de sustancia blanca en comparación con la sustancia gris. Esta proporción sugiere una organización cortical más eficiente, propia de cerebros con mayor integridad estructural y funcional. En contraste, en condiciones de inmadurez, como en la leucomalacia, se observa un predominio relativo de sustancia gris, lo que indica una deficiente mielinización y una arquitectura neuronal menos especializada, asociada a disfunción cortical.

Si bien el tamaño de la muestra en este análisis es reducido y por lo tanto sus conclusiones no son aún generalizables, cabe destacar que los estudios granulométricos presentan una ventaja metodológica clave: su enfoque es determinista. A diferencia de los análisis estadísticos tradicionales, que se apoyan en inferencias probabilísticas, la granulometría permite obtener mediciones matemáticamente exactas sobre la cantidad, tamaño y distribución de los elementos estructurales. Esta precisión convierte a los análisis granulométricos en una herramienta poderosa para detectar alteraciones sutiles en la organización cerebral, incluso en muestras limitadas. El abordaje más profundo de estas implicaciones será desarrollado en capítulos posteriores.

## *10.3*
## Tamaño de los elementos granulométricos como indicador de inmadurez vs. madurez

Mediante esta metodología se compararon las distribuciones de tamaños de los elementos granulométricos en 11 niños sanos frente a 11 niños con estrabismo congénito, con el fin de determinar la proporción de elementos granulométricos finos versus gruesos. Un incremento en la cantidad de elementos finos se interpreta como un indicador de madurez. (Figura 10-8).

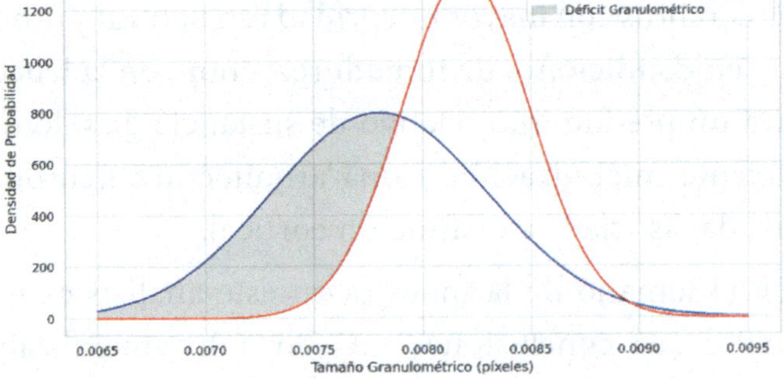


*Figura 10-8. Curvas de distribución de elementos granulométricos finos en 11 individuos sanos (azul) y 11 pacientes con estrabismo congénito (rojo). Las curvas muestran la densidad de probabilidad frente al*

*tamaño granulométrico (en píxeles), normalizadas para facilitar la comparación. La curva roja presenta mayor densidad local, pero el grupo sano muestra una distribución más extendida hacia tamaños más pequeños, indicando una mayor abundancia de elementos finos. El área gris sombreada representa el déficit estructural estimado en el grupo con estrabismo, sugiriendo alteraciones en la conectividad cortical y la madurez neuronal.*

Los resultados de este análisis granulométrico, representados previamente en la figura 10-4, refuerzan el valor diagnóstico del índice de madurez neuronal (M) como medida estructural basada en la proporción entre sustancia blanca y sustancia gris. Este índice permite cuantificar el grado de madurez cortical a partir de datos morfométricos objetivos.

En el grupo control, el valor promedio del índice M fue de 8.20, reflejando una alta proporción de sustancia blanca respecto a sustancia gris y, por tanto, un mayor grado de madurez neuronal. En contraste, el caso con leucomalacia mostró el menor valor (M = 2.03), evidenciando una pérdida significativa de sustancia blanca. Los pacientes con esotropía congénita (M = 4.47) y exotropía disociada (M = 4.18) presentaron valores intermedios, lo que sugiere un grado de inmadurez estructural que podría explicar las alteraciones funcionales observadas en estos subtipos de estrabismo.

Estos resultados apoyan la hipótesis de que la conectividad cortical en el estrabismo congénito está influida por diferencias cuantificables en la organización de la sustancia blanca, y que el índice M ofrece una herramienta útil para estratificar la madurez neuronal en distintos contextos clínicos. (Figura 10-9).

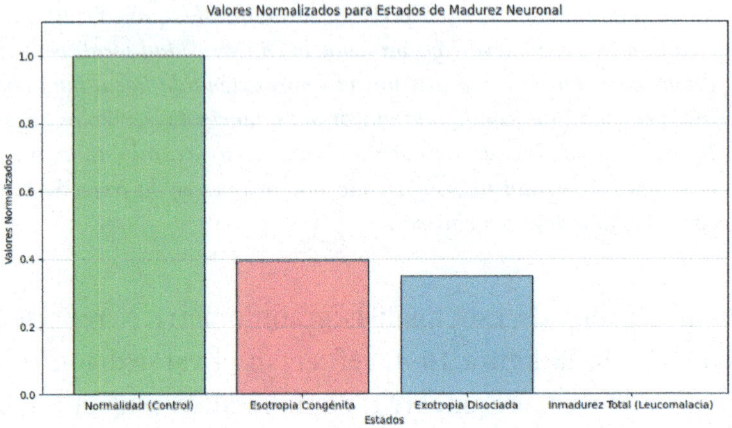


*Figura 10-9. Valores normalizados del índice de madurez neuronal (M) en distintos grupos (n=7). El valor 1 representa la madurez completa observada en el grupo control, y el valor 0 corresponde a la inmadurez total representada por el caso con leucomalacia. Los grupos con esotropía congénita (0.395) y exotropía disociada (0.348) presentan valores intermedios, reflejando distintos grados de alteración estructural. Los valores fueron normalizados mediante una escala lineal basada en los valores extremos del índice M observados en la muestra (M = 2.03 a M = 8.20).*

En el estrabismo congénito, la inmadurez neuronal actúa como un factor crucial que afecta la *economía del sistema visual*, obligando al cerebro a reorganizar sus recursos de manera jerárquica. Este proceso adaptativo prioriza funciones esenciales, como la fijación monocular, sacrificando funciones más avanzadas, como la estereopsis. Esta redistribución refleja una estrategia interna de optimización, donde las limitaciones estructurales y funcionales determinan qué recursos se preservan y cuáles se comprometen. Comprender esta jerarquización no solo permite cuantificar la reorganización funcional, sino también identificar objetivos terapéuticos para restaurar el equilibrio visual.

Este modelo permite cuantificar objetivamente la inmadurez mediante herramientas avanzadas de análisis granulométrico y estudios metabólicos, respaldado por evidencia estructural verificable. A diferencia de las definiciones tradicionales, que dependen de observaciones subjetivas, pruebas psicométricas y análisis estadísticos probabilísticos, nuestro enfoque se basa en mediciones precisas del volumen y la proporción de sustancia gris y blanca corticales, así como en índices metabólicos como el lactato y el N-acetil-aspartato (NAA). Se trata de un modelo puntual y fáctico —es decir, basado en hechos— que puede demostrarse matemáticamente con exactitud y objetividad en unidades.

Con base en este modelo es posible identificar de manera objetiva:

1. El desequilibrio en la relación sustancia gris/sustancia blanca, que refleja deficiencias en la mielinización y la conectividad axonal.
2. El establecimiento de índices cuantitativos de madurez neuronal. Por ejemplo, el índice normalizado entre 1 (normalidad completa) y 0 (inmadurez total) ubica con precisión condiciones intermedias como la esotropía congénita (0.395) y la exotropía disociada (0.348).
3. Limitaciones superadas respecto a evaluaciones tradicionales. El método propuesto cuantifica diferencias estructurales imperceptibles con otras técnicas. Además, las mediciones basadas en vóxeles y los modelos matemáticos ofrecen resultados consistentes y replicables, lo que permite identificar alteraciones incluso en etapas iniciales del desarrollo, con lo que se mejoran las oportunidades de intervención temprana (por ejemplo, en niños prematuros).

Al integrar este modelo, se proporciona un marco cuantitativo claro para estudiar la madurez cortical. Esto enriquece el diagnóstico y tratamiento del estrabismo congénito con evidencia objetiva y posiciona el análisis granulométrico y metabólico como herramientas indispensables en la investigación del neurodesarrollo.

Es sabido que la sustancia blanca constituye las vías cortas y largas que interconectan las diversas zonas corticales, tanto intrahemisféricas como interhemisféricas[41,47,50]. El daño en la sustancia blanca puede evidenciarse y medirse puntualmente mediante análisis morfométrico de imágenes de RMI. Estudios de neuroimagen han encontrado una disminución de los elementos granulométricos finos en la EC, relacionada con la calidad de la neuroconducción. (Figura 10-10).

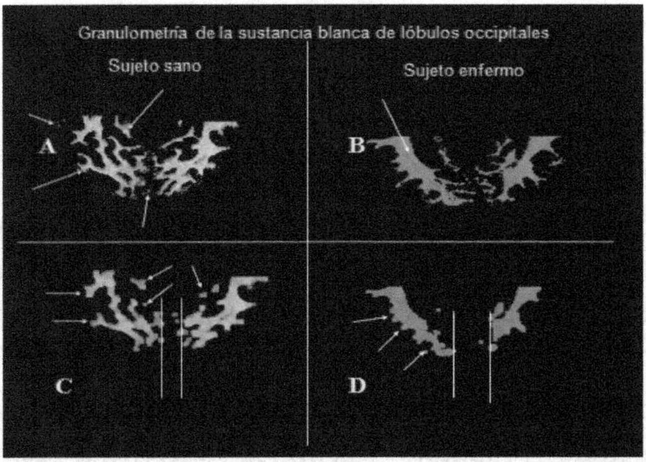


*Figura 10-10. Análisis granulométrico de la sustancia blanca cortical de lóbulos occipitales. Se comparan la descomposición morfométrica en un sujeto sano (A → C) y en un paciente con estrabismo congénito (B → D). En el sujeto sano destacan numerosos elementos granulométricos finos (flechas blancas), que persisten tras aperturas matemáticas. En contraste, el paciente presenta estructuras más lisas, gruesas y separadas (D), lo que sugiere una pérdida de textura fina y un patrón de inmadurez cortical que compromete la conectividad*

# 10.4
# Daño estructural. Distribución de los elementos granulométricos como indicador de inmadurez

En los pacientes con estrabismo congénito el integrador cortical está comprometido debido a problemas de neuroconducción originados por el daño a la sustancia blanca cortical, aunque clínicamente solo identifiquemos manifestaciones sensoriomotoras.

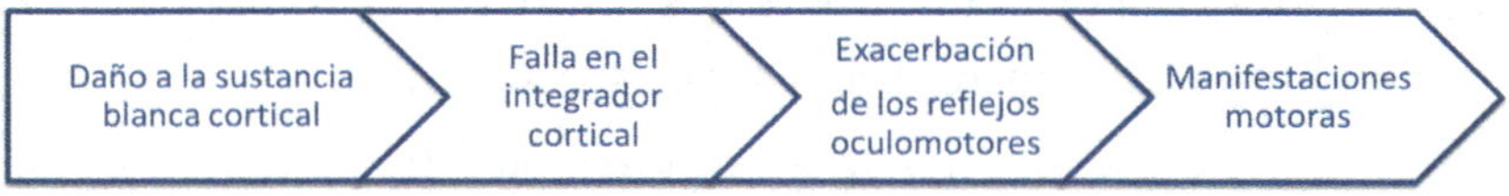


Otro aspecto importante relacionado con el estrabismo congénito y la inmadurez neuronal es la distribución de los elementos granulométricos, la cual permite distinguir claramente entre niños sanos y enfermos, a partir de una muestra de 22 pacientes distribuidos en 3 grupos clínicos. (Figura 10-11).

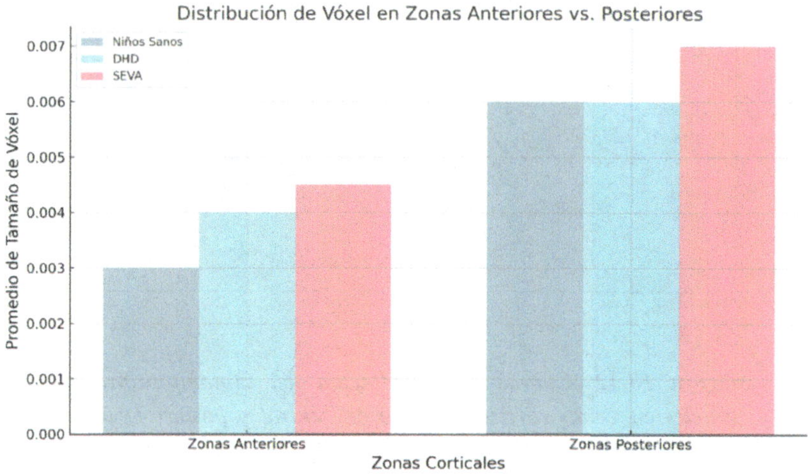


*Figura 10-11. Distribución promedio del tamaño de los vóxeles en zonas anteriores y posteriores del cerebro en tres grupos clínicos. Cada barra refleja el tamaño medio de los elementos granulométricos: menor altura, mayor fineza. Los niños sanos (barras azules) presentan*

*elementos más finos en la región anterior y tamaños similares a los del grupo con desviación horizontal disociada (DHD) en la posterior. En cambio, los niños con síndrome estrábico de variabilidad angular (SEVA, barras rosadas) muestran más vóxeles grandes en ambas regiones corticales.*

Aunque las diferencias en el tamaño de los vóxeles no fueron estadísticamente significativas (ANOVA: F = 0.4615; p = 0.651), la distribución desigual del tamaño granulométrico entre los grupos sugiere tendencias estructurales que podrían ser relevantes en el estudio comparado entre niños sanos y estrábicos.

A continuación, se analizó con mayor detalle la distribución de los elementos granulométricos según su tamaño en las diferentes zonas corticales, en comparación entre grupos. (Figura 10-12).

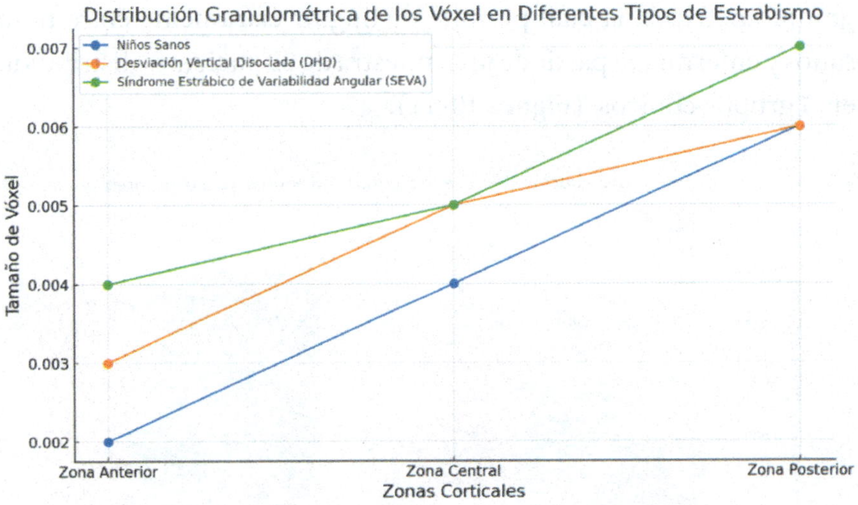


*Figura 10-12. Curvas de distribución del tamaño promedio de vóxeles en zonas corticales (anterior, central y posterior) para tres grupos: niños sanos (línea azul, AUC = 0.0080), DHD (línea naranja, AUC = 0.00967) y SEVA (línea verde, AUC = 0.01033). La curva más baja (grupo control) indica un mayor contenido de elementos granulométricos finos. En contraste, los grupos con estrabismo presentan una mayor proporción de elementos de mayor tamaño, lo que sugiere una alteración en la madurez estructural cortical.*

El cálculo de las derivadas permite cuantificar el cambio en la densidad de elementos granulométricos entre zonas corticales (anterior, central y posterior), lo que proporciona un indicador del patrón de redistribución estructural. Los niños sanos mantienen una pendiente constante (0.002), mientras que los pacientes con estrabismo presentan variaciones. Esto permite estimar la distribución de los elementos granulométricos según su tamaño, lo cual es fundamental para comprender la naturaleza del estrabismo congénito. Las pendientes derivadas corresponden a cambios entre zonas corticales y no representan tasas absolutas de madurez, sino gradientes de redistribución de estructuras:

a) Grupo Control, Zona 1 (Anterior): 0.002; Zona 2 (Central): 0.004 y Zona 3 (Posterior): 0.006. La derivada en la transición de las zonas anterior a posterior del grupo control es la siguiente:

$$f'(x) = \frac{f(2) - f(1)}{2 - 1} = \frac{0.004 - 0.002}{1} = 0.002$$

$$f'(x) = \frac{f(3) - f(2)}{3 - 2} = \frac{0.006 - 0.004}{1} = 0.002$$

Nótese que la derivada es constante (0.002), e indica una distribución balanceada de los vóxel entre las zonas anteriores y posteriores. Este comportamiento característico de los pacientes sanos no sucede en los pacientes enfermos.

b) Desviación horizontal disociada (DHD), Zona 1 (Anterior): 0.003; Zona 2 (Central): 0.005 y Zona 3 (Posterior): 0.006

Su derivada es la siguiente:

$$f'(x) = \frac{f(2) - f(1)}{2 - 1} = \frac{0.005 - 0.003}{1} = 0.002$$

$$f'(x) = \frac{f(3) - f(2)}{3 - 2} = \frac{0.006 - 0.005}{1} = 0.001$$

La derivada muestra una pendiente que disminuye (de 0.002 a 0.001) hacia las regiones posteriores del cerebro, lo que indica que en los pacientes con DHD la redistribución hacia la zona posterior es más suave, normalizándose hacia el final de la línea de tendencia.

c) Síndrome estrábico de variabilidad angular (SEVA), Zona 1 (Anterior): 0.004; Zona 2 (Central): 0.005 y Zona 3 (Posterior): 0.007.

Su derivada es la siguiente:

$$f'(x) = \frac{f(2) - f(1)}{2 - 1} = \frac{0.005 - 0.004}{1} = 0.001$$

$$f'(x) = \frac{f(3) - f(2)}{3 - 1} = \frac{0.007 - 0.005}{1} = 0.002$$

La derivada aumenta de 0.001 a 0.002, lo que indica que, en los pacientes con SEVA, la redistribución de vóxel hacia la zona posterior es más pronunciada.

Estas observaciones sugieren que tanto la constancia de la pendiente como una mayor cantidad de elementos granulométricos finos son características de los pacientes sanos. En cambio, las variaciones en la pendiente y el predominio de elementos granulométricos gruesos son rasgos asociados a los pacientes con estrabismo congénito. Estos hallazgos se presentan como parte de un análisis exploratorio para comprender la madurez estructural en el desarrollo cortical.

En otro estudio, se analizó la corteza cerebral de 22 pacientes: 11 sanos y 11 con dos variantes de estrabismo congénito. Todos mostraron un comportamiento similar en cuanto a la distribución de los elementos granulométricos, pero además se comparó la cantidad de elementos finos y gruesos en tres grupos[245]. El análisis comparativo entre zonas anteriores y posteriores de la corteza permite identificar patrones de redistribución estructural, como se ilustra en la figura 10-13.

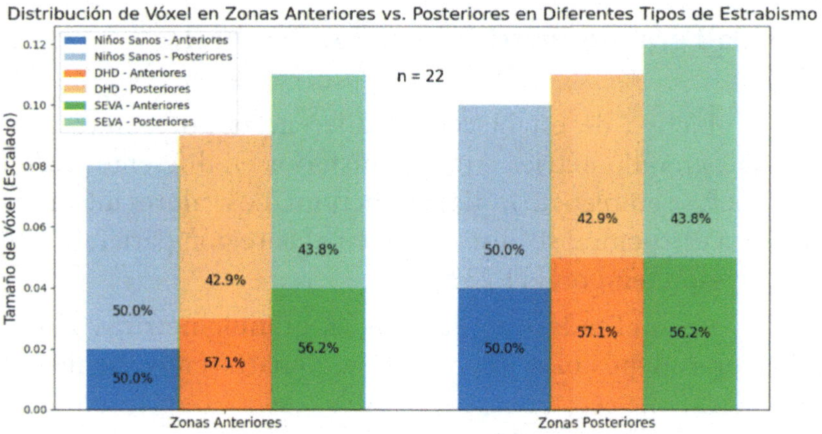


*Figura 10-13. Distribución comparativa del tamaño de los vóxeles en las zonas anterior y posterior de la corteza cerebral para tres grupos: niños sanos (barras azules), DHD (barras naranjas) y SEVA (barras verdes). En los niños sanos, la distribución es equilibrada entre ambas zonas (aproximadamente 50/50), mientras que en los pacientes con estrabismo congénito esta proporción se ve alterada. Estos patrones reflejan redistribuciones estructurales que podrían interpretarse como respuestas neuroadaptativas.*

El gráfico ilustra cómo los elementos granulométricos más pequeños se redistribuyen entre las zonas anterior y posterior del cerebro; esto aporta evidencia adicional sobre la plasticidad cerebral en pacientes con estrabismo. En estos pacientes, la redistribución de recursos corticales hacia las zonas posteriores podría estar relacionada con ajustes neuroadaptativos ante el conflicto espaciotemporal que provoca la desviación ocular (fenómeno que se discute más adelante).

## 10.5
## Densidad granulométrica y corteza cerebral

Con el objetivo de establecer las diferencias porcentuales en la densidad granulométrica entre hemisferios en diferentes regiones cerebrales, se empleó un índice estructural. Los valores más altos de asimetría estructural se observaron en a) la región parietal (2.04%) y b) la región temporal (1.23%).

Una vez analizadas las densidades granulométricas globales, se exploraron posibles diferencias regionales entre hemisferios, particularmente en zonas corticales clave. Los resultados se resumes en la figura 10-14.

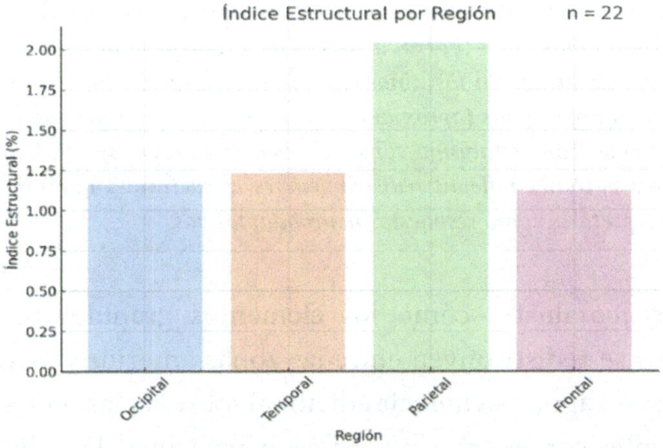


Figura 1: Variación del índice estructural por región cerebral, indicando asimetrías granulométricas entre hemisferios.

*Figura 10-14. Índice de asimetría estructural (%) entre hemisferios en diferentes regiones corticales (occipital, temporal, parietal, frontal). Se destacan los mayores porcentajes de asimetría en la región parietal (2.04%) y la región temporal (1.23%).*

Estos resultados describen diferencias observadas en la densidad granulométrica entre hemisferios, lo que sugiere que ciertas áreas corticales presentan mayores grados de asimetría estructural, posiblemente asociados a fenómenos de madurez, plasticidad o reorganización funcional.

## *10.6*
## Relación entre elementos granulométricos, índice de madurez y valores "Z"

El índice de madurez neuronal (M) es un indicador crucial para evaluar la conectividad y la funcionalidad del sistema visual. Este análisis muestra cómo las proporciones de elementos granulométricos finos (EGF) y gruesos (EGG) interactúan con el índice M en diferentes condiciones. En el gráfico de burbujas, los tamaños de las burbujas representan los valores Z normativos de coherencia interhemisférica (calculados a partir de una población asintomática), donde los valores positivos (+Z) indican hipercoherencia y los valores negativos (–Z) reflejan hipocoherencia. En los pacientes con estrabismo congénito, un menor porcentaje de EGF se asocia con un índice M reducido, lo que sugiere una conexión funcional comprometida. (Figura 10-15).

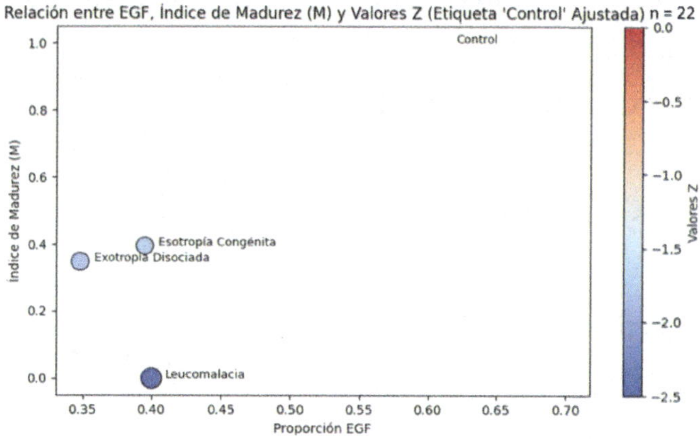


*Figura 10-15. Gráfico de burbujas que muestra la relación entre la proporción de elementos granulométricos finos (EGF), el índice de madurez neuronal (M) y los valores Z normativos (coherencia interhemisférica) en grupos control, leucomalacia, esotropía congénita y exotropía disociada. El tamaño y color de cada burbuja reflejan la magnitud de Z, todos negativos (hipocoherencia, tonos fríos). Se observa un gradiente que asocia menor madurez y proporción de EGF con mayor hipocoherencia.*

El gráfico multidimensional compara métricas clave entre los cuatro grupos estudiados: control, leucomalacia, esotropía congénita y exotropía disociada. Esta representación permite observar cómo varía cada grupo en términos de composición estructural, índice de madurez y conectividad funcional.

Las áreas más amplias en el grupo control reflejan una mayor eficiencia e integración del sistema visual, mientras que las más reducidas, como en leucomalacia, indican un compromiso estructural y funcional más severo. Los grupos con estrabismo presentan valores intermedios, que reflejan un patrón de inmadurez parcial.

Para sintetizar estos hallazgos estructurales y funcionales, se utilizó un modelo integrador basado en seis métricas fundamentales:

Fórmulas empleadas:

1. Proporción granulométrica: Proporción EGF + Proporción EGC = 1
2. Índice de madurez: $M$ = 1- Proporción EGC
3. Valores $Z$ normativos: $Z = \frac{\text{Medición - Media}}{\text{Desviación estándar}}$
4. Resistencia total: $R_{total} = R_{estructural} + \frac{1}{1+e^{K \cdot Z}}$
5. Conductancia total: $G_{total} = \frac{1}{R_{total}}$

Esta representación conjunta permite visualizar de manera integrada la madurez neuronal, la organización estructural y la eficiencia funcional del sistema visual en cada grupo. (Figura 10-16).

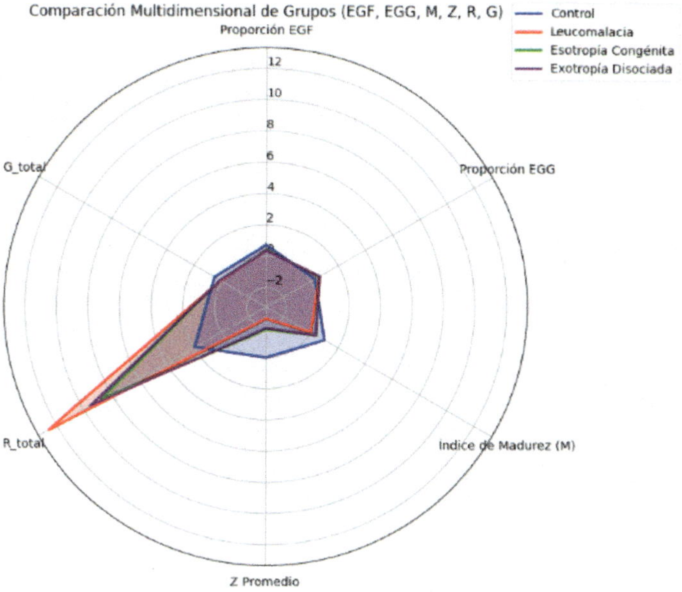


*Figura 10-16. Comparación multidimensional de los grupos (n = 22; 11 sanos, 11 con estrabismo) en factores estructurales y funcionales. El diagrama de radar muestra la distribución de las proporciones de elementos granulométricos finos (EGF), elementos granulométricos gruesos (EGG), el índice de madurez neuronal (M), los valores promedio de coherencia (Z), la resistencia total (R) y la conductancia total (G). Las áreas más grandes en el grupo control sugieren mayor eficiencia y conectividad, mientras que las áreas reducidas en los grupos con estrabismo indican menor integración estructural y funcional.*

# Conclusiones

1. La sustancia blanca cortical es especialmente vulnerable durante el desarrollo prenatal; su afectación contribuye de forma significativa al establecimiento del estrabismo congénito.

2. El análisis granulométrico ofrece una herramienta sensible y prometedora para detectar alteraciones estructurales sutiles en la sustancia blanca y gris, lo que revela una reducción específica de elementos granulométricos finos en pacientes con estrabismo congénito.

3. Se ha desarrollado un índice objetivo de madurez neuronal, basado en proporciones morfométricas, que permite estimar con buena sensibilidad distintos grados de maduración cerebral, incluso en etapas tempranas del desarrollo.

4. Los modelos matemáticos empleados permiten cuantificar la inmadurez neuronal y asociarla con patrones de conectividad funcional, evaluados mediante coherencia interhemisférica, resistencia eléctrica y conductancia.

5. En el estrabismo congénito, el cerebro no distribuye sus recursos de forma aleatoria, sino que los reorganiza siguiendo una jerarquía funcional. Este proceso adaptativo prioriza las funciones más esenciales —como la percepción básica del entorno— ante las limitaciones estructurales. De modo análogo a cómo un gobierno en crisis dirige sus recursos hacia servicios básicos, la corteza cerebral reorganiza sus circuitos para asegurar el funcionamiento mínimo vital del sistema visual

6. El abordaje morfométrico y funcional combinado que aquí se propone permite avanzar hacia una *economía del sistema visual* cuantificable, personalizada y basada en evidencia, capaz de mejorar la precisión diagnóstica y las decisiones terapéuticas en el ámbito del neurodesarrollo visual.

# Capítulo XI

## *Teoría de la resistencia y jerarquización en el desarrollo cortical*

# RESUMEN

Este capítulo introduce y desarrolla la *teoría de la resistencia y jerarquización en el desarrollo cortical*, basada en el análisis morfométrico de la sustancia blanca y gris en diferentes regiones cerebrales de niños sanos y con trastornos del desarrollo como el estrabismo congénito y la leucomalacia. Los hallazgos muestran que la maduración cortical sigue un patrón jerárquico y regionalizado, donde ciertas áreas presentan un desarrollo más avanzado que otras, que reflejan una priorización funcional del cerebro.

Para explicar estos fenómenos, se proponen modelos matemáticos que relacionan la resistencia estructural con la madurez neuronal, y permiten así cuantificar diferencias entre grupos. Además, se presentan fórmulas para extrapolar el grado de madurez en regiones no medidas directamente, como la ínsula o la corteza cingulada. Esta aproximación integra observaciones anatómicas, funcionales y predictivas, y aporta una herramienta teórica para comprender cómo el neurodesarrollo organiza sus recursos de manera adaptativa.

## *11.1*
## Teoría de la resistencia y jerarquización en el desarrollo cortical

La tesis que sustenta esta teoría surge del análisis cuantitativo de los elementos granulométricos que componen la corteza cerebral entre ambos grupos (sanos y enfermos), en la que resulta evidente un hecho: la resistencia estructural de la sustancia blanca está inversamente relacionada con la madurez cortical, esto es, el grupo control representa la madurez y la menor resistencia, mientras que la leucomalacia que representa el concepto de inmadurez presentará el efecto contrario.

Para poner en contexto lo anterior, diremos que el desarrollo cerebral involucra un equilibrio dinámico entre la maduración neuronal y la organización estructural de la sustancia blanca. En condiciones normales, este proceso se caracteriza por la mielinización progresiva, la optimización de la conectividad sináptica y la consolidación de redes neuronales funcionalmente eficientes. Sin embargo, en patologías del desarrollo, como el estrabismo congénito y la leucomalacia, la organización cortical se ve comprometida, lo que resulta en alteraciones funcionales y estructurales[83,170,255,256].

Los Hallazgos encontrados en una muestra de 22 pacientes indican que la maduración colrtical no es homogénea, sino que sigue un patrón jerárquico y regionalizado, lo que sugiere una priorización en la organización de las áreas corticales. (Figura 11-1).

| Región | Grupo | Vol. SB | Vol. SG |
|---|---|---|---|
| Anterior Izquierdo | DHD | 0.28 | 0.31 |
| Anterior Derecho | DHD | 0.3 | 0.33 |
| Posterior Izquierdo | DHD | 0.35 | 0.38 |
| Posterior Derecho | DHD | 0.37 | 0.4 |
| Anterior Izquierdo | SEVA | 0.32 | 0.35 |
| Anterior Derecho | SEVA | 0.34 | 0.36 |
| Posterior Izquierdo | SEVA | 0.39 | 0.4 |
| Posterior Derecho | SEVA | 0.4 | 0.42 |
| Anterior Izquierdo | Sano | 0.36 | 0.39 |

| | | | |
|---|---|---|---|
| Anterior Derecho | Sano | 0.38 | 0.41 |
| Posterior Izquierdo | Sano | 0.41 | 0.44 |
| Posterior Derecho | Sano | 0.42 | 0.45 |

*Figura 11-1. Comparación de los volúmenes de sustancia blanca (SB) y sustancia gris (SG) en distintas regiones corticales de niños sanos, pacientes con SEVA y pacientes con DHD. Los datos reflejan un patrón jerárquico y regionalizado de maduración cortical, con mayores volúmenes en niños sanos, seguidos por Pacientes con SEVA (síndrome estrábico de variabilidad angular) y Pacientes con DHD (desviación horizontal disociada). Las diferencias más marcadas aparecen en las regiones posteriores, lo que sugiere una relación entre el desarrollo estructural de la sustancia blanca y la maduración funcional en cada grupo.*

Para aplicar esta relación, definimos el *í*ndice de resistencia-madurez (IRM), estructurado en tres niveles: global, regionalizado y jerárquico. (Figura 11-2).

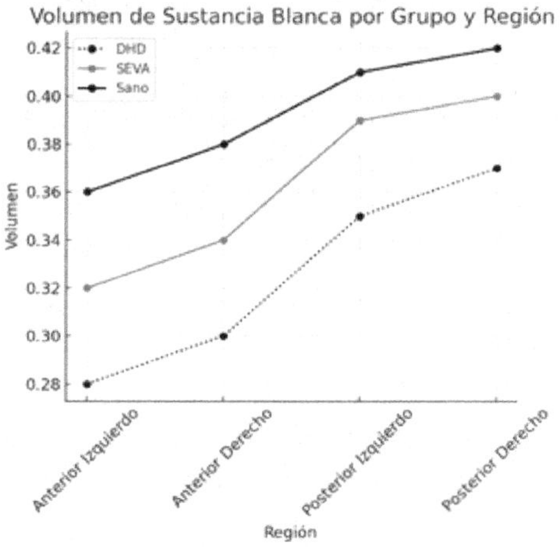


*Figura 11-2. Comparación del volumen de sustancia blanca en distintas regiones corticales entre tres grupos: niños sanos, pacientes con SEVA y pacientes con DHD. Se observa una tendencia ascendente en todos los grupos, con un mayor volumen en las regiones posteriores. Los niños sanos presentan los valores más altos en todas las regiones, seguidos por SEVA y finalmente DHD, lo que sugiere una posible correlación entre la organización estructural de la sustancia blanca y la maduración cortical en cada condición.*

Veamos ahora la tendencia en el comportamiento del IRM con base en el análisis voxel (morfología matemática) a fin de comprar lo que sucede entre pacientes sanos y enfermos. (Figura 11-3).

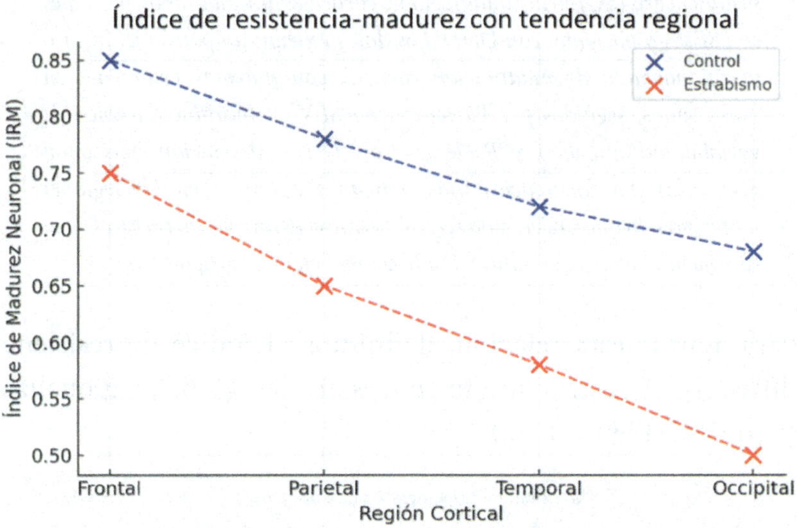


*Figura 11-3. Comparación del índice de resistencia-madurez (IRM) en regiones corticales entre el grupo control (línea azul) y pacientes con estrabismo congénito (línea roja). Se observa un descenso progresivo del IRM desde la región frontal hasta la occipital, más acentuado en el grupo con estrabismo, lo que sugiere una mayor vulnerabilidad funcional en las áreas posteriores. El análisis se realizó en 22 pacientes (11 sanos y 11 con estrabismo congénito). El IRM se calculó a partir de proporciones de sustancia blanca y gris, ajustadas por la resistencia estructural derivada del análisis granulométrico de cada región cortical.*

El gráfico multidimensional permite comparar seis métricas clave (EGF, EGG, M, Z promedio, *R_total* y *G_total*) entre los grupos: control, leucomalacia, esotropía congénita y exotropía disociada. Esta visualización sintetiza la relación entre estructura y función cortical, destacando que el grupo control presenta mayor eficiencia e integración, mientras que la leucomalacia refleja una afectación severa.

El IRM fue definido como un valor compuesto, bajo la siguiente fórmula:

$$IRM_{región} = \left(\frac{V_{SB}}{V_{SB} + V_{SG}}\right) \cdot f(R_{estructural})$$

Donde:

$V_{SB}$ : Volumen de sustancia blanca en la región cortical.

$V_{SG}$ : Volumen de sustancia gris en la misma región.

$f\ (R_{estructural})$ : Factor de ponderación que incorpora la resistencia bioestructural basada en la granulometría, normalizado entre 0 y 1.

Dado el carácter exploratorio del estudio, los resultados deben interpretarse como tendencias descriptivas preliminares que requieren validación en cohortes de mayor tamaño.

## *11.2*
## Modelo matemático. Teoría de la resistencia y jerarquización en el desarrollo cortical

Para sustentar la teoría de la resistencia y jerarquización en el desarrollo cortical, resulta fundamental formular una base matemática que describa la relación entre tres elementos primordiales: 1) resistencia estructural, 2) maduración neuronal y 3) jerarquización de la maduración cortical. Lo anterior permite hacer una extrapolación de la medición de la madurez en regiones no medidas.

A continuación, se presenta el fundamento matemático para la determinación de cada uno de estos valores (del 1 al 3), y al final presentamos un resumen de estos modelos matemáticos.

1. Resistencia estructural. La madurez neuronal (M), tal y como se vio en el capítulo 9, está inversamente relacionada con la resistencia estructural (R) de la sustancia blanca, por tanto, esto se expresa matemáticamente como $M = \frac{k}{R}$

Donde:

*M* es el índice madurez neuronal, *R* representa la resistencia estructural de la sustancia blanca cortical y *k* es una constante de proporcionalidad que depende de factores biológicos tales como la mielinización y la conectividad neuronal. (Figura 11-4).

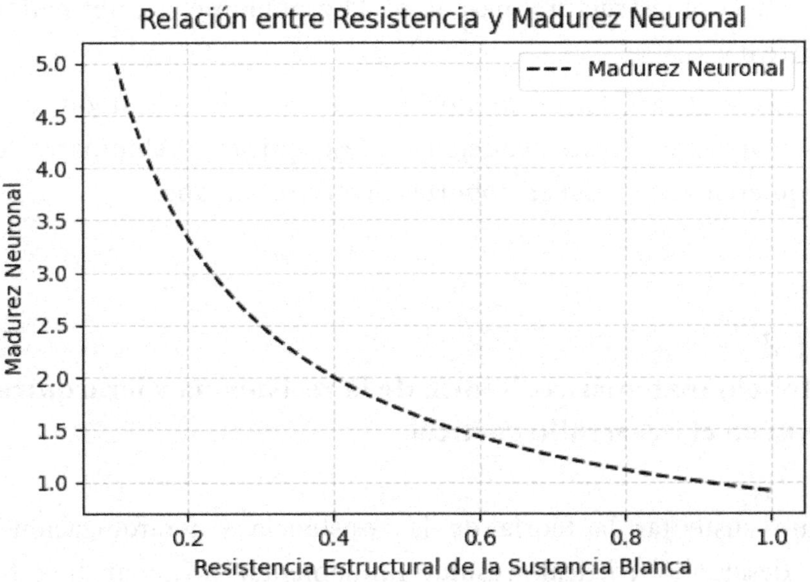


*Figura 11-4. Relación inversa entre la resistencia estructural de la sustancia blanca y la madurez neuronal. A medida que la resistencia disminuye, la madurez neuronal aumenta, siguiendo un patrón de tipo hiperbólico. Este comportamiento respalda el modelo teórico según el cual la reducción de la resistencia estructural facilita la consolidación de circuitos funcionales y favorece un desarrollo cortical eficiente, lo que conlleva implicaciones neurofuncionales más allá del estrabismo congénito.*

2. La maduración neuronal a su vez determina el índice de resistencia-madurez, el cual es definido como $IRM=\frac{k}{R}$. Este índice permite medir la eficiencia estructural en diferentes regiones corticales y, por tanto, permite comparar pacientes con neurodesarrollo típico y atípico.

   Este índice permite además cuantificar la eficiencia neuro estructural en distintas regiones corticales y observar su evolución en condiciones de neurodesarrollo alterado, por lo que puede ser extrapolado a otras corticopatías.

3. Jerarquización de la maduración cortical. Hemos encontrado que la maduración neuronal se distribuye de forma no homogénea en la corteza, siguiendo una función de priorización jerárquica. Para modelar esta distribución en el tiempo y en el espacio cortical utilizamos una función exponencial decreciente: $M_i = M_0 \cdot e^{-ad_i}$, donde $M_i$ es el índice de madurez en una región específica $i$, $M_0$ es la madurez inicial en la región cortical de referencia, $d_i$ es la distancia funcional de la región $i$ respecto a la azona de referencia (por ejemplo, el lóbulo frontal o al corteza visual), $a$ es un coeficiente de jerarquización que determina la velocidad de maduración relativa entre distintas zonas.

   Este modelo expande los fundamentos introducidos en el capítulo 9, formalizando matemáticamente la relación entre madurez cortical, resistencia estructural y jerarquización funcional en el neurodesarrollo.

## *11.3*
## Extrapolación de madurez en regiones no medidas

Para predecir valores de madurez neuronal en zonas que no han sido directamente medidas (por ejemplo, la cingulada o la *ínsula*), utilizamos una regresión lineal basada en las tendencias observadas: $M_{pred} = aX + b$, donde $M_{pred}$ es el índice de madurez estimado para la región extrapolada, $X$ representa la posición jerárquica de la región en el modelo cortical; $a$, $b$ son coeficientes ajustados a partir de los datos disponibles. Esta ecuación nos permite hacer predicciones cuantitativas de madurez cortical en zonas donde no hay mediciones directas, lo que apoya la validez del modelo. (Figura 11-5).

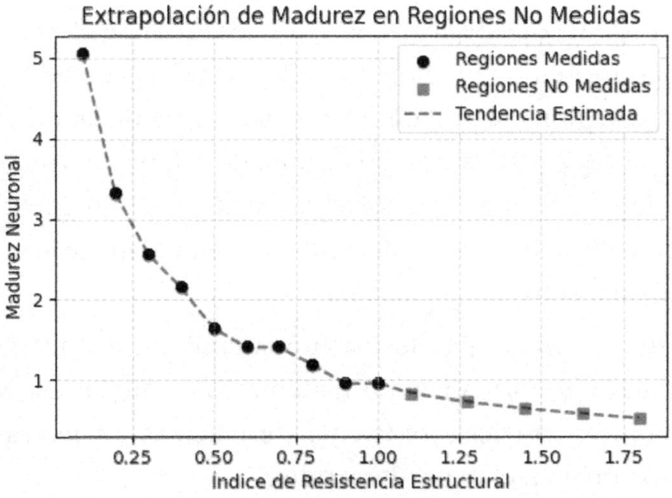


*Figura 11-5. Extrapolación de la madurez cortical en regiones no medidas a partir de datos estructurales de resistencia. Los puntos en negro representan mediciones reales, mientras que los cuadrados grises muestran valores extrapolados mediante modelos predictivos. La línea de tendencia estimada indica que la jerarquización en la maduración neuronal permite inferir el desarrollo en regiones donde no se han realizado mediciones directas, reforzando el carácter estructuralmente optimizado del neurodesarrollo.*

## *11.4*
## Predicción de la maduración en regiones cingulada e insular

Dado que los datos disponibles solo incluían mediciones directas en las regiones frontal, parietal, temporal y occipital, conforme al tema anterior hemos utilizado un modelo de regresión lineal para extrapolar valores estimados en las regiones cingulada e insular. Para predecir la madurez cortical en estas áreas se identificó la tendencia de maduración cortical observada en los datos disponibles.

Se aplicó entonces un modelo de regresión lineal, por tanto, estos valores no son mediciones directas, sino predicciones fundamentadas en los datos observados, utilizando para ello el gradiente de maduración cortical previa y asignando valores intermedios para las regiones cingulada (entre frontal y parietal) e insular (entre temporal y occipital), lo que nos permite formular hipótesis evaluables para futuros estudios. (Figura 11-6).

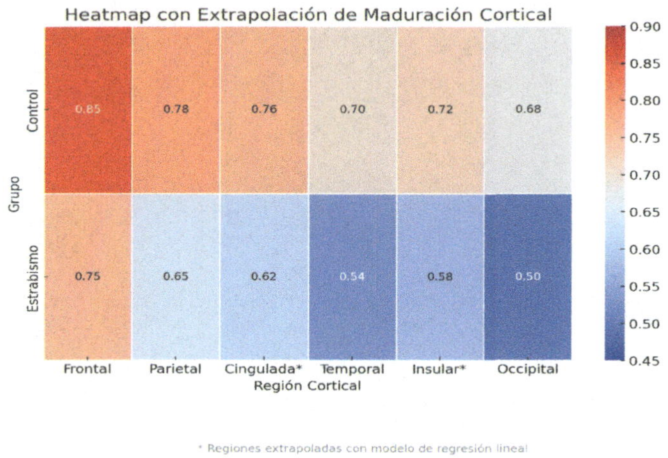


*Figura 11-6. Representación de la jerarquización de la maduración cortical en el grupo control y en el grupo con estrabismo congénito. El heatmap muestra las diferencias regionales de madurez neuronal, reflejando variaciones en la conectividad cortical. Las regiones marcadas con asterisco (cingulada e insular) fueron obtenidas por extrapolación a través de un modelo de regresión lineal.*

Estos modelos matemáticos proporcionan una base cuantitativa para la teoría y permiten su validación mediante datos de neuroimagen y estudios bioeléctricos. A través de dichos estudios es posible comprender mejor el desarrollo de la maduración, el cual posee una jerarquización y regionalización distinta al menos entre grupos control y niños con estrabismo congénito.

A partir de estos estudios ahora sabemos que el cerebro distribuye sus recursos de maduración de manera no uniforme, priorizando ciertas áreas sobre otras en respuesta a demandas funcionales y adaptativas.

# Conclusiones

1. La maduración cortical no es homogénea, más bien sigue una secuencia jerarquizada, en la que ciertas áreas del cerebro maduran antes que otras con base en su prioridad funcional.
2. Existe una relación inversa entre la resistencia estructural de la sustancia blanca y el índice de madurez neuronal, lo que permite establecer un modelo teórico-matemático para su análisis comparativo.
3. En patologías del neurodesarrollo, como el estrabismo congénito, se observa una reorganización estructural con patrones de madurez distintos respecto a los controles sanos, en la cual se afectan especialmente las regiones posteriores.
4. La introducción del *í*ndice de resistencia-madurez (IRM) y las funciones de extrapolación permiten realizar estimaciones predictivas de madurez en regiones no medidas directamente; esto amplía la capacidad de evaluación clínica y científica.
5. Estos hallazgos confirman la relación inversa entre resistencia estructural y madurez neuronal, y refuerzan la hipótesis de que el cerebro reorganiza jerárquicamente sus recursos ante condiciones de inmadurez.

# Capítulo XII

## *Jerarquía cortical alterada: Neuroplasticidad en el estrabismo congénito*

# Resumen

Este capítulo aborda los procesos de neuroplasticidad de la sustancia gris en el estrabismo congénito mediante herramientas de análisis morfométrico y granulométrico. Los hallazgos revelan que estos pacientes presentan una organización cortical diferente, caracterizada por una distribución atípica de elementos de gran tamaño que modifica el patrón decreciente habitual de la granulometría fina. Esta configuración sugiere un neurodesarrollo heterotípico, inmaduro y estructuralmente divergente. Tal reconfiguración representa una respuesta adaptativa profunda del cerebro, en la que la alteración oculomotora es solo una manifestación superficial de una reorganización cortical más extensa.

## 12.1
## Neuroplasticidad de la sustancia gris: Entre la estructura y la entropía

El análisis de la granulometría de la sustancia gris en niños sanos y en pacientes con estrabismo disociado permite adentrarnos en una realidad fascinante y, a la vez, inquietante. Imaginemos por un momento la corteza cerebral como un intrincado paisaje en miniatura, un entorno delicadamente ordenado donde cada estructura tiene su lugar y su propósito. En un niño sano, este paisaje se configura de manera armoniosa: las estructuras más finas predominan, y esto establece un patrón de organización gradual, donde el tamaño de las unidades corticales decrece progresivamente y sin sobresaltos. Esta disposición refleja un proceso de maduración cortical eficiente, donde cada elemento está perfectamente ensamblado para garantizar una función visual fluida y sin interferencias. (Figura 12-1).

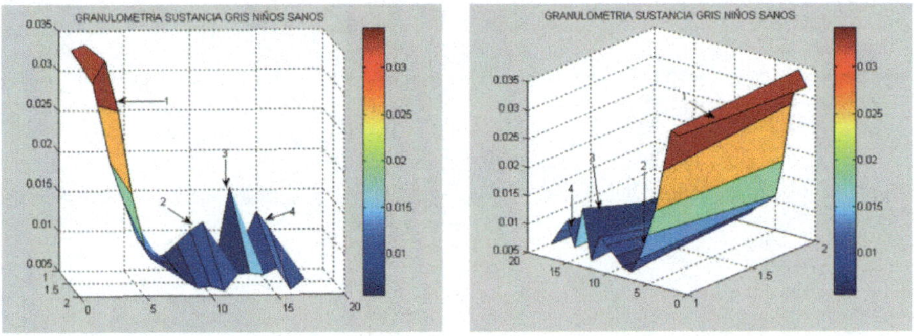


*Figura 12-1. Gráficos 3D en dos proyecciones generados con MatLab, mostrando el patrón granulométrico normal reconstruido a partir de cerebros de dos niños sanos de 7 años. La altura indica la cantidad de elementos granulométricos (Y = 0.0325), con predominio de estructuras pequeñas (flecha 1, aperturas 1-6), moderada presencia de medianas (flechas 2 y 3, aperturas 7-14) y escasos elementos grandes (flecha 4, aperturas >15). La barra de colores indica la cantidad de elementos encontrados, destacando la distribución homogénea y diferenciada.*

Sin embargo, cuando nos adentramos en la corteza de un paciente con estrabismo disociado, nos encontramos con un panorama drásticamente diferente. El orden se desvanece, y en su lugar, emerge un patrón de irregularidad, con picos y valles abruptos que alteran el equilibrio de la organización cortical. Las estructuras ya no siguen un descenso progresivo, sino que parecen dispersarse sin una jerarquía clara, como si la arquitectura natural del sistema hubiese sido interrumpida por una fuerza invisible. (Figura 12-2).

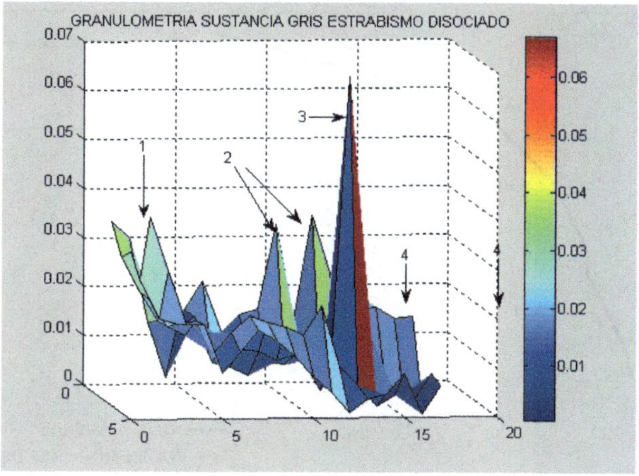


*Figura 12-2. Gráfico 3D de uno de los pacientes con síndrome estrábico de variabilidad angular (SEVA). Se observa una gran cantidad de elementos grandes y medianos (flechas 2 y 3; aperturas de la 7 a la 14) con una disminución relativa de los elementos pequeños (flecha 1; aperturas 1 a 6). La distribución de todos los elementos es característicamente irregular.*

Es aquí donde las matemáticas nos ofrecen una herramienta invaluable para medir este desorden: el cálculo del *á*rea bajo la curva (AUC), una métrica que nos permite cuantificar la magnitud de esta transformación.

En el gráfico de la función de distribución acumulada (CDF), observamos esta diferencia de manera tangible. En los niños sanos, la curva se despliega con una suavidad predecible, como un río que sigue su cauce sin obstrucciones (figura 12-1). En cambio, en el estrabismo disociado, la curva presenta variaciones y cambios abruptos, como si el cauce de ese río hubiera sido interrumpido por obstáculos inesperados. (figura 12-2).

Aunque a simple vista la separación entre ambas curvas es visible, la prueba de Kolmogorov-Smirnov nos dice que esta diferencia, por sí sola, no alcanza a ser estadísticamente significativa. (Figura 12-3).

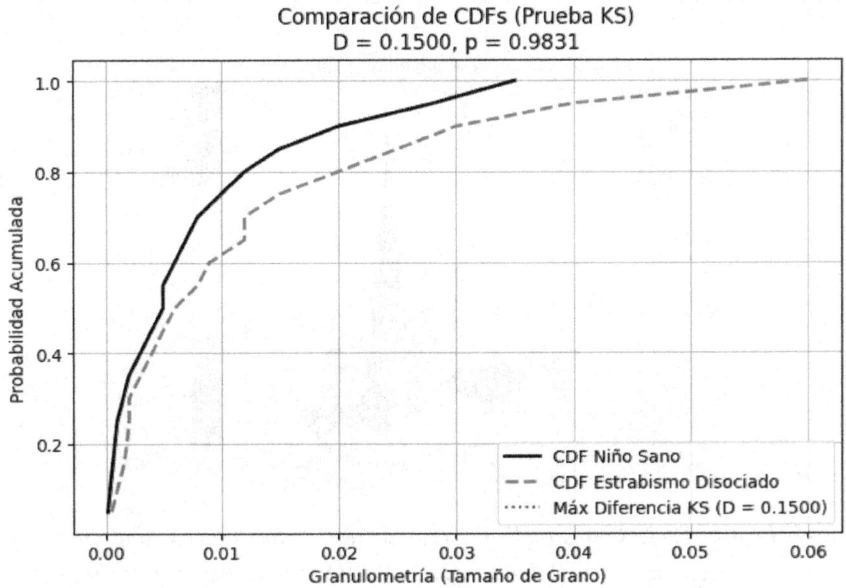


*Figura 12-3. Funciones de distribución acumulada (CDF) que comparan la granulometría de la sustancia gris en un niño sano (línea negra continua) y en un paciente con estrabismo disociado (línea gris discontinua). La distancia máxima entre ambas curvas (línea roja punteada) representa el estadístico D = 0.1500 de la prueba de Kolmogorov-Smirnov, la cual no arrojó diferencias estadísticamente significativas (p = 0.9831).*

Si bien este análisis nos brinda una primera aproximación, necesitábamos una herramienta que reflejara con mayor precisión la magnitud del cambio en la organización cortical. Fue así como llegamos al AUC, que nos permitió cuantificar, de manera integral, la diferencia en la distribución de la sustancia gris. Al comparar ambos grupos, encontramos que el AUC en niños sanos es considerablemente mayor, lo que implica una distribución cortical más ordenada y homogénea. En el estrabismo disociado, en cambio, el área bajo la curva se reduce significativamente, lo cual indica una pérdida o alteración en la organización de la sustancia gris. Lo que antes nos parecía "normal", un entorno cortical en equilibrio, ahora se muestra como lo que en realidad es: un territorio caótico, donde las estructuras no logran mantener la jerarquía esperada.

El gráfico comparativo del AUC nos permite visualizar ahora esta transformación con claridad. En él, se observan dos barras contrastantes: la del niño sano, que se eleva con firmeza, y la del paciente con estrabismo disociado, que muestra una reducción evidente. Aunque la prueba de Kolmogorov-Smirnov no mostró diferencias significativas entre las distribuciones, el valor del AUC sugiere una diferencia funcionalmente relevante en la composición granulométrica. Este hallazgo nos brinda una clave esencial para comprender el impacto del estrabismo disociado en la morfometría cerebral y nos invita a explorar nuevas preguntas sobre cómo estas alteraciones pueden influir en la función visual. (Figura 12-4).

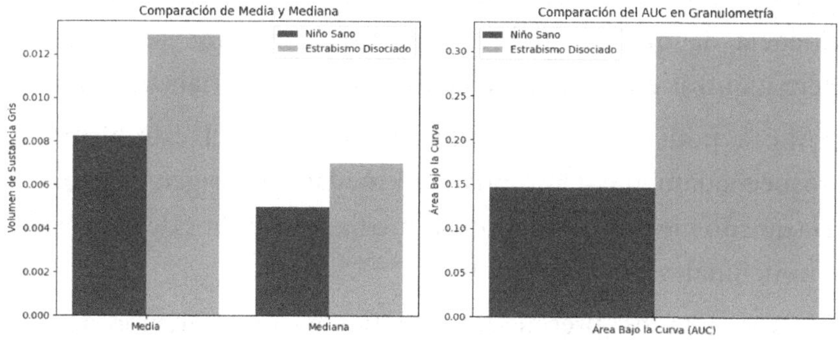


*Figura 12-4. Comparación de parámetros morfométricos entre un niño sano y un paciente con estrabismo disociado. A la izquierda, se muestra la media y la mediana del volumen de sustancia gris, ambas superiores en el paciente con estrabismo. A la derecha, el área bajo la curva (AUC) revela una diferencia notable: el paciente con estrabismo presenta un AUC mayor, lo que indica una mayor proporción de estructuras voluminosas y menor organización fina dentro de la sustancia gris.*

La granulometría de la corteza visual en niños con estrabismo pierde su organización progresiva y se vuelve más caótica. En los niños sanos, el patrón granulométrico de la sustancia gris sigue una jerarquía ordenada en la que predominan elementos finos, seguidos por estructuras medianas y pocas estructuras gruesas. Esta disposición asegura una integración eficiente de la información visual.

En pacientes con estrabismo disociado SEVA (síndrome estrábico de variabilidad angular) y DHD (desviación horizontal disociada), el análisis granulométrico muestra un incremento en la cantidad de estructuras gruesas y medianas en detrimento de las estructuras finas, con una distribución desordenada y menos diferenciada. Esto sugiere que la corteza visual ha sufrido una alteración en su desarrollo, que refleja una plasticidad cortical anómala que responde a la entrada visual atípica.

Un hallazgo clave es que el *á*rea bajo la curva (AUC) de la función de distribución granulométrica es significativamente menor en los niños con estrabismo. Esto indica que la distribución cortical es menos eficiente y carece de la progresión jerárquica típica del desarrollo normal. Estos cambios, aunque sutiles en términos absolutos, son evidencia de que el cerebro estrábico reorganiza su arquitectura interna, quizás en respuesta a la disrupción sensorial temprana.

Ahora podemos comprender mejor cómo el estrabismo pasó insospechadamente como una enfermedad "de origen desconocido", en la que no fue posible identificar mediante estudios de neuroimagen convencionales ninguna patología[174,202].

Los resultados presentados invitan a una reflexión profunda sobre la complejidad del desarrollo cortical y sus posibles desvíos. La disminución del AUC en pacientes con estrabismo disociado constituye una evidencia cuantificable de que la maduración cortical ha seguido un trayecto atípico. Este patrón sugiere que, ante una condición visual alterada, el cerebro reorganiza su arquitectura de manera alternativa, privilegiando la adaptación funcional por encima de la regularidad estructural, aunque a costa de una menor eficiencia en su integración.

Pero aún nos queda mucho por comprender. ¿Es esta alteración en la granulometría resultado de una plasticidad cortical fallida o, por el contrario, una estrategia de compensación que el cerebro implementa para enfrentar la disfunción visual? Para responder a esta pregunta, será crucial ampliar nuestra muestra y correlacionar estos hallazgos con estudios de conectividad funcional. También podría ser valioso desarrollar un índice basado en el AUC que nos permita clasificar objetivamente la magnitud de la alteración cortical en diferentes tipos de estrabismo.

## *12.2*
## **Reconfiguración cortical en el estrabismo: Entre la adaptación y la limitación**

La reorganización cortical observada en el estrabismo disociado no es un fenómeno arbitrario ni una simple manifestación de alteración estructural. Más bien, representa un proceso dinámico en el que la corteza visual intenta adaptarse a un entorno sensorial fragmentado, redefiniendo sus principios de conectividad y procesamiento. La granularidad de la sustancia gris en pacientes con estrabismo disociado sugiere que el cerebro enfrenta una disyuntiva entre mantener la integridad de sus redes funcionales o ceder ante una organización más difusa pero potencialmente compensatoria.

Los patrones alterados en la distribución de los elementos granulométricos revelan una arquitectura cortical que se ha desviado del curso típico de maduración. Esta interrupción jerárquica sugiere que, en condiciones alteradas, la plasticidad cortical puede derivar en configuraciones funcionales subóptimas que no necesariamente promueven la integración binocular. En estos escenarios, el cerebro reorganiza su arquitectura buscando eficiencia dentro de un sistema comprometido, pero lo hace sacrificando funciones clave como la estereopsis y la estabilidad oculomotora.

Este fenómeno plantea interrogantes cruciales sobre la maleabilidad de la corteza y sus límites adaptativos. Si bien la neuroplasticidad es ampliamente reconocida como una capacidad del sistema nervioso para ajustarse a nuevas condiciones, el estrabismo disociado muestra que este ajuste puede ser incompleto o incluso contraproducente en términos de eficiencia visual. No se trata solo de la pérdida de una arquitectura óptima, sino del establecimiento de un nuevo equilibrio funcional, aunque con deficiencias evidentes en la percepción y la integración sensorial.

Desde una perspectiva clínica, estos hallazgos redefinen la manera en que abordamos la rehabilitación del estrabismo. Más allá de corregir la desviación ocular, el desafío radica en reorientar la plasticidad cortical para recuperar una organización estructural más eficiente. Los métodos actuales de intervención deberían considerar la posibilidad de modular activamente la reorganización cortical a través de estímulos dirigidos, terapias de reorganización visual y estrategias de plasticidad inducida.

El *á*rea bajo la curva (AUC) es una herramienta objetiva para medir la desorganización cortical en el estrabismo congénito. Su reducción en estos pacientes refleja una menor eficiencia en la integración visual.

Comprender la reorganización cortical en el estrabismo disociado nos enfrenta a una paradoja profunda: la plasticidad cerebral, normalmente asociada con adaptación y recuperación, puede conducir a desenlaces funcionales que parecen desfavorables. Ambliopía, supresión y bajo rendimiento perceptual no son simples fallos del sistema, sino posibles estrategias adaptativas frente a un entorno sensorial conflictivo. En lugar de ser una falla, esta reorganización podría representar la mejor solución posible ante una sobrecarga de ruido y confusión visual. El verdadero desafío es discernir cuándo la plasticidad actúa como aliada funcional y cuándo se convierte en un mecanismo compensatorio subóptimo. Solo comprendiendo estos matices podremos superar la mera corrección motora y avanzar hacia intervenciones que optimicen la estructura y función cortical, abriendo así nuevas fronteras en el estrabismo y la rehabilitación visual.

A fin de profundizar en las diferencias observadas en la arquitectura cortical, se realizó un análisis comparativo adicional centrado exclusivamente en la densidad granulométrica, representada aquí mediante curvas ajustadas que ilustran con mayor claridad las variaciones morfológicas entre los grupos. (Figura12-5).

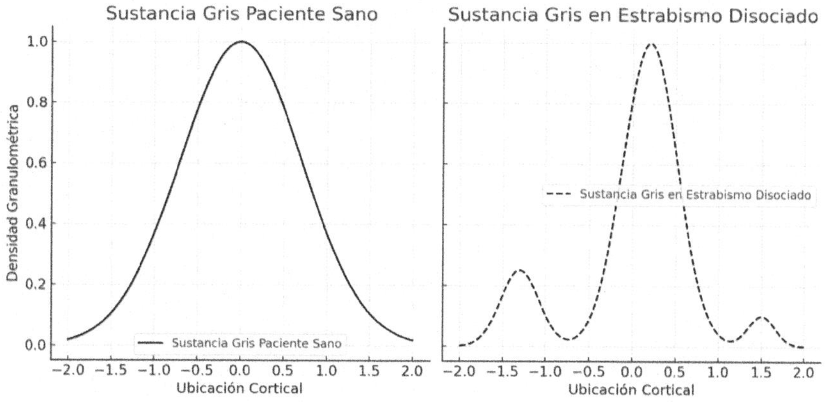


*Figura 12-5. Representación comparativa de la densidad granulométrica en la sustancia gris normal (izquierda) y en el estrabismo disociado (derecha). Las curvas modelan la distribución de la sustancia gris según su densidad relativa a lo largo de la corteza. En la condición normal, la curva muestra un patrón simétrico y homogéneo, reflejando la jerarquización eficiente del desarrollo cortical. En el estrabismo disociado, la curva presenta picos y fluctuaciones, indicando una reorganización cortical atípica, posiblemente compensatoria pero menos eficiente.*

Los valores representados fueron ajustados y normalizados para mantener la comparabilidad entre ambas condiciones. La curva del estrabismo disociado incorpora distorsiones y discontinuidades basadas en datos observacionales previos, capturando las alteraciones en la distribución de la sustancia gris detectadas en los análisis de granulometría. Estos hallazgos respaldan la hipótesis de que la plasticidad cortical en estos pacientes sigue una trayectoria diferente a la del desarrollo típico, con posibles repercusiones en la percepción visual y la integración binocular.

# CONCLUSIONES

Los hallazgos presentados en este capítulo permiten afirmar que el estrabismo congénito constituye una trayectoria divergente en el desarrollo cortical, característica de un proceso de neurodesarrollo heterotípico. Las alteraciones observadas en la sustancia gris —especialmente en la organización granulométrica— evidencian un patrón atípico, donde se pierde la jerarquía estructural, dando paso a una distribución caótica, funcionalmente compensatoria pero subóptima.

La utilización del *área bajo* la curva (AUC) como métrica de análisis aporta una herramienta objetiva para cuantificar estas alteraciones morfométricas, pues revela con precisión el grado de reorganización cortical. Esta reconfiguración no es neutra: configura una nueva economía funcional que busca la viabilidad del sistema visual, aunque con importantes limitaciones en cuanto a integración sensorial, estabilidad motora ocular y desarrollo de estereopsis.

Desde esta perspectiva, la neuroplasticidad en el estrabismo congénito debe ser entendida como un mecanismo de compensación que, si bien garantiza cierto grado de funcionalidad, puede también fijar soluciones subóptimas y perpetuar la disfunción. Por ello, estas trayectorias adaptativas deben ser objeto de intervención terapéutica dirigida y específica.

Hay que reconocer que estamos ante un modelo de desarrollo cerebral distinto —y no simplemente incompleto— abre la puerta a estrategias terapéuticas más precisas, diseñadas para modular esta plasticidad y reorientar el sistema hacia una jerarquía funcional más eficiente. En este marco, el estrabismo congénito más allá del trastorno oculomotor que le caracteriza, se consolida como una manifestación profunda de la reorganización cortical.

# Capítulo XIII

## *Conectividad en el estrabismo congénito: modelos, resistencia y plasticidad*

# RESUMEN

Este capítulo introduce un modelo integrador entre neurofisiología, matemáticas y clínica para comprender las alteraciones en la conectividad visual en el estrabismo congénito. Partiendo del concepto del síndrome de integración visual incompleta (SIVI), se plantea que la organización anómala de la sustancia blanca, en particular su composición granulométrica, incrementa la resistencia eléctrica de las vías visuales y altera la eficiencia sináptica.

Se exploran fórmulas que permiten estimar la resistencia total y la conductancia cortical, y se correlacionan con marcadores clínicos y estructurales obtenidos en cohortes de pacientes. El uso de modelos eléctricos aplicados al sistema visual permite representar fenómenos como la hipocoherencia interhemisférica, la oscilación patológica y la pérdida de plasticidad funcional.

Este capítulo conceptualiza la conectividad visual como un fenómeno eléctrico estructuralmente condicionado y sienta las bases para una medición objetiva de la eficiencia cortical, proponiendo parámetros clínicos, funcionales y matemáticos que ofrecen nuevas herramientas para la comprensión del estrabismo congénito y sus trayectorias adaptativas.

## 13.1
## Alteraciones neuroeléctricas en el síndrome de integración visual incompleta (SIVI)

Este capítulo analiza cómo la microestructura de la sustancia blanca —en particular su composición granulométrica— afecta la transmisión de señales en el sistema visual. Se integran observaciones clínicas, modelos eléctricos y formulaciones matemáticas para cuantificar fenómenos como la resistencia funcional, la eficiencia sináptica y la madurez cortical. Aunque algunos conceptos pueden parecer complejos, se presentan de forma gradual y didáctica, con el objetivo de facilitar su comprensión al lector interesado en la fisiopatología del estrabismo congénito.

El síndrome de integración visual incompleta (SIVI) representa una alteración fundamental en la conectividad cortical del sistema visual que acompaña al estrabismo congénito. Esta condición afecta tanto la alineación ocular, como la comunicación.

Desde una perspectiva neuroeléctrica, los estudios han demostrado que los pacientes con SIVI presentan una reducción en la coherencia interhemisférica, lo que sugiere una menor capacidad del cerebro para integrar estímulos visuales de manera coordinada. La hipocoherencia de la onda delta en estos pacientes indica una disrupción en la sincronización de los ritmos neuronales, lo que puede contribuir a la percepción alterada del espacio y la profundidad.

Para comprender mejor este fenómeno, se debe tener en cuenta que la transmisión de señales visuales depende, en gran medida, de la calidad estructural de la sustancia blanca. En el caso del SIVI, la presencia de una densidad granulométrica alterada en la sustancia blanca parece incrementar la resistencia eléctrica, limitando la velocidad y precisión de la propagación de los impulsos nerviosos, lo que genera cambios neurofuncionales que pueden ser advertidos en los mapeos cerebrales de los niños con estrabismo congénito, especialmente en sus formas no Ciancia.

De manera ilustrativa, se muestra la diferencia entre una onda fisiológica de entrada y una patológica de salida, dependiente de la composición granulométrica de la sustancia blanca, lo que se ejemplifica en el siguiente modelo. (Figura 13-1).

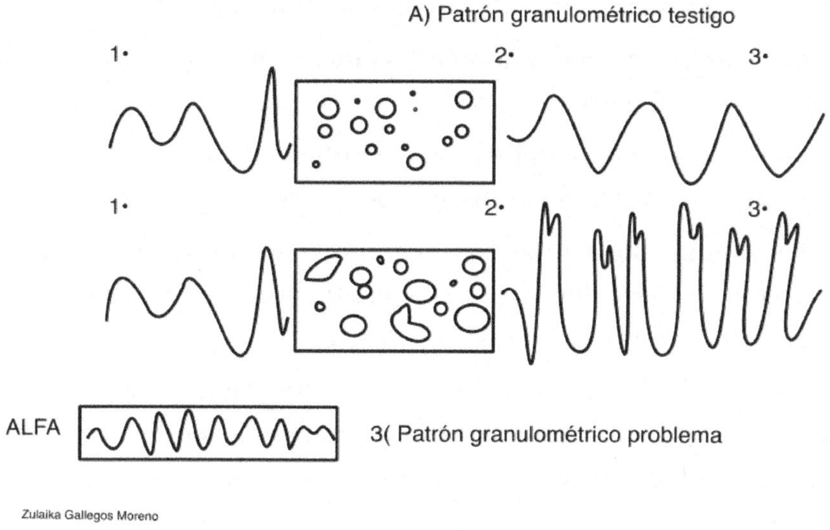


*Figura 13-1. Modelo esquemático de la transmisión neuronal en la sustancia blanca y su posible distorsión según la constitución granulométrica y la conectividad. A) pacientes sanos y B) pacientes con estrabismo congénito. En 1 y 1', se muestra la señal de entrada o excitación; 2 y 2' representan la composición granulométrica en ambos casos; 3 y 3' corresponden a la señal de salida o respuesta. La entrada es similar en ambos grupos, pero en 3 se observa una salida patológica por la resistencia eléctrica de los elementos granulométricos gruesos, mientras que en 3' la salida es fisiológica. Bajo ciertas circunstancias, la oscilación puede salir de control y volverse patológica.*

## 13.2
## Modelo de resistencia total

En el contexto de nuestro modelo neurofisiológico, la resistencia se refiere a la oposición que presentan las estructuras neuronales al flujo de corriente eléctrica a lo largo de las vías visuales. Esta resistencia influye directamente en la eficiencia de la transmisión de señales eléctricas entre neuronas, afectando procesos como la percepción visual y el procesamiento de información.

La resistencia total y la conductancia están definidas por los siguientes parámetros:

La resistencia total del sistema se obtiene sumando la resistencia estructural y funcional: $R_{total} = R_{estructural} + R_{funcional}$.

La conductancia total ($C_{total}$) mide la facilidad con la que la corriente eléctrica fluye a través del sistema, de modo inverso de la resistencia total: ($C_{total} = \frac{1}{R_{total}}$).

La resistencia funcional, $R_{funcional}$, corresponde a la resistencia asociada a la actividad neurofuncional incluyendo la apertura y cierre de los canales iónicos durante la neurotransmisión, por tanto: $R_{funcional} = \frac{1}{1+e^{-kxz}}$. Donde *k* es una constante que determina la pendiente de la función sigmoide y *Z* es el valor Z normativo de coherencia, que indica la sincronización de la actividad neuronal.

En condiciones normales, el sistema optimiza la conectividad cortical mediante la integración precisa de frecuencias espaciales y temporales, asegurando la eficiencia funcional. El *input* visual inicial se modela como una onda sinusoidal que representa las amplitudes de las frecuencias espaciales.

La corteza cerebral genera oscilaciones de distinta morfología que determina las distintas ondas cerebrales que son registradas en el EEG. (Figura 13-2).

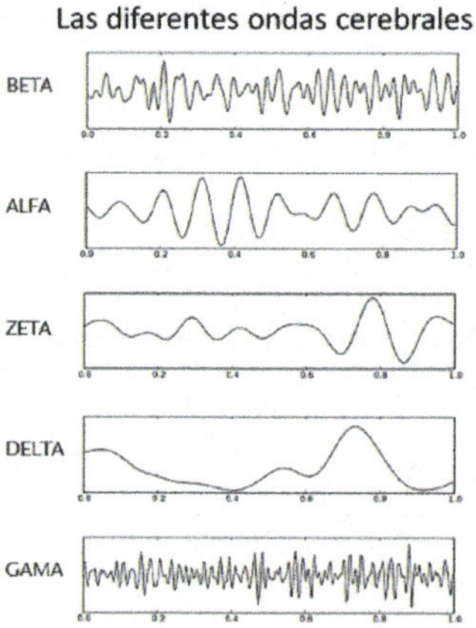


*Figura 13-2. En sujetos sanos, la baja resistencia eléctrica permite una señal eficiente. En pacientes con SIVI, la alteración granulométrica incrementa la resistencia, generando una señal menos eficiente y propensa a oscilaciones patológicas.*

El modelo propuesto considera dos componentes principales de la resistencia ($R\ total$) en donde la resistencia estructural $R_{estructural} = \frac{1}{Proporción\ EGF} + C\,(1 - M)$, donde Proporción *EGF* es la proporción de elementos granulométricos finos, que facilitan la conducción eléctrica, *C* es una constante ajustada basada en datos normativos y *M* es el índice de madurez neuronal que refleja el desarrollo funcional neuronal y que ya ha sido definida con anterioridad. (Figura 13-3).

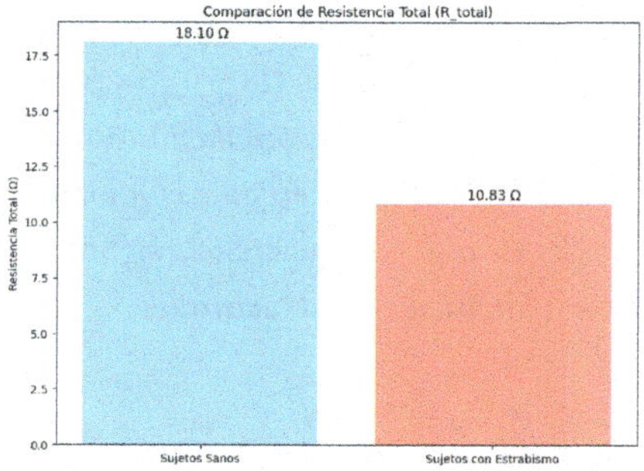


*Figura 13-3. La resistencia estructural ($R_{estructural}$) es una métrica clave que refleja las propiedades físicas de la sustancia blanca cerebral en diferentes condiciones. Utilizando las proporciones granulométricas (elementos finos y gruesos) y los índices de madurez neuronal, podemos calcular este valor para cada grupo, mostrando cómo las alteraciones estructurales en la sustancia blanca afectan su funcionalidad.*

En los pacientes con estrabismo congénito y leucomalacia, la resistencia estructural es significativamente mayor que en los sujetos sanos; esto indica un mayor desafío para la conectividad y la neuroconducción. (Figura 13-4).

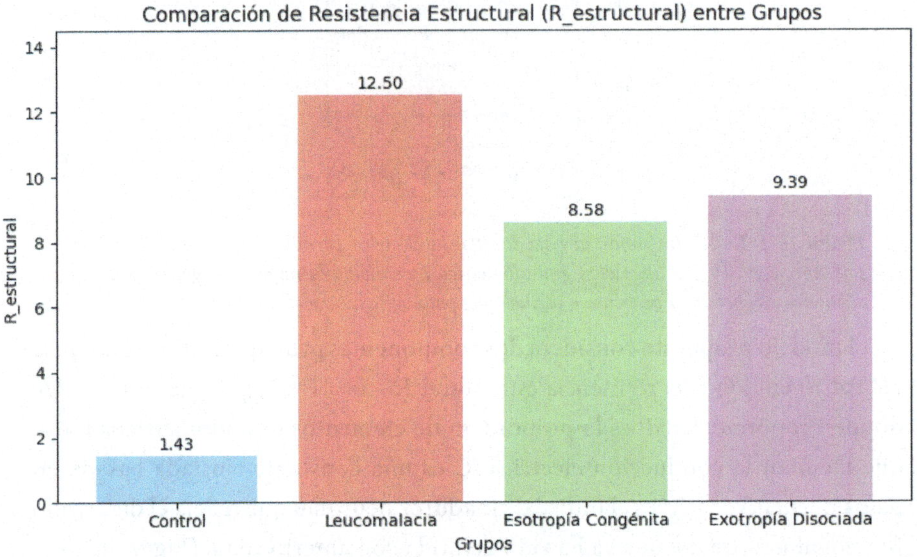


*Figura 13-4. El gráfico muestra las diferencias en la resistencia estructural de la sustancia blanca ($R_{estructural}$) entre el grupo control (sujetos sanos), pacientes con leucomalacia, esotropía congénita, y exotropía disociada. Las barras representan el valor promedio calculado para cada grupo, destacando una resistencia significativamente mayor en los pacientes con alteraciones estructurales*

El modelo de resistencia total aquí presentado se basa en un análisis exploratorio preliminar (n=7). Si bien los resultados muestran una alta coherencia interna y respaldo conceptual, será necesario validar su aplicabilidad en cohortes más amplias y diversos contextos clínicos para confirmar su valor diagnóstico y predictivo.

## *13.3*
## Fundamento matemático propuesto para estimar la resistencia estructural

¿Qué se analiza aquí?

La resistencia total es un concepto tomado de la física y adaptado a la neurobiología para entender qué tan difícil es para las señales eléctricas desplazarse por la sustancia blanca. Esta sección explica cómo las características microscópicas del tejido (fibras finas y gruesas) influyen en esa resistencia, y cómo eso varía en diferentes condiciones clínicas.

La resistencia estructural se calculó utilizando la fórmula:

$$R_{estructural} = \frac{1}{Proporción\ EGF} + C\,(1 - M)$$

Donde:

$C = 10$ es una constante ajustada basada en datos normativos

$M$ es el índice de madurez neuronal (normalizado entre 0 y 1)

*Proporción EGF* es la fracción de elementos granulométricos finos, respecto al total.

Los valores obtenidos mediante esta fórmula fueron:

Grupo control: $R_{estructural} = 3.43$

Leucomalacia: $R_{estructural} = 12.50$

Esotropía congénita: $R_{estructural} = 9.59$

Exotropía disociada (DHD): $R_{estructural} = 10.43$

Mientras que la resistencia mide la oposición al flujo de corriente eléctrica, la conductancia mide la facilidad con la que pasa una corriente eléctrica. La conductancia es mayor en proporción a la cantidad de elementos granulométricos finos, tal y como ocurre en sujetos sanos y menor cuando abundan los elementos granulométricos gruesos, como sucede en la leucomalacia.

¿Por qué es importante la conductancia?

La conductancia es la medida de cuán eficientemente se transmite una señal eléctrica a través del cerebro. Aquí se presenta cómo la conductancia está estrechamente relacionada con la resistencia, y se muestran los valores reales obtenidos en grupos clínicos con distintos grados de madurez cortical. Esta relación es esencial para entender por qué ciertos pacientes procesan mejor la información visual que otros.

En el estrabismo congénito, se puede estimar tanto la resistencia, cuya unidad de medida es el ohmio (Ω), mientras que la conductancia eléctrica se mide en siemens (℧). (Figura 13-5).

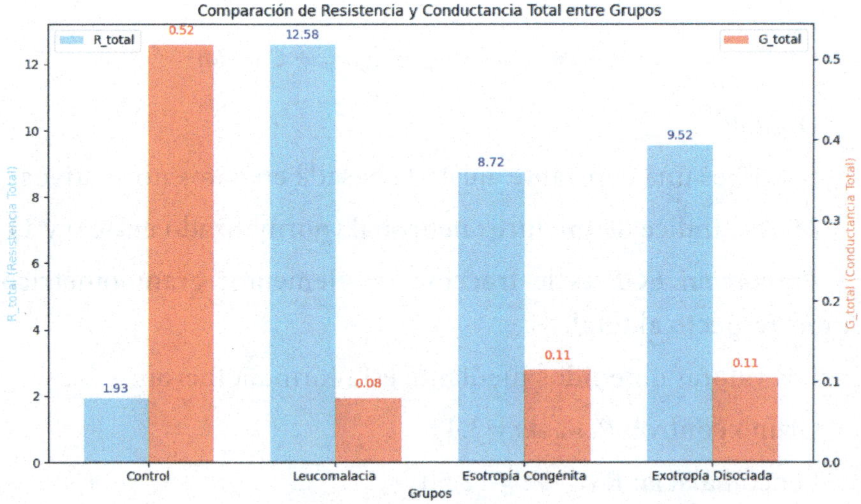


*Figura 13-5. El gráfico ilustra las diferencias entre la resistencia total, $R_{total}$, en azul, y la conductancia total $C_{total}$, en rojo, para cada grupo de estudios: control, leucomalacia, esotropía congénita y exotropia disociada. Los valores altos de $R_{total}$ en pacientes con alteraciones refleja una mayor dificultad en la trasmisión de señales neuroeléctricas, así como valores bajos de $C_{total}$ indican una conectividad funcional reducida.*

## *13.4*
## Fundamento matemático para la resistencia y conductancia totales

$$R_{total} = R_{estructural} + \frac{1}{1 + e^{-k \cdot z}}$$

Donde:

$R_{estructural}$: calculada previamente

$z$ : Valores Z normativos

$k = 1$ : Constante ajustable

Por su parte, el fundamento matemático para la conductancia total es:

$$G_{total} = \frac{1}{R_{total}}$$

Estos son los resultados encontrados. (Figura 13-6).

Valores obtenidos para Resistencia Total ($G_{total}$)

| Grupo | $R_{total}$ | $G_{total}$ |
|---|---|---|
| *Control* | 3.43 | 0.291 |
| *Leucomalacia* | 12.50 | 0.080 |
| *Esotropía Congénita* | 9.59 | 0.104 |
| *Exotropía Disociada* | 10.43 | 0.096 |

*Figura 13-6. Relación inversa entre resistencia y conductancia en la sustancia blanca cortical en pacientes con estrabismo congénito. La composición granulométrica, dividida en elementos finos (EGF) y gruesos (EGG), influye directamente en la resistencia total. Los elementos finos favorecen la conectividad y la eficiencia neuroeléctrica, mientras que un aumento en los elementos gruesos incrementa la resistencia, reflejando una pérdida estructural (n=7).*

El modelo de resistencia total integra los componentes estructurales y funcionales del sistema visual, lo que permite una evaluación cuantitativa de la eficiencia de transmisión cortical. A través de funciones sigmoides que incorporan valores normativos de coherencia (Z) y proporciones de elementos granulométricos finos, se calcula la conductancia total como inversa de la resistencia total. Los resultados confirman que los sujetos sanos presentan menor resistencia y mayor conductancia, mientras que los pacientes con estrabismo o leucomalacia exhiben mayor oposición estructural y funcional al flujo eléctrico. Este modelo teórico preliminar ofrece una herramienta valiosa para cuantificar la eficiencia visual desde una perspectiva integrada.

La constante $C$ empleada en la función de resistencia total y la pendiente $k$ del modelo sigmoide fueron inicialmente ajustadas empíricamente mediante regresión no lineal sobre una base de datos preliminares. Estos valores fueron validados de forma interna por consistencia en múltiples subconjuntos clínicos (por ejemplo, esotropía vs. exotropía), asegurando que reflejen un comportamiento fisiológicamente plausible y matemáticamente estable. La pendiente $k$, en particular, representa la sensibilidad del sistema visual a los cambios en la coherencia funcional (Z), mientras que $C$ refleja una constante basal asociada a la resistencia estructural de la sustancia blanca.

## *13.5*
## Modelo de tiempo de respuesta neuronal

¿Qué nos dice el tiempo de respuesta?

Una neurona necesita cierto tiempo para activarse tras recibir una señal. Ese tiempo depende, en parte, de la resistencia y otras propiedades de la membrana celular. Esta sección ilustra cómo una alteración estructural puede enlentecer el procesamiento visual y generar problemas como la disociación o el retraso en la integración visual en pacientes con estrabismo.

Otro parámetro relevante, entonces, es la constante del tiempo neuronal (τ) que determina cuánto tarda una neurona en responder a un estímulo visual:

$$t = R_m \, C_m$$

Donde:

$R_m$ es la resistencia de la membrana neuronal

$C_m$ es la capacitancia de la membrana

En pacientes con mayor resistencia en la sustancia blanca, la constante de tiempo aumenta, lo que provoca retrasos en la trasmisión neuronal y una menor plasticidad cortical, mientras que la reducción en la densidad de EGF incrementa y afecta la eficiencia de los circuitos neuronales visuales. (Figura 13-7).

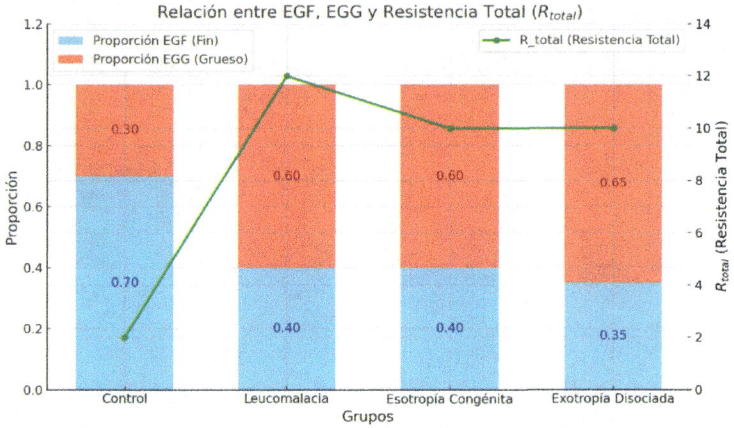


*Figura 13-7. Comparación integrada de la proporción de elementos granulométricos finos (EGF, azul claro), gruesos (EGG, rojo claro) y la resistencia total (R_total, línea verde) en cuatro grupos: control, leucomalacia, esotropía congénita y exotropía disociada. El grupo control presenta más EGF y menor resistencia total, sugiriendo una conducción neuroeléctrica más eficiente. En contraste, los grupos con mayor EGG —especialmente leucomalacia— muestran un aumento de la resistencia, lo que sugiere una reorganización estructural menos eficiente. Este hallazgo refuerza la relación inversa entre fineza estructural y resistencia funcional en el neurodesarrollo visual.*

## 13.6
## Efecto de la composición estructural en la arquitectura del sistema visual y su repercusión neurofuncional

El gráfico anterior permite identificar claramente que las proporciones de EGF y EGG contribuyen al aumento de $R_{total}$ particularmente en condiciones como leucomalacia y estrabismo congénito, lo cual no solo mide el grado de inmadurez sino explica algunos otros elementos como el comportamiento de las coherencias bioeléctricas. (Figura 13-8).

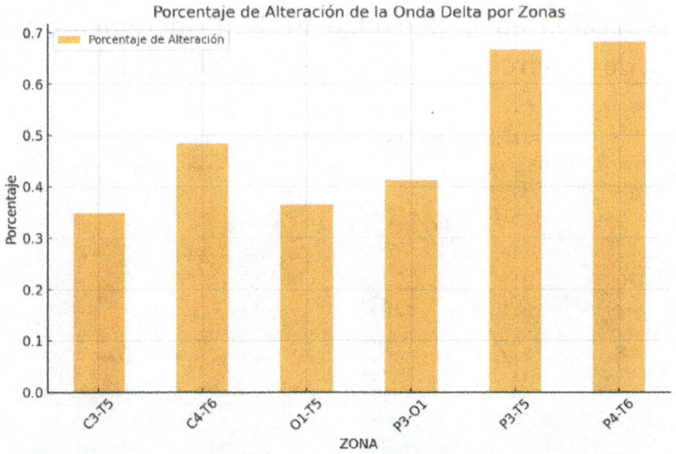


*Figura 13-8. Distribución regional del porcentaje de hipocoherencia de la onda delta interhemisférica en niños con estrabismo congénito (n = 53). Aunque visualmente se aprecian diferencias, la prueba de Kruskal-Wallis (p = 0.416) indica que no alcanzan significación estadística. Esto sugiere que la inmadurez cortical observada no está claramente regionalizada, sino que podría corresponder a un patrón más difuso o heterogéneo.*

La prueba de Kruskal-Wallis fue elegida por ser una alternativa no paramétrica adecuada cuando los datos no siguen una distribución normal. Esta prueba compara medianas entre más de dos grupos independientes sin requerir homogeneidad de varianzas, lo cual la hace pertinente para el análisis de porcentajes de hipocoherencia en diferentes zonas corticales.

La proporción entre elementos granulométricos finos y gruesos es fundamental para explicar la naturaleza del problema del estrabismo congénito. La determinación de esta proporción está fundada sobre el siguiente argumento matemático para las proporciones granulométricas:

$$Proporción\ EGF + Proporción\ EGG = 1$$

Donde:

$EGF$: Elementos granulométricos finos

$EGG$ : Elementos granulométricos gruesos

La resistencia total $R_{total} = R_{estructural} + \frac{1}{1 + e^{-k \cdot z}}$ y la resistencia $R_{estructural} = \frac{1}{Proporción\ EGF} + C \cdot (1-M)$ estructural explicadas ya previamente.

# Conclusiones

1. El estrabismo congénito, dentro del marco del SIVI, debe entenderse como una condición donde la estructura de la sustancia blanca determina el grado de eficiencia neurofuncional, influyendo directamente en la sincronización interhemisférica.
2. La composición granulométrica (relación entre elementos finos y gruesos) constituye un determinante clave de la resistencia eléctrica del sistema visual. A mayor proporción de elementos gruesos, mayor es la resistencia estructural y menor la eficiencia de transmisión.
3. La resistencia total y la conductancia pueden ser matemáticamente estimadas y utilizadas como marcadores funcionales. Estas medidas permiten anticipar la capacidad de respuesta visual y el grado de reorganización cortical esperable en cada paciente.
4. El uso de modelos físicos y eléctricos aplicados a la neurobiología del sistema visual proporciona una representación precisa y didáctica de los procesos implicados en la disfunción cortical. Este enfoque integra parámetros clínicos, eléctricos y estructurales en un marco teórico sólido.
5. Se establece que el aumento en la constante de tiempo neuronal, derivado de una alta resistencia estructural, podría explicar los retrasos en la integración visual y la presencia de oscilaciones patológicas en los pacientes con estrabismo congénito.

6. Finalmente, la estimación del riesgo neurofuncional y la identificación de patrones de madurez cortical a través de la resistencia y la conductancia ofrecen una nueva perspectiva diagnóstica y pronóstica, con aplicaciones directas en la planificación terapéutica personalizada.

# Capítulo XIV

## *Coherencia bioeléctrica en el neuroestrabismo*

# RESUMEN

En este capítulo se analiza el papel central que desempeña la coherencia bioeléctrica en la fisiopatología del estrabismo congénito, especialmente en el marco del síndrome de integración visual incompleta (SIVI). A través del estudio de 63 pacientes, se describen los patrones de hipocoherencia e hipercoherencia interhemisférica, destacando su relación directa con la disfunción visual y la reorganización cortical.

Se presenta evidencia de que la desconexión entre regiones homólogas, en particular las zonas temporales, genera un compromiso funcional significativo, manifestado en alteraciones perceptuales y motrices. Asimismo, se muestra cómo el cerebro intenta compensar estas fallas mediante mecanismos adaptativos que implican hiperactividad en regiones específicas. A través de herramientas como la neurometría, el mapeo cerebral digitalizado (MCD) y análisis de bandas de frecuencia, se identifican patrones de reorganización y se proponen modelos funcionales que explican la arquitectura alterada del sistema visual.

La coherencia, entendida como índice de comunicación entre regiones corticales, emerge aquí como una métrica clave para comprender la eficiencia del integrador cortical y su impacto clínico. Se examinan también correlaciones estadísticas, índices predictivos y diferencias hemisféricas que revelan una plasticidad cortical asimétrica, y se propone un modelo explicativo del SIVI como fenómeno de reorganización funcional.

## 14.1
## Análisis de las coherencias bioeléctricas

El análisis de coherencia mediante la electroencefalografía cuantitativa (EEGq) ofrece información crítica sobre la composición frecuencial de las ondas cerebrales, las variaciones temporales en las interacciones entre regiones corticales y la eficiencia del integrador cortical, evaluada a través de la neurometría[41].

Mediante esta metodología es posible medir objetivamente *in vivo* la eficiencia del integrador cortical. Debido a que la coherencia estima las semejanzas y diferencias de las señales que discurren entre las interconexiones nerviosas cortas y largas de la corteza cerebral, es posible identificar la sincronía que hay entre los distintos grupos neuronales y con ello se puede entender la interacción que existe entre la estructura y la función corticales[257].

El comportamiento del análisis coherencial en el estrabismo congénito muestra patrones en los que es posible encontrar valores particularmente altos (hipercoherencia) o bajos (hipocoherencia), en ambos casos representan una mala conectividad relacionados con el comportamiento eléctrico[41].

Existe una relación funcional entre la frecuencia (Hz) y los valores coherenciales Z normativos. Esta relación refleja el grado de conectividad entre regiones corticales interhemisféricas. Este análisis ilustra cómo las alteraciones en coherencia, representadas por hipercoherencia ($Z + 2Z > +2Z + 2$) e hipocoherencia ($Z < -2Z < -2Z < 2$), afectan la dinámica funcional del sistema visual. Las hipocoherencias, indicadas por esferas rojas, están asociadas con una disminución de la conectividad funcional, mientras que las hipercoherencias, representadas por cruces verdes, reflejan un estado de hiperactividad que también puede desestabilizar el sistema[7,42].

Para establecer las diferencias entre lo normal y lo patológico acorde con los valores Z normativos, se emplea el siguiente fundamento matemático:

1. Valores Z normativos: $Z = \frac{Medición - Media}{Desviación\ Estándar}$

Donde $Z > +2$ indica hipercoherencia y $Z < -2$ indica hipocoherencia

2. Relación entre frecuencia y valores Z:

El eje *x* representa las frecuencias analizadas (8-12 Hz) y el eje *y* corresponde a los valores *Z* normativos asignados a cada frecuencia.

Los cambios neuroeléctricos propiciados por esta situación pueden ser evidenciados mediante el análisis de las coherencias bioeléctricas corticales. (Figura 14-1).

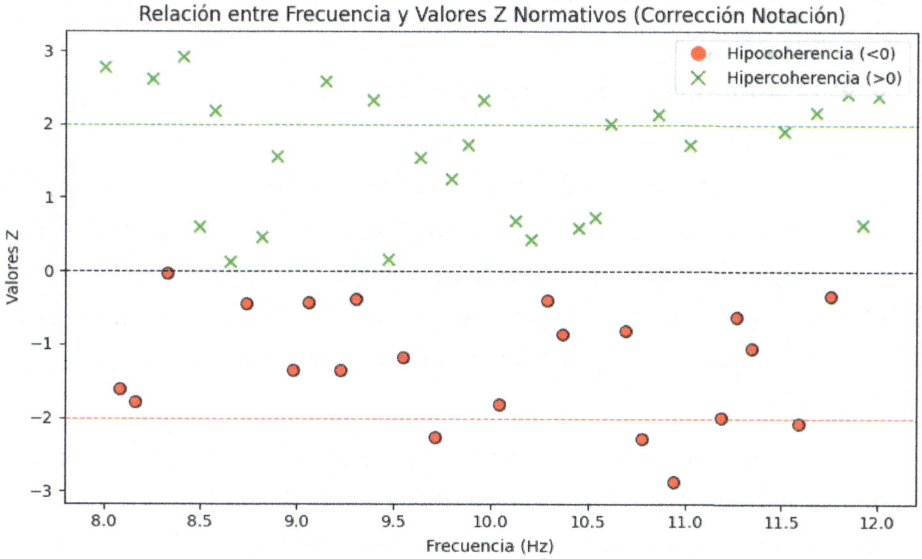


*Figura 14-1. Distribución de los valores Z normativos según la frecuencia base (8–12 Hz). Los círculos rojos indican hipocoherencia (Z < 0) y las cruces verdes representan hipercoherencia (Z > 0). Las líneas punteadas horizontales señalan los umbrales Z = ±2, que definen los límites entre funcionamiento normativo y patrones de alteración funcional (n=63).*

La coherencia es el fundamento sobre el cual se establece el entendimiento del diálogo interno del cerebro, por lo que medir la coherencia es adentrarse en cómo es que el cerebro comparte información entre sus partes[41,50,258]. La coherencia indica la eficiencia de la conectividad cortical en la realización de una determinada tarea[259], por tanto, permite evaluar la eficiencia del integrador cortical[23]; además, al determinar el valor de la coherencia intrahemisférica (cointra), como interhemisférica (cointer), este método refleja fielmente la conectividad estructural[257].

A través del análisis coherencial, ahora se sabe que la corteza cerebral en pacientes con esotropia congénita[20,260] manifiesta alteraciones en la sincronización, hiperactividad, lenificación, paroxismos e incluso epilepsia en áreas precisas de la corteza cerebral[41,260]

Para comprender el reporte de un estudio neurométrico hay que considerar lo siguiente:

Si dos señales tienen patrones idénticos, entonces la coherencia será igual a +1 valores "*Z*" normativos[50,261-263], aun cuando las señales puedan ser de amplitudes distintas[264]. Si las señales son idénticas pero de polaridad opuesta, el valor de coherencia será de signo negativo, -1, por tanto, cualquier grado de similitud caerá entre +1 y - 1[264].

Las coherencias se establecen en valores "*Z*" normativos, donde un valor menor a ±1.96 representa la probabilidad estadística de que las mediciones de un paciente determinado corresponden a la población normal, mientras que los valores mayores a ±1.96 desviaciones estándar se consideraron anormales; así, un perfil EEGq dentro de límites normales ocurre cuando menos del 5% de los valores "Z" de los registros son mayores a ±1.96.

Esto se podría explicar de manera simplificada de la siguiente forma:

$$Indicador_{anómalo} = \sum_{i=1}^{n} \Pi(\,|\,Zi_i\,|_{\,>\,1.96})$$

Donde Π : es la función indicadora, que vale 1 si la condición dentro del paréntesis se cumple y 0 si no

*Zi* es el valor *Z* de la coherencia para el registro *i*

*n* es el número total de valores *Z* registrados

Esta sumatoria puede expresar cuántos valores *Z* están fuera del rango normativo, indicando la proporción de valores normales en el EEGq.

## *14.2*
## Coherencia interhemisférica general vs. temporal

Los lóbulos temporales conforman lo que se ha denominado la "segunda vía visual" y constituyen el centro de integración para el constructo[265] de imágenes a partir de la información procedente de los lóbulos occipitales y parietales. La importancia de estos centros integradores radica en su rica interconexión con los centros encargados de la memoria de trabajo[86,201]. Mediante el análisis de su actividad bioeléctrica se ha identificado que existen deficiencias tanto en la coherencia como en la sincronización interhemisférica, lo que ha permitido comprender mejor cómo es que el cerebro busca compensar esta situación.

Imaginemos por un momento que la corteza cerebral es una ciudad interconectada por autopistas (las conexiones neuronales). Cuando hay un tráfico fluido, la comunicación entre distintas zonas se mantiene eficiente y sin interferencias. Sin embargo, si un puente esencial entre dos sectores colapsa (como en la hipocoherencia intertemporal), los ciudadanos deben buscar rutas alternas, lo que genera tráfico, demoras y estrategias de compensación. Este es el desafío que enfrenta el cerebro en el SIVI.

Este análisis de 63 pacientes muestra las diferencias entre hemisferios en la coherencia funcional para varias vías interconectadas[45]. Las vías con mayor diferencia son P3-T5 y O1-T3, con una diferencia de 0.05. Estos resultados están representados en el gráfico de la figura 14-2.

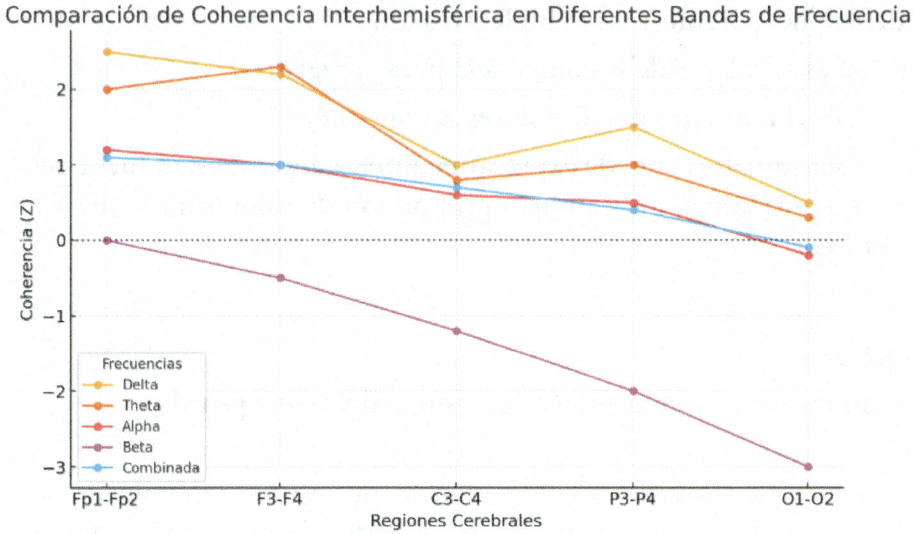


*Figura 14-2. Comparación de la coherencia interhemisférica en distintas bandas de frecuencia (n = 63). El gráfico muestra un patrón descendente desde regiones frontales a occipitales. La banda Beta (línea magenta) presenta la mayor disminución de coherencia, mientras que Delta (amarilla) y Theta (naranja) mantienen valores elevados en zonas anteriores. Alpha (rojo) y la banda combinada (azul) siguen una tendencia descendente. Estos hallazgos apoyan la presencia de reorganización funcional típica del SIVI, con preservación relativa de frecuencias lentas y deterioro progresivo en frecuencias rápidas.*

## *14.3* Hipocoherencia intertemporal

En pacientes con estrabismo congénito, se ha evidenciado una disminución significativa en la coherencia intertemporal, particularmente en la banda Delta entre los lóbulos temporales (T5-T6).

Lo anterior induce cambios importantes en la neuroconducción que pueden ser evidenciados mediante mapeo cerebral digitalizado (MCD), el cual se obtiene con electroencefalografía[259].

Para comprender mejor la coherencia intertemporal pensemos en dos orquestas tocando la misma sinfonía en extremos opuestos de una sala. Si ambas están sincronizadas, la música fluye armónicamente. Pero si hay un retraso en la transmisión de las señales entre los directores de ambas orquestas, se generará una cacofonía. Lo mismo ocurre cuando hay hipocoherencia intertemporal.

Esto es importante tomar en cuenta, tratándose de la comunicación intertemporal, ya que la coherencia representa el grado de sincronización entre dos regiones del cerebro. Cuando esta coherencia es baja entre los lóbulos temporales (T5-T6), significa que la información visual y auditiva no se está integrando eficientemente. Este fenómeno, observado en pacientes con estrabismo congénito, puede afectar la percepción visual, la atención y la estabilidad del procesamiento sensorial.

## *14.4*
## Correlación entre el porcentaje de alteración y la coherencia interhemisférica

El análisis de la distribución de los porcentajes de alteración por zonas corticales muestra que las zonas frontopolar izquierda (FP1) y derecha (FP2) presentan una mayor variabilidad en comparación con las demás zonas, lo que podría estar relacionado con mecanismos de compensación cortical en el estrabismo congénito. (Figura 14-3).

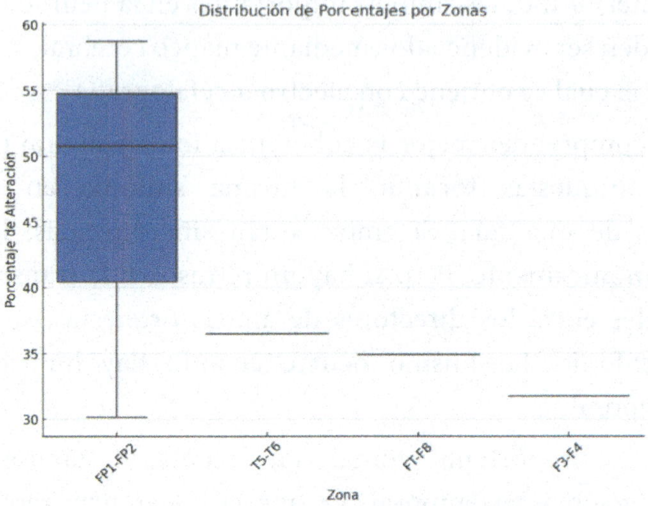


*Figura 14-3. Distribución de los porcentajes de alteración en diferentes zonas corticales en 63 pacientes con estrabismo congénito. La región FP1-FP2 presenta mayor dispersión y mediana más alta, lo que sugiere una variabilidad significativa en la alteración funcional frontal. Las demás zonas muestran menor variabilidad, indicando una distribución más homogénea del compromiso funcional en estas áreas.*

El porcentaje de alteración y el promedio de coherencia interhemisférica, así como la reducción en la coherencia, refuerzan la idea de una disfunción en intergración en el SIVI. (Figura 14-4).

***Matriz de correlación***

| | Incidencia | Porcentaje | Promedio |
|---|---|---|---|
| **Incidencia** | 1 | 0.999 | -0.363 |
| **Porcentaje** | 0.999 | 1 | -0.363 |
| **Promedio** | -0.363 | -0.363 | 1 |

*Figura 14-4. Se observa una correlación significativa que sugiere que mayores alteraciones en la coherencia están asociadas con una mayor disrupción funcional en el SIVI (n=63).*

En el síndrome de integración visual incompleta (SIVI), la coherencia interhemisférica es fundamental para que ambos hemisferios cerebrales trabajen de manera sincronizada. Cuando esta coherencia se encuentra disminuida, indica que existe una desconexión funcional entre las zonas visuales de cada hemisferio, y esto dificulta la integración adecuada de la información proveniente de ambos ojos.

Desde el punto de vista neurofuncional, una menor coherencia se traduce en un procesamiento visual menos eficiente, lo que obliga al sistema visual a activar mecanismos compensatorios, como la supresión o la ambliopía. Esto explica por qué en el estrabismo congénito el cerebro prioriza la estabilidad funcional por encima de la claridad visual.

El análisis de dispersión entre el grado de alteración cortical y la coherencia interhemisférica ofrece una herramienta objetiva para observar cómo la magnitud del daño en distintas regiones cerebrales se relaciona con la desconexión funcional. Este enfoque ayuda a comprender de manera cuantitativa y visual la arquitectura incompleta del sistema visual en el SIVI. (Figura 14-5).

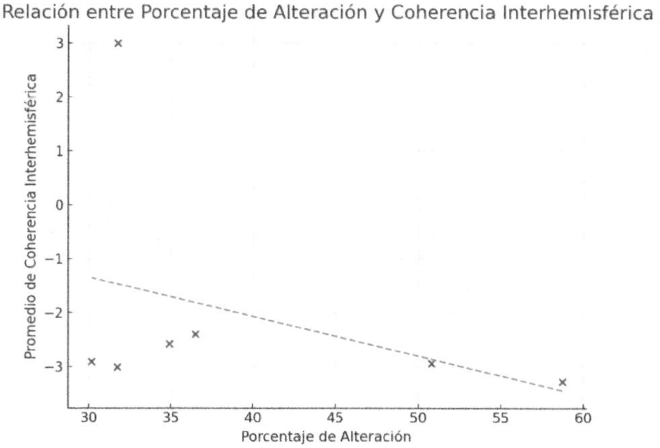


*Figura 14-5. Relación entre porcentaje de alteración y la coherencia interhemisférica promedio (n = 63). Se observa una tendencia inversa: a mayor porcentaje de alteración, menor coherencia interhemisférica, lo cual respalda la hipótesis de que el SIVI afecta negativamente la sincronización funcional entre hemisferios, lo que compromete la integración visual cortical.*

## 14.5
## Tipo de alteración coherencial encontrada en el estrabismo congénito

Respecto al tipo de alteración encontrada en estrabismo congénito, en otro estudio fueron analizado 195 casos de estrabismo congénito, a fin de determinar el comportamiento bioeléctrico, y se encontró una elevada proporción de alteraciones en los MCD[24]. (Figuras 14-6 y 14-7).

| *Grupo* | *Normal* | *Anormal* | *Total* |
|---|---|---|---|
| ***Exotropía*** | 15 | 7 | 22 |
| ***Esotropía*** | 34 | 39 | 73 |
| ***DHD*** | 8 | 22 | 30 |
| ***SSAV*** | 23 | 30 | 53 |
| ***Otros*** | 5 | 12 | 17 |
| ***Total*** | 85 | 110 | 195 |

*Figura 14-6. La proporción de estudios alterada varió dependiendo de la variedad de estrabismo congénito.*

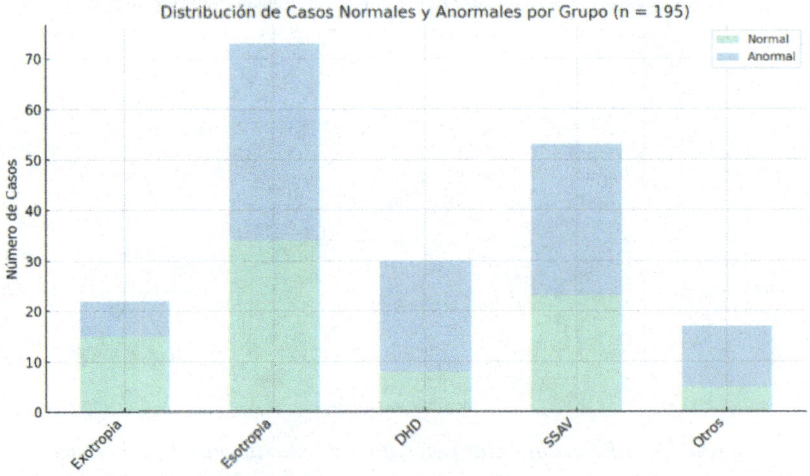


*Figura 14-7. Distribución de casos normales y anormales según los subtipos de estrabismo en un total de 195 pacientes. Los casos se agrupan en cinco categorías clínicas: Exotropía, Esotropía, Desviación*

*Vertical Disociada (DHD), Síndrome Estrábico de Variabilidad Angular (SSAV) y Otros. Se observa una mayor proporción de casos anormales (110), especialmente en los subtipos de esotropía y SSAV, lo que sugiere una mayor disfunción bioeléctrica cortical en estos grupos.*

De los valores obtenidos se calculó el área bajo la curva (AUC) y se encontró que la onda Delta representa la mayor área debido a su coherencia elevada, mientras que la onda Beta con la menor área indicó hipocoherencia generalizada.

A raíz de los estudios ya comentados, la pregunta sería ¿qué tan mal está la comunicación interhemisférica en el SIVI[32,141,142,239].

Para responder esta y otras preguntas, analizaremos la comunicación entre ambos lóbulos temporales en casos de estrabismo congénito.

## *14.6*
## Alteraciones en la coherencia interhemisférica y su relación con el SIVI

La variedad "disociada" del estrabismo congénito representa un modelo de desconexión cortical donde la integración interhemisférica se ve particularmente comprometida. Presentamos un caso que ilustra cómo las alteraciones en la coherencia interhemisférica reflejan un fallo en la sincronización bioeléctrica del sistema visual, y contribuyen al SIVI.

La figura 14-8 ilustra de manera clara cómo el estrabismo congénito afecta la conectividad funcional entre regiones homólogas de ambos hemisferios del paciente. La disminución en las bandas Delta y Theta sugiere una desincronización temprana, mientras que el aumento en Alpha y Beta en zonas específicas indica intentos del cerebro por reorganizar su funcionalidad. Esta dualidad —déficit y compensación— refuerza la idea de que el estrabismo congénito implica una reconfiguración cortical adaptativa. (Figura 14-8).

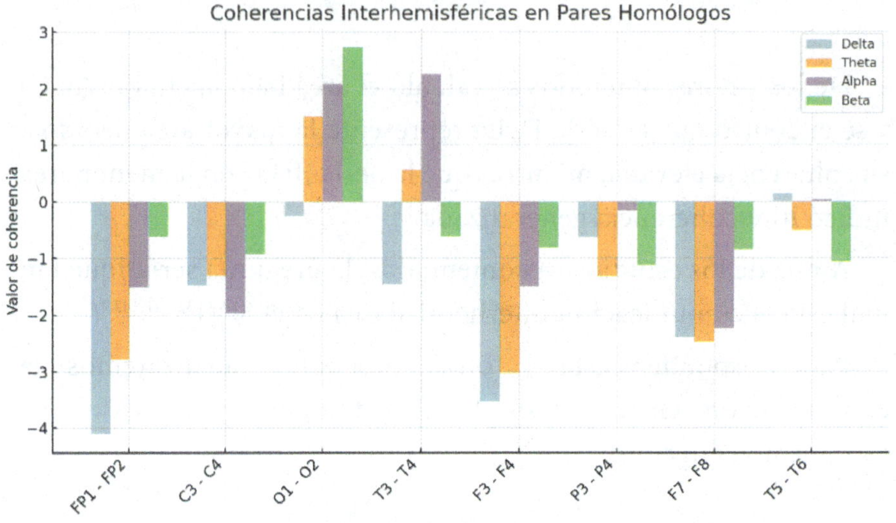


*Figura 14-8. Coherencia interhemisférica en pares homólogos de regiones corticales para distintas bandas de frecuencia (n=63). Se evidencia una hipocoherencia marcada en las bandas lentas (Delta y Theta), reflejando una deficiente sincronización funcional. En contraste, regiones como O1-O2 y T3-T4 muestran hipercoherencia en bandas rápidas (Alpha y Beta), lo que podría representar una reorganización compensatoria del sistema visual ante la desconexión interhemisférica del SIVI.*

En un estudio, se analizaron los datos de coherencia en 63 pacientes para identificar patrones de alteración y su posible rol en la reorganización cortical compensatoria, y se encontró una prevalencia importante de la hipocoherencia interhemisférica[42]. (Figura 14-9).

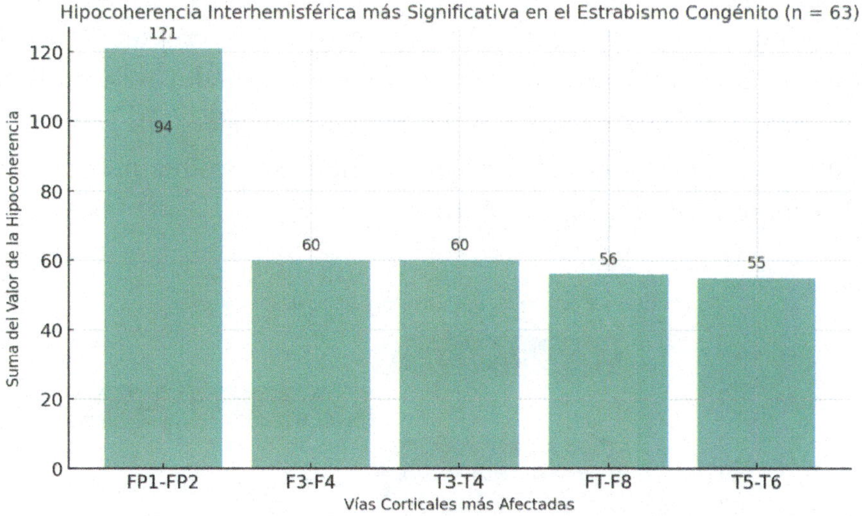


*Figura 14-9. Vías interhemisféricas más afectadas por hipocoherencia en el estrabismo congénito (n = 63). Las columnas representan la suma total acumulada de los valores Z negativos (hipocoherencia) en las seis principales vías corticales. Se destaca la mayor afectación en la región frontopolar (Fp1–Fp2), lo que refuerza la hipótesis de una disfunción interhemisférica precoz en zonas de integración visual anterior.*

El estrabismo congénito se asocia con una reorganización cortical adaptativa que afecta la simetría funcional del cerebro. Estudios electroencefalográficos han demostrado que los pacientes con SIVI presentan una reducción en la coherencia interhemisférica en las ondas Delta y Theta, acompañada de un aumento en la actividad Beta en otras regiones corticales.

Este patrón sugiere que el cerebro intenta equilibrar la desconexión interhemisférica mediante el refuerzo de otras vías de comunicación, lo que genera una arquitectura cortical atípica.

Al analizar la coherencia de cada banda frecuencial por separado en cada una de las 7 zonas corticales se encontró que la zona FP1-FP2 presenta los valores más negativos en coherencia interhemisférica en las ondas Delta y Theta, lo que sugiere una disminución significativa en la sincronización interhemisférica en estas bandas. Por otro lado, la zona intertemporal T3-T4 en Beta presenta un valor positivo, mientras que prevalece un estado de hipocoherencia intertemporal que sugiere un posible mecanismo de compensación. (Figura 14-10).

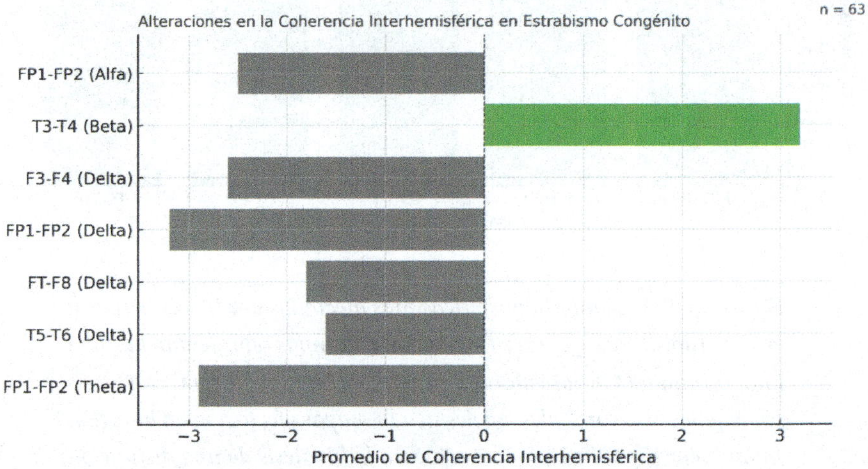


*Figura 14-10. Promedios de coherencia interhemisférica en 63 pacientes con estrabismo congénito. Se observa una disminución marcada en las bandas Delta y Theta, especialmente en la región FP1–FP2, lo que sugiere una disrupción en la sincronización funcional anterior. En contraste, se destaca un valor positivo atípico en la banda Beta en la zona T3–T4, lo que podría representar un patrón compensatorio o una reorganización funcional específica.*

La inversión en Beta en la zona T3-T4, ya comentada en el capítulo 1, podría reflejar una compensación o reorganización cortical, mientras prevalece una relación hipofuncional importante de las vías largas intertemporales T5-T6 entre ambos lóbulos. Este descubrimiento resulta fundamental para comprender la fisiopatología de la esotropia congénita[24].

Para evaluar la significancia de estas diferencias, se aplicó la prueba no paramétrica de Kruskal-Wallis, que mostró diferencias significativas entre zonas ($p < 0.05$). Sin embargo, las pruebas de Wilcoxon no evidenciaron diferencias significativas en las comparaciones por pares, y esto sugiere que las diferencias globales pueden deberse a una zona específica.

El estudio mostró, además, una relación hipocoherente de la información que viaja hacia cada lóbulo temporal, procedente tanto de zonas vecinas del mismo hemisferio como interhemisféricas temporo-temporal, esto ocurrió particularmente hacia la porción dorsal de los lóbulos temporales (O1-T5 y O2-T6).

El impacto clínico de esta asimetría es significativo, ya que puede estar relacionado con dificultades en la percepción visual, el control oculomotor y la integración multisensorial. La presencia de hipocoherencia prolongada en la corteza visual puede predisponer a mecanismos compensatorios ineficientes, como la supresión ocular y la ambliopía, elementos clave en la fisiopatología del SIVI.

Hallazgos de esta naturaleza han permitido entender mejor la fisiopatología, así como el origen de la enfermedad[20,26,31], y han contribuido a sentar las bases de del neuroestrabismo y de la economía del sistema visual[2,8,9,266].

## *14.7*
## Implicaciones neurofuncionales en el SIVI

Es sabido que en el estrabismo congénito existen alteraciones neurofuncionales que pueden ser identificadas mediante EEG y mapeo cerebral digitalizado (MCD)[45]. (Figura 14-11).

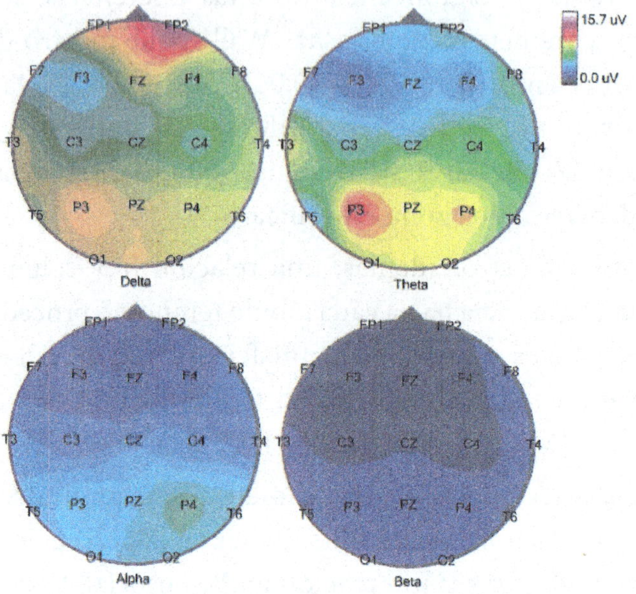


*Figura 14-11. Mapas topográficos de voltaje cortical en distintas bandas de frecuencia, obtenidos mediante EEG cuantitativo (EEGq) y mapeo cerebral digitalizado (MCD) en un paciente con estrabismo congénito. Se destaca la prevalencia de la onda Delta en regiones posteriores, con zonas de hiperfunción (tonos cálidos) e hipofunción (tonos fríos). Se han reportado fenómenos asociados como disociación funcional regional, lentificación, alteraciones en la coherencia intertemporal, paroxismos e incluso epilepsia en algunos casos.*

Las alteraciones funcionales de los circuitos corticales también pueden ser identificadas mediante distintas técnicas electroencefalográficas, como la técnica LORETA; la cual permite incluso relacionar alteraciones neuroeléctricas con alteraciones mentales[267]. (Figura 14-12).

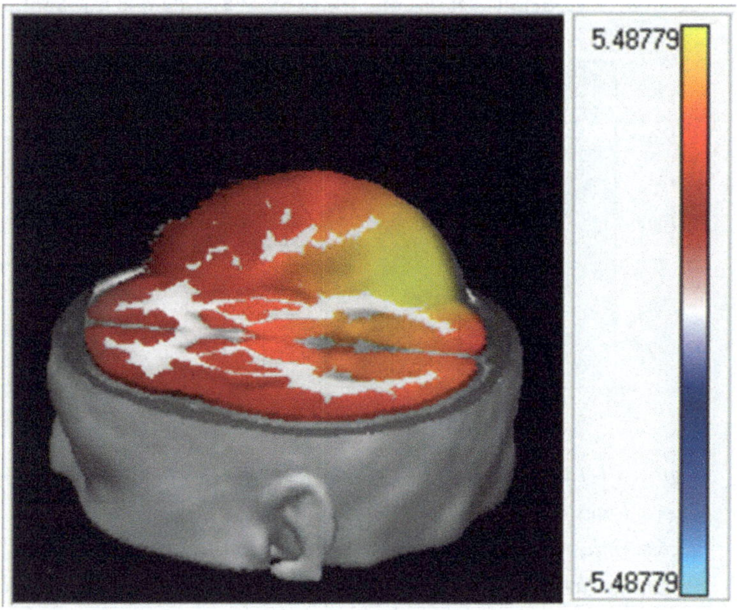


*Figura 14-12. Reconstrucción tridimensional de un estudio de "fuentes de poder" en un niño de 7 años con esotropía de ángulo variable. Se evidencia una zona de hiperactividad eléctrica en el hemisferio derecho, particularmente en el giro angular y la corteza temporal derecha, donde se identificaron múltiples generadores de corriente con elevada densidad eléctrica en la banda Theta, superior a la del grupo normativo. La barra colorimétrica indica los niveles de voltaje (en microvoltios): los colores cálidos reflejan mayor voltaje y los fríos, menor voltaje.*

Diversas investigaciones han demostrado que los pacientes con estrabismo congénito presentan alteraciones en la actividad neuroeléctrica cerebral, observables mediante técnicas como el mapeo cerebral digitalizado y el análisis coherencial[30,37,91,109,192]. Estas alteraciones constituyen una evidencia objetiva de los cambios funcionales que ocurren a nivel cortical, más allá del mero problema oculomotor. Los hallazgos refuerzan la existencia del SIVI como un modelo de desconexión y reorganización cerebral. (Figura 14-13).

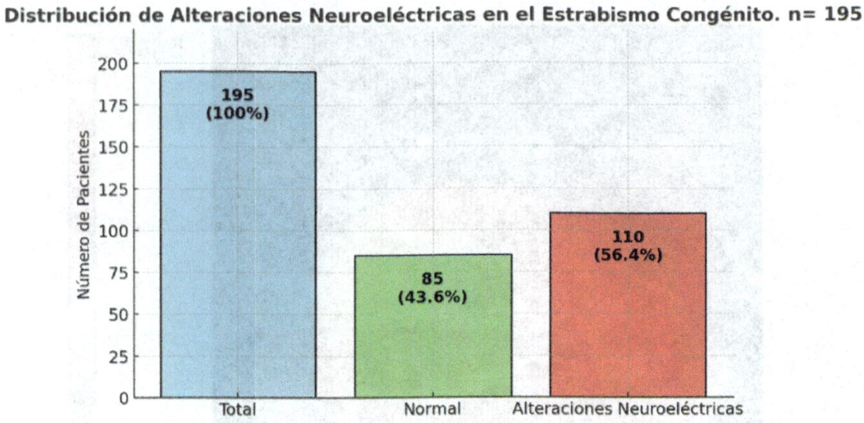


*Figura 14-13. Se observa que el 56.4% de los 195 pacientes presenta alteraciones en la actividad neuroeléctrica cortical, mientras que el 43.6% muestra un perfil dentro de la normalidad. Estos resultados respaldan la hipótesis del SIVI, sugiriendo que el estrabismo congénito implica una reorganización cortical significativa, caracterizada por hipocoherencia intrahemisférica e interhemisférica, más allá de la desviación ocular visible.*

Para conocer la conectividad intra- e interhemisférica hemos utilizado el análisis neurométrico[24,42]. Esta herramienta permite identificar el valor de la coherencia neuroeléctrica entre las distintas partes del cerebro y así es posible comprender mejor su diálogo interno. A continuación, a modo de ejemplo, se muestra una hoja de recolección de datos que contiene información relevante sobre el comportamiento de la coherencia intrahemisférica en 63 pacientes. (Figura 14-14).

## COHERENCIA INTRAHEMISFERICA

| IZQUIERDO | | | | | |
|---|---|---|---|---|---|
| Parametro | | Delta | Teta | Alfa | Beta |
| FP1 F3 | N= | 6 | 10 | 3 | 2 |
| | Min= | 2.0300 | 2.1600 | -3.0900 | 2.3100 |
| | Max= | 3.1600 | 2.6000 | 2.5700 | 2.3500 |
| | Suma= | 14.3700 | 23.3000 | 1.8200 | 4.6600 |
| | Prom= | 2.3950 | 2.3300 | 0.6067 | 2.3300 |
| C3 O1 | N= | 17 | 13 | 6 | 11 |
| | Min= | -2.840 | -2.8100 | 2.2800 | -2.4400 |
| | Max= | 3.81 | 3.8500 | 2.9000 | 3.7400 |
| | Suma= | -20.65 | -10.4000 | 15.2600 | 13.3900 |
| | Prom= | -1.2 | -0.8000 | 2.5433 | 1.2173 |

| DERECHO | | | | | |
|---|---|---|---|---|---|
| Parametro | | Delta | Teta | Alfa | Beta |
| FP2 F4 | N= | 2 | 4 | 2 | 1 |
| | Min= | -2.2600 | 2.1400 | -3.4400 | 2.0500 |
| | Max= | 2.0500 | 2.5800 | -3.1100 | 2.0500 |
| | Suma= | -0.2100 | 9.0100 | -6.5500 | 2.0500 |
| | Prom= | -0.1050 | 2.2525 | -3.2750 | 2.0500 |
| C4 O2 | N= | 9 | 10 | 4 | 9 |
| | Min= | -2.6500 | -2.5400 | 2.1600 | -2.3900 |
| | Max= | 3.5700 | 3.4700 | 2.4600 | 3.3000 |
| | Suma= | -10.4800 | -11.2700 | 9.2900 | 8.5200 |
| | Prom= | -1.1644 | -1.1270 | 2.3225 | 0.9467 |
| F4 T4 | N= | 12 | 18 | 10 | |
| | Min= | -4.5100 | -4.7500 | -3.8800 | |
| | Max= | -2.0900 | 2.3500 | 2.3400 | |
| | Suma= | -34.1600 | -41.2700 | -24.6300 | |
| | Prom= | -2.8467 | -2.2928 | -2.4630 | |

El 17 indica la cantidad de pacientes que presentaron alteración en la onda Delta en la vía C3 01

La celda en blanco indica que los valores son normales

*Figura 14-14. Resumen visual del análisis de coherencia intrahemisférica en 63 pacientes. Las flechas rojas indican el hemisferio correspondiente, mientras que el marco rojo destaca vías con alteraciones significativas, como FP1-F3. Cada recuadro muestra las cuatro bandas de frecuencia (Delta, Theta, Alfa y Beta), con celdas amarillas para valores alterados y blancas para coherencias normales. A la izquierda, una llamada señala 17 pacientes con alteraciones en Delta (C3-O1); a la derecha, una celda vacía indica ausencia de alteraciones. N, Min/Max, Suma y Prom reflejan el número de pacientes afectados, valores extremos, suma total y promedio de coherencia. Esta visualización identifica las rutas corticales más comprometidas y el patrón de hipocoherencia característico del SIVI.*

Las alteraciones de la coherencia pueden indicar características funcionales excesivas, deficientes o ambas. Estas alteraciones pueden ser identificadas y localizadas mediante análisis neurométrico, en las distintas áreas corticales[49].

La hipercoherencia indica que dos o más áreas del cerebro están sobre conectadas y trabajan juntas de manera excesiva, por lo que comprometen así el rendimiento para procesar la información, mientras que la hipocoherencia, al contrario, muestra que el cerebro no es capaz de conectar áreas corticales de manera eficiente para realizar tareas específicas. Ambas situaciones son patológicas si sobrepasan los parámetros "Z" normativos ±2 establecidos como parámetro de "normalidad".

En este capítulo nos referiremos entre otras cosas a las alteraciones coherenciales interhemisféricas, ya que este parámetro es el valor fundamental para comprender desde un punto de vista neuroeléctrico y neurometabólico el SIVI, el cual es un concepto innovador que explica la desconexión funcional en la comunicación interhemisférica, en pacientes con estrabismo congénito. (Figura 14-15).

**COHERENCIA INTERHEMISFERICA**

**Num. paciente:** 63

| Parametro | | Delta | Teta | Alfa | Beta |
|---|---|---|---|---|---|
| FP1 FP2 | N= | 36 | 31 | 18 | 4 |
| | Min= | -9.0300 | -7.1800 | -4.3700 | -3.1700 |
| | Max= | -2.0700 | -2.0100 | -2.0400 | -2.0400 |
| | Suma= | -114.2100 | -90.6400 | -52.7500 | -9.6700 |
| | Prom= | -3.1725 | -2.9239 | -2.9306 | -2.4175 |
| C3 C4 | N= | 9 | 8 | 4 | 6 |
| | Min= | -3.7300 | -2.7900 | -2.7000 | -2.7700 |
| | Max= | 2.0800 | 3.7500 | 2.2100 | 2.1800 |
| | Suma= | -19.0600 | -13.1100 | -5.0800 | -4.7200 |
| | Prom= | -2.1178 | -1.6388 | -1.2700 | -0.7867 |
| O1 O2 | N= | 4 | 10 | 8 | 14 |
| | Min= | -4.0500 | -4.2000 | -3.4600 | -5.0100 |
| | Max= | -2.2400 | 2.1000 | 2.5100 | 3.5100 |
| | Suma= | -11.9400 | -18.9200 | 1.5600 | 0.6400 |
| | Prom= | -2.9850 | -1.8920 | 0.1950 | 0.0457 |
| T3 T4 | N= | 2 | 9 | 17 | 20 |
| | Min= | -2.7800 | 2.1000 | 2.2100 | 2.0500 |
| | Max= | -2.7300 | 4.1900 | 5.1300 | 4.8900 |
| | Suma= | -5.5100 | 24.4700 | 52.2900 | 60.0000 |
| | Prom= | -2.7550 | 2.7189 | 3.0759 | 3.0000 |

| Parametro | | Delta | Teta | Alfa | Beta |
|---|---|---|---|---|---|
| F3 F4 | N= | 19 | 17 | 9 | 2 |
| | Min= | -6.5100 | -3.9000 | -7.1600 | -4.2900 |
| | Max= | -2.0100 | -2.0100 | -2.0600 | -2.0900 |
| | Suma= | -58.0800 | -47.1300 | -28.1500 | -6.3800 |
| | Prom= | -3.0568 | -2.7724 | -3.1278 | -3.1900 |
| P3 P4 | N= | 5 | 5 | 2 | 5 |
| | Min= | -3.6900 | -2.7300 | -2.4700 | -3.1900 |
| | Max= | -2.0800 | -2.2200 | -2.0200 | 2.3800 |
| | Suma= | -14.3700 | -12.4900 | -4.4900 | -3.0400 |
| | Prom= | -2.8740 | -2.4980 | -2.2450 | -0.6080 |
| F7 F8 | N= | 21 | 16 | 10 | 3 |
| | Min= | -5.7200 | -4.6100 | -2.4700 | 2.2800 |
| | Max= | -2.0200 | 2.3300 | -2.1100 | 3.3500 |
| | Suma= | -54.2800 | -37.1500 | -22.8800 | 7.9200 |
| | Prom= | -2.5848 | -2.3219 | -2.2880 | 2.6400 |
| T5 T6 | N= | 23 | 1 | 8 | 5 |
| | Min= | -3.3800 | -2.1300 | 2.0500 | 2.2200 |
| | Max= | 2.2400 | -2.1300 | 3.0300 | 3.2200 |
| | Suma= | -55.1200 | -2.1300 | 19.3000 | 13.7800 |
| | Prom= | -2.3965 | -2.1300 | 2.4125 | 2.7560 |

*Figura 14-15. Resumen gráfico de los valores de coherencia interhemisférica en 63 pacientes. La primera columna muestra las iniciales de cada par de zonas interhemisféricas (p. ej., FP1-FP3), con números nones para zonas izquierdas y pares para derechas. Se observan valores mínimos (hipocoherencia) fuera de parámetro, especialmente en las conexiones frontales.*

Cada caso debe ser considerado de forma individual, para lo cual se realiza EEG interpolado a MCD y análisis neurométrico. Antes de empezar cada análisis se debe tener en mente que la conectividad interhemisférica desempeña un papel crucial en la coordinación de funciones cerebrales complejas, como la integración sensorial y la sincronización motora. Veremos en el siguiente subcapítulo un ejemplo de ello.

## *14.8*
## Alteraciones coherenciales en desviación horizontal disociada: Un caso representativo

¿Qué se analiza en esta sección?

A manera de ejemplo se presenta el comportamiento neuroeléctrico de un paciente con desviación horizontal disociada[45]. Se describe un ejemplo clínico detallado del patrón de coherencia interhemisférica en un paciente con desviación horizontal disociada[45]. Se destacan las alteraciones bioeléctricas específicas observadas mediante neurometría, analizando la conectividad funcional entre regiones homólogas del cerebro. Esta sección ayuda a visualizar cómo se expresa el SIVI en términos neuroeléctricos.

El análisis coherencial permite explorar la eficiencia del diálogo entre ambos hemisferios cerebrales. En este caso, un paciente con desviación horizontal disociada muestra un patrón claro de desconexión funcional en regiones específicas. Las mediciones realizadas mediante neurometría evidencian una significativa hipocoherencia intertemporal (T5-T6) y fronto-frontal (F7-F8), en particular en la banda Alpha, lo que sugiere una falla en la integración visual bilateral.

A la vez, se identifica una hipercoherencia occipital (O1-O2) en las bandas Theta y Beta, probablemente como una forma de reorganización funcional. Este tipo de redistribución del esfuerzo cortical puede ser interpretado como una estrategia de compensación visual ante la desconexión en otras áreas clave. (Figura 14-16).

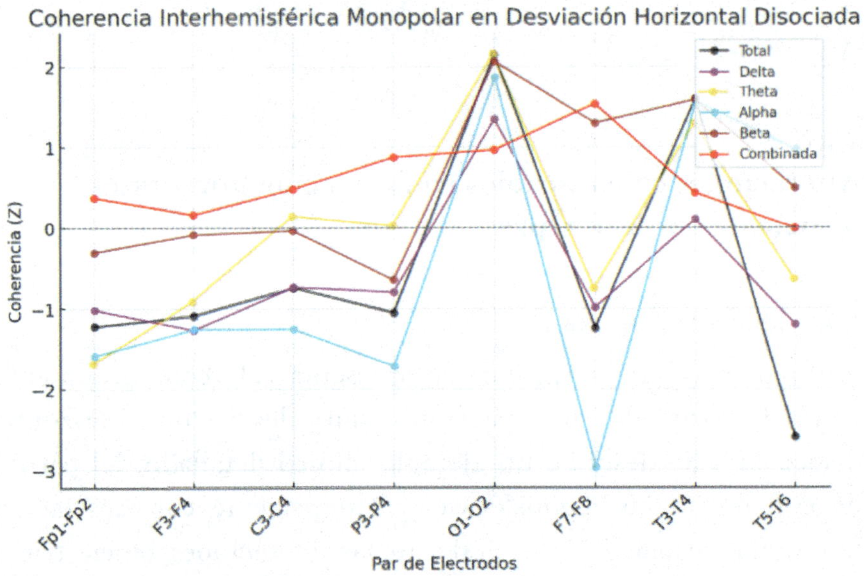


*Figura 14-16. Coherencia interhemisférica monopolar en un paciente con desviación horizontal disociada (n = 1). El gráfico muestra la variación de la coherencia (Z) entre pares de electrodos interhemisféricos en diferentes bandas de frecuencia. Se observa una hipocoherencia marcada en las regiones temporales y frontales, y una hipercoherencia occipital que sugiere un patrón compensatorio.*

El reporte coherencial también permite identificar la magnitud de estas desviaciones respecto a lo esperado, según valores normativos Z. En la figura 14-17, los valores en rojo o verde superan ±2 desviaciones estándar, lo que indica una alteración clínicamente significativa. (Figura 14-17).

| Par de Electrodos | Total | Delta | Theta | Alpha | Beta | Combinada |
|---|---|---|---|---|---|---|
| Fp1-Fp2 | -1.22 | -1.01 | -1.68 | -1.58 | -0.3 | 0.38 |
| F3-F4 | -1.09 | -1.26 | -0.91 | -1.25 | -0.08 | 0.17 |
| C3-C4 | -0.74 | -0.73 | 0.15 | -1.25 | -0.03 | 0.49 |
| P3-P4 | -1.05 | -0.79 | 0.03 | -1.71 | -0.64 | 0.88 |
| O1-O2 | **2.15** | 1.35 | 2.16 | 1.87 | 2.07 | 0.97 |
| F7-F8 | -1.24 | -0.98 | -0.75 | **-2.96** | 1.3 | 1.54 |
| T3-T4 | 1.6 | 0.11 | 1.3 | 1.57 | 1.59 | 0.44 |
| T5-T6 | **-2.59** | -1.19 | -0.63 | 0.97 | 0.5 | 0 |

*Figura 14-17. Tabla de valores Z de coherencia interhemisférica por banda y por par de electrodos. Las celdas en negritas indican las desviaciones más relevantes. El valor Z normativo permite determinar si la coherencia observada se encuentra dentro o fuera del rango esperado. Fuente: Registro individual de paciente con DHD.*

En la comparación directa entre la coherencia observada y la esperada, se evidencia la pérdida de sincronía en regiones clave para la integración visual, particularmente las áreas temporales y frontales, mientras que la zona occipital muestra una respuesta aumentada, posiblemente como compensación. (Figura 14-18).

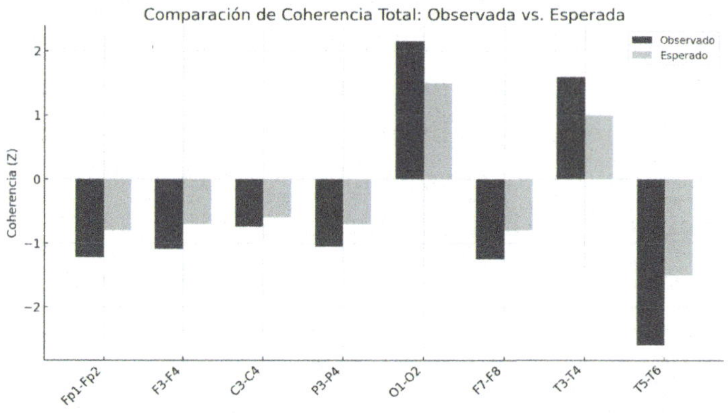


*Figura 14-18. Comparación entre la coherencia interhemisférica total observada vs. esperada en un paciente con desviación horizontal disociada (n = 1). El gráfico evidencia una hipocoherencia marcada en T5-T6 y F7-F8, y una hipercoherencia en O1-O2. Estas diferencias refuerzan la hipótesis de que el SIVI implica una reorganización funcional cerebral para mantener la percepción visual en condiciones de desconexión interhemisférica.*

## 14.9
## Reflexión final de esta sección

Esta evidencia sugiere que, en el contexto del SIVI, el cerebro no solo refleja desconexiones funcionales, sino también intentos activos de reorganización para preservar la funcionalidad visual. La pregunta clave es si estos patrones de redistribución se relacionan con la disminución de elementos granulométricos en la sustancia blanca, como se ha observado en estudios de neuroimagen. A la luz de la evidencia disponible, la respuesta es afirmativa, y esto abre nuevas rutas para el estudio y tratamiento del estrabismo congénito desde un enfoque neurofisiológico integral.

## 14.10
## Aplicación del análisis neurométrico

En un estudio prospectivo, descriptivo y observacional en 16 pacientes con distintas variantes de estrabismo esencial. Se aplicó un análisis neurométrico para evaluar 23 parámetros de la actividad bioeléctrica cerebral, incluyendo coherencia intertemporal, poder absoluto y relativo, simetría interhemisférica, gradiente intrahemisférico y sincronía interhemisférica[19].

Los valores obtenidos fueron comparados con los patrones normativos "Z", derivados de bases de datos internacionales de población asintomática. Se analizaron registros de electroencefalografía digital y cuantitativa (QEEG), con un enfoque en las alteraciones de la coherencia intertemporal entre los lóbulos temporales (T5-T6), dada su relevancia en la conectividad funcional del sistema visual.

## 14.11
## Varios hechos relevantes

Se observó una marcada reducción de la coherencia en la banda Delta (T5-T6) en 15 de los 16 casos analizados. Esta alteración indica una dificultad en la sincronización de la actividad neuronal entre ambos hemisferios y sugiere una desconexión funcional que afecta la integración visual y auditiva, con impacto en la percepción y la organización cortical. Se identificó además un predominio de ondas lentas en la actividad cortical, lo que refleja una ralentización en la transmisión de información visual. (Figura 14-19).

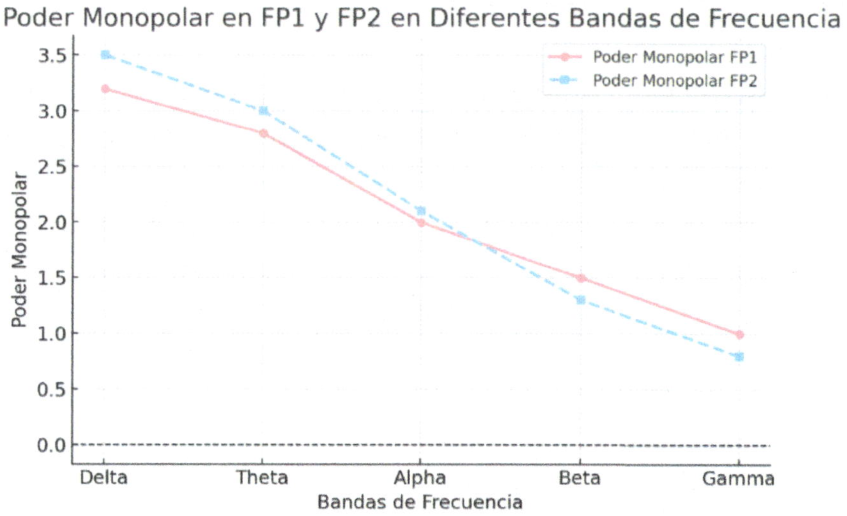


*Figura 14-19. Poder monopolar registrado en las regiones FP1 y FP2 en distintas bandas de frecuencia en 16 pacientes con estrabismo congénito. Se observa un predominio del poder en la banda Delta y Theta en ambas regiones, con una tendencia decreciente hacia Beta y Gamma. Este hallazgo es indicativo de una actividad cortical lenta predominante en la región prefrontal, característica de patrones de reorganización en el síndrome de integración visual incompleta (SIVI).*

Hipersimetría (patrón inusualmente elevado de simetría bioeléctrica entre hemisferios, que sugiere una redundancia funcional excesiva o una compensación cortical ante desconexiones en otras regiones) en lóbulos occipitales: En 10 de los 16 casos analizados, se encontró un aumento anormal de la simetría interhemisférica en regiones occipitales (O1-O2), posiblemente como un mecanismo compensatorio para la deficiencia de comunicación temporal.

## *14.12*
## Plasticidad cortical en el SIVI

Este estudio ha permitido reconocer que las ondas Theta y Beta son las más afectadas, mientras que Alpha presenta un patrón de reorganización distinto entre los hemisferios. Estos hallazgos sugieren que la plasticidad cortical en el SIVI no opera de manera simétrica y que el hemisferio izquierdo asume una mayor carga de reorganización en comparación con el derecho. A partir de estos datos, proponemos un modelo funcional de reorganización cortical en el SIVI que describe cómo la corteza intenta compensar la falta de integración binocular.

## *14.13*
## Hallazgos clave

1. Theta y Beta son las frecuencias más alteradas en el SIVI

Más del 94% de las zonas analizadas presentaron valores anómalos en Theta y Beta. Theta (4-7 Hz) está vinculada con la regulación atencional y la sincronización subcortical, mientras que Beta (13-30 Hz) está asociada a la actividad cognitiva activa y la resolución de problemas. La disociación entre ambas podría explicar las dificultades en la integración visual. (Figura 14-20).

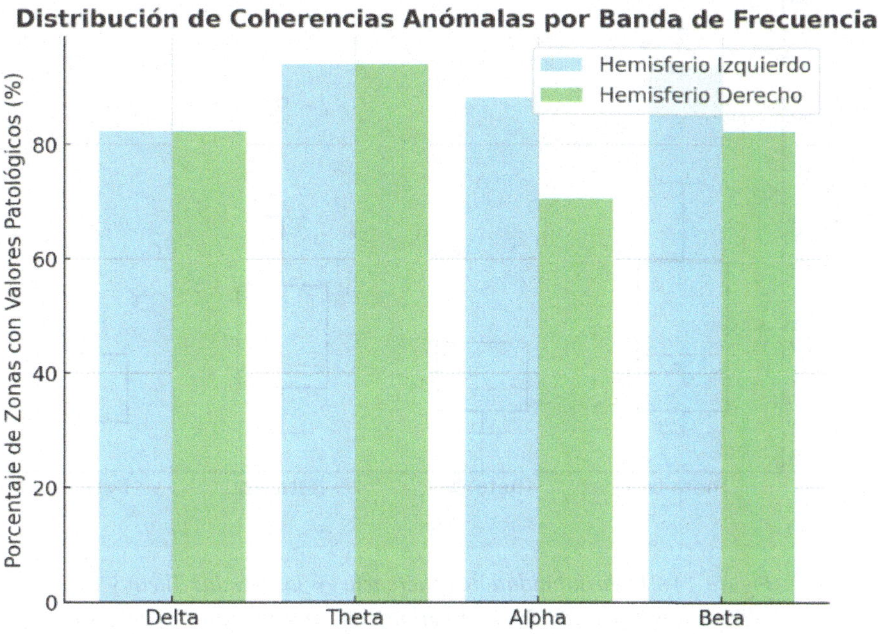


*Figura 14-20. Distribución de coherencias anómalas por banda de frecuencia en pacientes con estrabismo congénito (n=195). El gráfico compara el porcentaje de zonas con valores patológicos entre los hemisferios izquierdo y derecho. Las bandas Theta y Beta presentan los mayores niveles de afectación, con una diferencia significativa en Beta. El hemisferio izquierdo muestra un patrón de reorganización más estructurado, con correlaciones elevadas en Delta, Alpha y Beta, sugiriendo un intento compensatorio para asumir una mayor carga funcional.*

En el hemisferio derecho, Alpha y Beta tienen una menor sincronización, lo que sugiere una reorganización menos eficiente. (Figura 14-21).

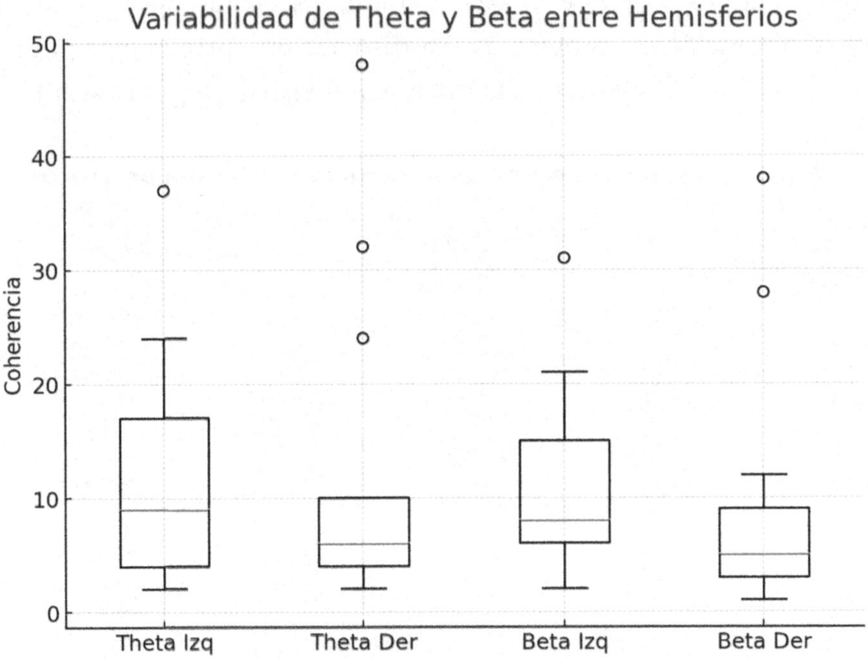


*Figura 14-21. Variabilidad de coherencia en las bandas Theta y Beta entre hemisferios (n=16). El diagrama de cajas muestra la dispersión de los valores de coherencia en las bandas Theta y Beta, diferenciando entre hemisferio izquierdo (Izq) y derecho (Der). Se aprecia una mayor variabilidad en ambas bandas dentro del hemisferio izquierdo, especialmente en la banda Beta, lo que sugiere un mayor grado de reorganización funcional asimétrica y un posible desbalance interhemisférico en los procesos de integración cortical.*

Diferencias en Alpha entre hemisferios sugieren un mecanismo compensatorio asimétrico. Esta onda cerebral resulta menos afectada en el hemisferio derecho (70.59%) que en el izquierdo (88.24%), lo que sugiere que el hemisferio derecho podría estar actuando como un anclaje funcional, mientras que el izquierdo realiza ajustes más drásticos. (Figura 14-22).

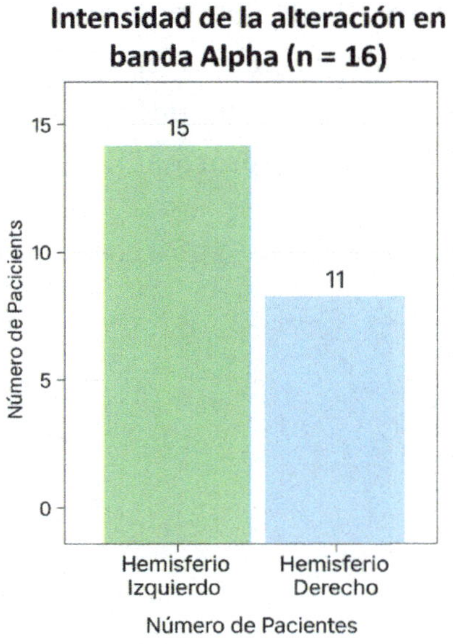


*Figura 14-22. Intensidad de la alteración en la banda Alpha. Comparación del número de pacientes con alteración en la banda Alpha entre hemisferios (n = 16). Se observa un mayor número de casos con afectación en el hemisferio izquierdo (15) respecto al derecho (11), lo que sugiere un patrón asimétrico de reorganización cortical.*

## *14.14*
## Modelo funcional del SIVI

A partir de estos datos, proponemos un modelo de reorganización cortical basado en correlaciones funcionales. En este modelo:

1. El hemisferio izquierdo establece una red de mayor interdependencia entre sus bandas de frecuencia, especialmente en Delta, Alpha y Beta.
2. El hemisferio derecho muestra una modulación menos eficiente de Alpha y Beta, lo que sugiere un déficit en la sincronización de alta frecuencia.

3. La desconexión Theta-Beta podría ser clave en la alteración de la percepción visual en el SIVI, ya que Theta regula mecanismos de control subcortical, mientras que Beta modula la actividad de procesamiento activo. (Figura 14-23).

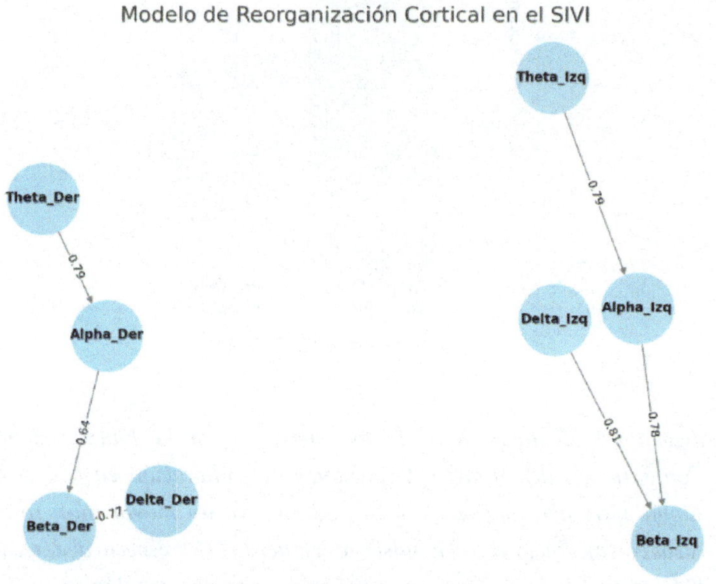


*Figura 14-23. Modelo de reorganización cortical en el SIVI. Representación del modelo funcional del SIVI basado en correlaciones entre bandas de frecuencia. Se observa cómo el hemisferio izquierdo muestra una estructura de conectividad más fuerte, mientras que el derecho tiene menor sincronización Alpha-Beta.*

## 14.15
## Reorganización cortical y perspectivas terapéuticas en el SIVI: Un modelo de resolución de conflictos cerebral

La evidencia sugiere que, en el contexto del estrabismo congénito, la corteza cerebral implementa una estrategia de reorganización compensatoria. Algunas regiones disminuyen su coherencia interhemisférica, mientras que otras incrementan su actividad en bandas específicas, con lo cual reflejan un patrón de redistribución funcional. Esta respuesta adaptativa puede interpretarse como un intento del sistema nervioso por preservar la funcionalidad visual a pesar de la integración incompleta entre hemisferios.

Desde una mirada didáctica y funcional, la corteza del paciente estrábico puede comprenderse como un modelo de resolución de conflictos, en el que se reajustan recursos y se optimiza la economía cerebral para enfrentar las restricciones impuestas por el síndrome de integración visual incompleta (SIVI).

En el plano terapéutico, la identificación de estos patrones alterados de coherencia abre nuevas posibilidades de intervención. A través de terapias que busquen favorecer la restauración de la sincronía interhemisférica y potenciar la eficiencia del sistema visual y aunque por ahora estas aproximaciones requieren validación empírica, representan un horizonte prometedor en el tratamiento funcional del SIVI.

# Conclusiones

1. La coherencia bioeléctrica se erige como un marcador objetivo y sensible de la integridad funcional del sistema visual en el estrabismo congénito, pues permite identificar tanto desconexiones significativas como respuestas compensatorias corticales.
2. La hipocoherencia intertemporal, observada en múltiples estudios, representa una desconexión funcional crítica entre los lóbulos temporales, que interfiere con la integración sensorial visual y auditiva, y afecta directamente la percepción, atención y procesamiento espacial.
3. La banda Delta, junto con Theta y Beta, muestra un patrón de alteración sistemático en pacientes con SIVI, que refleja tanto lentificación como reorganización funcional, y su análisis permite trazar el grado de afectación cortical.
4. Se ha observado que el hemisferio izquierdo asume una mayor carga de reorganización funcional, mientras que el derecho actúa como anclaje. Esta plasticidad cortical asimétrica revela una respuesta adaptativa que, si bien intenta preservar la funcionalidad, no siempre resulta eficiente.
5. El modelo funcional del SIVI propuesto en este capítulo muestra cómo se redistribuyen los recursos corticales en un intento del cerebro por enfrentar la desconexión interhemisférica. Esta reorganización puede ser considerada un modelo de resolución de conflictos internos que busca preservar la economía del sistema visual.

6. Desde una perspectiva clínica, estos hallazgos refuerzan la importancia del análisis de coherencia como herramienta diagnóstica y pronóstica. A su vez, abren la posibilidad de diseñar estrategias terapéuticas orientadas a modular la conectividad cortical, restaurar la sincronía interhemisférica y mejorar el rendimiento del sistema visual.

# Capítulo XV

## *El estrabismo congénito como modelo cibernético*

# RESUMEN

Este capítulo introduce el estrabismo congénito como un modelo cibernético de alta complejidad, en el que el sistema visual es concebido como una red abierta de control, autorregulación y retroalimentación negativa. Desde esta perspectiva, se descompone el sistema visual en tres componentes esenciales: el *input* (aferencia visual), el regulador (integrador cortical) y el *output* (respuesta motora y perceptual), al tiempo que se exploran sus interrelaciones y alteraciones en el contexto del estrabismo congénito.

Se aborda con especial profundidad el conflicto espaciotemporal generado por la discordancia entre las señales visuales que provienen de ambos ojos. Este conflicto, que afecta particularmente la correspondencia espacial, es representado mediante un modelo inspirado en la transformada de Fourier, el cual permite comprender cómo el sistema cortical procesa las frecuencias espaciales y temporales, y cómo el ruido resultante de dicha disarmonía es compensado por mecanismos neuroadaptativos como la ambliopía y la supresión.

## 15.1
## El modelo cibernético

Desde una perspectiva cibernética, el sistema visual actúa a través de una vasta red de distribución de sistemas integradores, abiertos, variantes y de retroalimentación negativa[38,268,269].

Cada subsistema que conforma la red cortical opera bajo el principio de acción-inhibición, articulado funcionalmente en un esquema básico: *input* → *regulador* → *output*. Esta dinámica refleja un modelo de control en el que la información es procesada, modulada y retroalimentada para mantener la estabilidad del sistema visual[125,268].

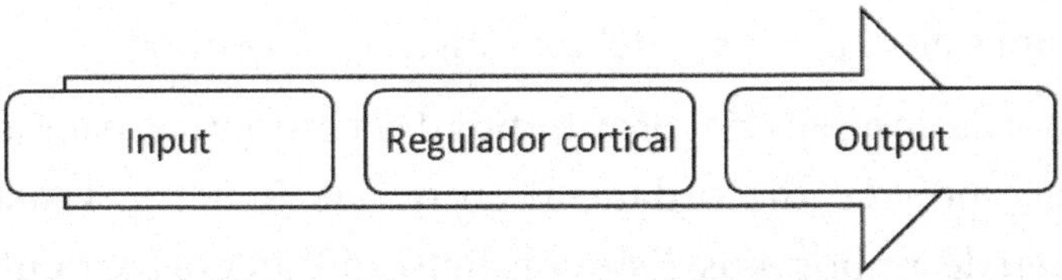


Esta concepción constituye, en esencia, el fundamento del enfoque terapéutico en el neuroestrabismo: intervenir sobre el *input* visual y recalibrar el integrador cortical no solo mejora el *output* perceptual y motor, sino que también reduce la oscilación funcional, restaurando la economía interna del sistema visual[268,270]. Esta organización cibernética permite, además de describir el comportamiento del sistema visual en condiciones normales y patológicas, establecer un modelo operativo de intervención. Si el *input* puede ser optimizado y el integrador cortical reprogramado, entonces el *output* —esto es, la respuesta visual perceptual y motora— se vuelve más eficiente y menos ruidoso. Este proceso de recalibración sistémica no solo busca disminuir el ruido funcional, sino también reequilibrar dinámicamente la economía del sistema visual. Así, el tratamiento deja de centrarse exclusivamente en la corrección de la desviación ocular o la corrección óptica, para orientarse hacia la reorganización inteligente y funcional del sistema visual como una unidad integrada, holística, como sugería Skefington[3, 4].

Para entender las partes del sistema visual, desde un punto de vista cibernético, se deben analizar sus tres componentes básicos: 1) el input (la aferencia visual binocular), 2) el regulador (la corteza cerebral como integrador cortical) y 3) el output (la señal de salida), que puede ser mesurado clínicamente al medir tanto la exacerbación de los reflejos oculomotores como la disminución de las habilidades sensoriales y perceptuales.

Con fines didácticos, este tema será dividido entonces en los tres componentes que integran al sistema cibernético visual:

1. El input visual que se descompone en frecuencias espaciales y temporales al ser analizadas mediante la transformada de Fourier.
2. El integrador cortical, encargado de coordinar esta información, que puede ser evaluado al analizar sus alteraciones estructurales y funcionales mediante estudios neurofuncionales y morfométricos y que es el motivo principal del primer tomo.
3. El output, que en condiciones normales refleja una respuesta visual coordinada, en el estrabismo congénito se ve alterado y genera ruido visual. Este ruido se origina en la interferencia entre frecuencias espaciales dispares, fenómeno que puede entenderse como *aliasing perceptual*. Dicho desajuste debe ser compensado mediante mecanismos neuroadaptativos como la ambliopía y la supresión. Las consecuencias clínicas de este output anómalo se evidencian en la disfunción perceptual y motora característica de la enfermedad.

Hablaremos primeramente del input referente a los ojos como porción aferente visual del sistema, por ser un tema reiteradamente conocido y difundido en diversos textos; de modo que nos enfocaremos particularmente al regulador, debido a que representa al integrador cortical. Por su complejidad, hablaremos *inextenso* de aspectos relacionados con el integrador cortical como el regulador central.

Finalmente, dedicaremos una parte de esta obra al output, especialmente desde un punto de vista neuro económico más que mecánico, ya que es un tema que es abordado también por diversos textos de estrabismo.

## *15.2*
## Input: El conflicto espaciotemporal en el estrabismo congénito

En condiciones fisiológicas, el privilegio de poseer la humana posición frontal de ambos ojos, separados por tan solo algunos segundos de arco, permite compartir información visual semejante a partir de dos canales aferentes de tal manera que es posible combinar las señales de uno y otro ojo de manera óptima, en el área dorsal V3B/KO de la corteza visual[271]. Sin embargo, en el paciente estrábico, no es posible compartir de manera discriminatoria dos señales distintas que son la disparidad binocular y el movimiento relativo del modo que ocurre en los niños sanos[68].

La visión binocular, en condiciones normales, es una maravilla de la integración cortical. Dos ojos capturan información visual desde perspectivas ligeramente distintas, y la corteza cerebral procesa estas entradas para generar una imagen coherente del mundo. Este mecanismo, que aún no comprendemos del todo, es un testimonio de la sofisticación del cerebro humano.

La desviación ocular genera estímulos visuales con frecuencias temporales simultáneas, pero proyecciones espaciales distintas, lo que resulta en un estado de oscilación y ruido visual en un contexto de competencia binocular. Este desafío sólo puede resolverse a través de fenómenos neuroadaptativos como la ambliopía y la supresión, que actúan como estrategias corticales para minimizar el conflicto visual.

Desde luego que el espacio y el tiempo no pueden concebirse como independientes entre ellos y dependen en todo caso del movimiento del observador. Como diría Herman Minkowski en su célebre obra *Espacio y Tiempo*, "a partir de ahora, el espacio por sí mismo y el tiempo por sí mismo están condenados a desvanecerse en meras sombras, y sólo una especie de unión de ambos preservará una realidad independiente"[272,273]. Esta visión unificada de espacio-tiempo resulta crucial para comprender cómo el cerebro debe integrar ambas dimensiones en la percepción visual.

El conflicto espaciotemporal impacta a la vía visual de una manera directa ya que existen células capacitadas para conducir la frecuencia espacial; lo que requiere de un proceso elaborado y complejo a través de múltiples referencias presinápticas de información visual, antes de tramitar la información correcta a la célula postganglionar. Las neuronas que toman y trasmiten información temporal lo hacen de un modo directo.

1) La vía parvocelular procesa información espacial elevada, lo que condiciona precisión ("qué"). Su eficiencia depende de la integridad de los elementos granulométricos finos (EGF).
2) La vía magnocelular procesa información temporal conformada por frecuencias temporales de mayor longitud y con ello permite discernir el movimiento ("dónde"). Las alteraciones en las frecuencias temporales suelen asociarse con ruido y desincronización.

Para comprender la dualidad de las señales que constituyen las aferencias visuales izquierda y derecha con sus respectivas frecuencias espaciotemporales, es conveniente comprender la transformada de Fourier[274].

En este análisis, utilizaremos la transformada de Fourier como marco teórico para modelar cómo las alteraciones estructurales, determinadas mediante estudios granulométricos, y las alteraciones neuofuncionales, determinadas por EEG, mapeo cerebral y análisis neurométrico (neurometría), generan ruido y afectan la eficiencia del sistema visual.

La transformada de Fourier ($f(\xi)$) convierte una función del dominio del tiempo ($F(t)$) en una función del dominio de la frecuencia ($F(\omega)$). Esto permite analizar cómo se distribuyen las frecuencias en la señal original, lo que permite comprender cómo las vías visuales procesan las frecuencias temporales y espaciales[274]. (Figura 15-1).

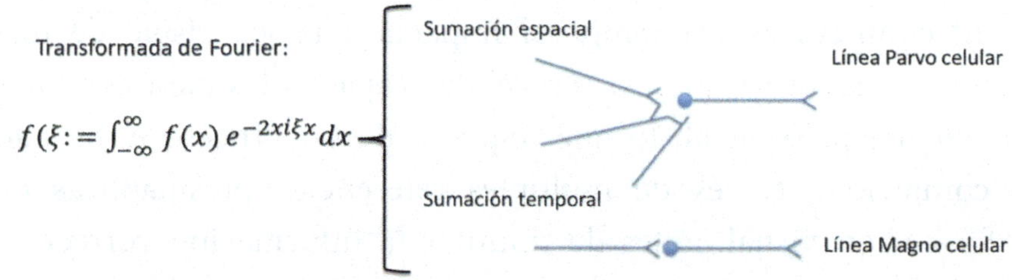


*Figura 15-1. La trasformada de Fourier permite distinguir entre la frecuencia espacial y temporal. La sumación del impulso presináptico que conduce la frecuencia espacial es más compleja que la de la frecuencia temporal.*

Desde esta perspectiva, se puede decir que, al error innato en el cálculo visual, espacial y temporal, capaz de inducir una dismetría sensorial y motora, que no puede ser corregida por el integrador cortical, se le conoce como estrabismo congénito.

Los niños con estrabismo congénito son estéreo-ciegos. Esta condición denominada aestereopsia está presente, pues la posibilidad de fusionar señales dispares se encuentra severamente alterada[68,275]; tal y como lo está también la vía visual de estos pacientes, especialmente en casos de esotropía con variabilidad angular[276] y en aquellos estrabismos que manifiestan movimientos disociados[82].

El problema en el estrabismo no radica en la frecuencia temporal, que es idéntica en ambas señales, sino en la discrepancia de las frecuencias espaciales, que introduce ruido en el integrador cortical. (Figura 15-2).

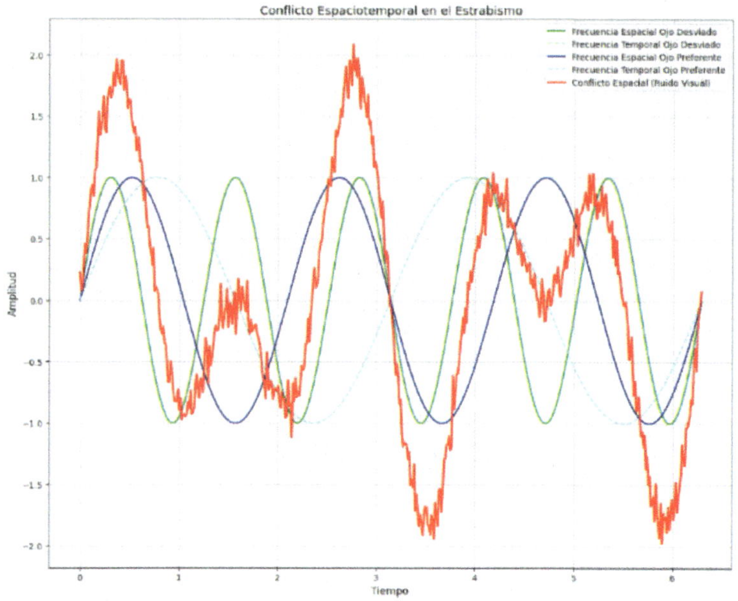


*Figura 15-2. Representación gráfica del conflicto espaciotemporal en el estrabismo congénito. El gráfico ilustra cómo las señales visuales de ambos ojos presentan un conflicto espacial, pero no temporal, que afecta la integración cortical. Las líneas verdes y azules representan las frecuencias espaciales y temporales de cada ojo, mostrando que, aunque la frecuencia temporal es idéntica (entorno dinámico compartido), existe un conflicto en la frecuencia espacial (línea roja) que genera interferencia y contribuye a la supresión y/o ambliopía.*

# Conclusión

1. El estrabismo congénito puede conceptualizarse como un sistema cibernético alterado, en el que el flujo normal entre input, integrador y output se ve interrumpido por un conflicto espaciotemporal persistente.
2. Este conflicto se origina en la discrepancia de las frecuencias espaciales provenientes de ambos ojos, a pesar de compartir frecuencias temporales similares, lo que induce oscilación patológica y ruido visual en el integrador cortical.
3. La visión binocular normal es el resultado de una integración precisa de las señales espaciotemporales en áreas corticales específicas. En el estrabismo congénito, esta integración se ve comprometida, lo que impide el desarrollo de estereopsis y da lugar a estrategias neuroadaptativas como la ambliopía o la supresión.
4. El análisis cibernético permite descomponer el sistema visual en sus elementos funcionales básicos, y, con ello, comprender mejor la fisiopatología del estrabismo congénito desde un enfoque sistémico, funcional y matemáticamente modelable.
5. La aplicación de herramientas como la transformada de Fourier aporta un marco analítico poderoso para estudiar el impacto de las alteraciones estructurales y bioeléctricas en la eficiencia visual, lo que abre la puerta a nuevas estrategias diagnósticas y terapéuticas dirigidas a restaurar la armonía espaciotemporal.

# Capítulo XVI

## *El integrador cortical como regulador*

# RESUMEN

El presente capítulo introduce uno de los conceptos clave en la comprensión avanzada del neuroestrabismo: el integrador cortical como eje regulador de la economía del sistema visual. A través de un análisis multidimensional —neurofisiológico, cibernético y clínico— se describe cómo el integrador cortical mantiene la homeostasis visual mediante la regulación espaciotemporal, la inhibición de oscilaciones patológicas y la supresión del ruido visual.

Se exploran los orígenes de la oscilación patológica y su impacto en la eficiencia cortical, así como las consecuencias clínicas del ruido visual, expresadas en fenómenos como ambliopía, supresión, diplopía y *crowding*. A través de casos clínicos y argumentación matemática, se expone cómo el fracaso del integrador genera retroalimentación positiva descontrolada, que compromete la estabilidad perceptual.

El capítulo culmina con el análisis de dos estrategias neuroadaptativas centrales: la supresión y la ambliopía, entendidas no como patologías aisladas, sino como respuestas corticales ante la disfunción de la conectividad jerárquica. Este enfoque revela una dimensión funcional profunda del estrabismo congénito y plantea una nueva forma de entenderlo, como una condición que rebasa el ámbito oculomotor, para insertarse en la dinámica cerebral y su economía de recursos.

## *16.1*
## El integrador cortical y el conflicto espaciotemporal

La arquitectura cibernética del integrador cortical visual constituye aproximadamente la mitad de los procesos de la corteza cerebral humana. No trata sobre un mero diseño estructural, sino, más bien, trata acerca de un sistema holístico, adaptable, que organiza y regula la interacción entre múltiples elementos corticales para procesar y equilibrar las señales visuales. En condiciones fisiológicas, esta arquitectura permite que la visión binocular se mantenga estable, garantizando una distribución eficiente de los recursos y una integración armónica de las imágenes provenientes de ambos ojos.

Las neuronas encargadas de esta función se encuentran principalmente en la corteza visual primaria (V1) y en áreas visuales superiores como las capas 4, 3B y 2/3 de V1 y V2 que son fundamentales para la estereopsis[113]. Estas neuronas son reactivas de manera selectiva a la disparidad binocular, esto es, a la diferencia en la posición relativa de un objeto en las retinas de ambos ojos. Estas neuronas requieren tempranamente estímulos simultáneos, en rangos de binocularidad para poder desarrollarse adecuadamente[113,277,278].

Las neuronas V1 se han estudiado ampliamente en fisiología desde hace más de medio siglo, a partir de los estudios de Hubel y Wiesel[279,280]. Desde entonces se han propuesto tres modelos neuronales tradicionales para el análisis de la corteza visual V1: funcional, estructural y descriptivo[281]; sin embargo, en el neuroestrabismo requerimos añadir algo que falta: el análisis cibernético y el económico. En este primer tomo se analiza lo primero, en el segundo tomo se analiza lo segundo.

Pero vamos por partes, desde lo general a lo especial.

La visión binocular, en su estado óptimo, logra fusionar dos perspectivas ligeramente distintas en una única percepción coherente del mundo. Esta fusión depende de una sutil disparidad en la fijación visual, producto natural de la separación entre los ojos, y con ello el establecimiento de dos perspectivas distintas; lo que a su vez permite la emergencia de la estereopsis, el nivel más evolucionado de la percepción espacial. Este mecanismo es, en esencia, una estrategia cortical de resolución de conflictos: dos entradas visuales diferentes se reconcilian en una representación tridimensional del entorno.

Pero este mecanismo no es solo un fenómeno neurofisiológico, sino una estrategia que marca la diferencia entre la supervivencia reactiva y la percepción estratégica.

Miremos por un momento a la rana, ese pequeño anfibio cuyo sistema visual está diseñado para detectar movimiento de manera primitiva y eficaz. Su mundo es una sucesión de estímulos discretos: si algo pequeño se mueve, es comida; si no se mueve, simplemente no existe. No necesita analizar el entorno ni construir modelos complejos de la realidad, solo reaccionar con precisión. Su visión es un reflejo puro, una respuesta instantánea que le ha permitido sobrevivir desde siempre en el planeta.

Pero la evolución no se detuvo en la rana. Surgieron especies con mayor capacidad de análisis visual, sistemas nerviosos más complejos y, finalmente, una mirada que dejó de ser solo reactiva para convertirse en predictiva, mediante neuronas que no solo identifican el qué y el dónde, sino, además, el cuándo[282–284], no solo desde un punto de vista perceptual, sino aun respecto a la anticipación de los movimientos oculares[285]. Todo ello mediante circuitos sofisticados de anticipación del movimiento, que priorizan la información y responden después de un tiempo de latencia o velocidad de respuesta, sobre la base de la intensidad del propio estímulo, sea movimiento, tamaño o luminosidad[282].

Con la aparición de la estereopsis, el mundo dejó de ser un mosaico de estímulos bidimensionales y se transformó en un espacio tridimensional lleno de profundidad y significado.

Ahora imaginemos a un ser distinto a cualquier otro. El ser humano se alza sobre sus dos piernas, erguido, con su profunda e inteligente mirada al frente; definitivamente bello, a la imagen y semejanza de Dios para unos; para otros, el último eslabón evolutivo. Su visión no solo le permite percibir su entorno, sino anticiparlo, modificarlo… crearlo. Ya no se trata de reaccionar al mundo, sino de modelarlo con sus manos y su pensamiento. Su sistema visual no solo le permite atrapar un insecto en el aire o cazar con precisión, sino construir catedrales, diseñar circuitos, esculpir en mármol, leer letras diminutas y realizar las tareas más finas de la creación.

Pero en este proceso, cuando la fusión de imágenes falla, se pierde algo más que la percepción del espacio. El paciente con estrabismo congénito, atrapado en la estereoceguera, no solo pierde la capacidad de percibir la profundidad con precisión, sino que enfrenta un desafío neurocognitivo de mayor envergadura: su corteza visual debe encontrar nuevas estrategias para evitar la diplopía y la confusión visual e interpretar aquellas pistas monoculares de perspectiva y distancia.

Así, desde la rana hasta el ser humano, la visión ha evolucionado de un simple detector de movimiento a un integrador cortical sofisticado. Pero cuando la homeostasis se cisura, cuando el integrador cortical falla, emerge la oscilación patológica, un fenómeno que desafía la arquitectura cibernética de la red cortical y nos obliga como profesionales de la salud visual a reconsiderar los fundamentos mismos de la percepción visual humana.

Pero ¿qué ocurre cuando este delicado equilibrio que mantiene la estereopsis se rompe? ¿Qué sucede cuando el sistema, en lugar de integrar la información visual con precisión, oscila caóticamente en su intento de encontrar un punto de equilibrio? Aquí entra en juego el concepto de oscilación patológica, una alteración neurofuncional que interfiere con la homeostasis de la red cortical, generando ruido en la señal y comprometiendo la eficiencia del sistema visual.

Este capítulo analiza el impacto de la oscilación patológica en la economía del sistema visual del paciente estrábico, destacando sus manifestaciones y su efecto en la jerarquía de la conectividad cortical. Más allá de la visión, esta alteración repercute en el equilibrio neurocognitivo global, activando mecanismos compensatorios intra e interhemisféricos. Cuando la visión tridimensional se diluye en el ruido y la desconexión cortical, el sistema recurre a estrategias neuroadaptativas que, en su intento por restablecer la estabilidad, conducen a la aestereopsis, la supresión y la ambliopía.

Bienvenidos al estudio del ruido en la red cortical.

## *16.2*
## Estrabismo congénito y ruido visual

En condiciones fisiológicas, la discrepancia entre la frecuencia espaciotemporal de uno y otro ojo puede ser identificada por neuronas encargadas de percibir las diferencias, mismas que son magnificadas por el cerebro, para crear la sensación de profundidad, lo que representa el grado más elevado de visión binocular. Lo anterior permite tener conciencia respecto a la profundidad, esto es, un juicio determinado sobre la base de una suma ponderada entre señales de correlación y de coincidencia[286].

Las oscilaciones rítmicas facilitan la sincronización de las actividades neuronales, pues permiten una comunicación eficiente entre distintas regiones cerebrales. Este proceso es crucial para mantener una conectividad estable y funcional. En un sistema estable, la actividad neuronal se organiza en ondas sinusoidales reguladas por el integrador cortical, que asegura una dinámica oscilatoria que optimiza la transmisión de información en la red cortical. Bajo condiciones fisiológicas, este mecanismo opera siguiendo el siguiente esquema de la figura 16-1.

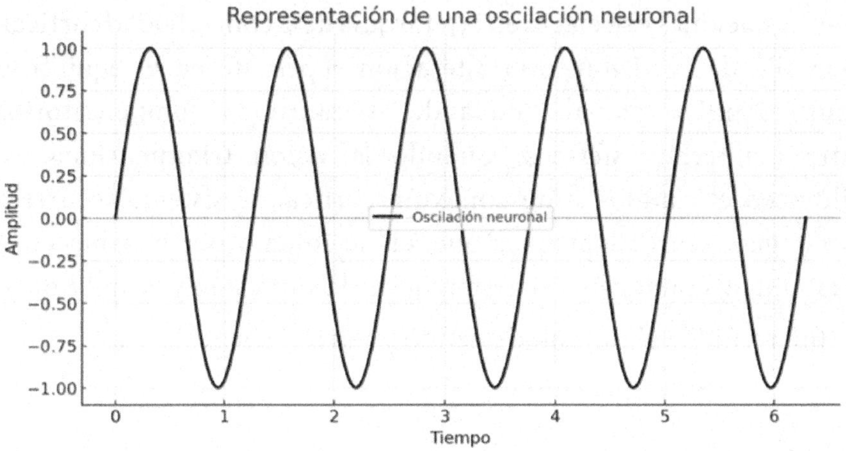


*Figura 16-1. Esquema que representa una onda sinusoidal fisiológica característica de la oscilación neuronal fisiológica.*

Este comportamiento sinusoidal se puede describir matemáticamente bajo el siguiente argumento:

$$y(t) = A \cdot \sin(2\pi f t + \varnothing)$$

Donde:

$y(t)$ es la amplitud de la oscilación en función del tiempo.

$A$ es la amplitud máxima de la oscilación.

$f$ es la frecuencia de la oscilación en hercios (Hz) que determina cuantos ciclos completos ocurren por segundo.

$\varnothing$ es la fase inicial.

Para optimizar el uso de recursos en la economía del sistema visual, la corteza cerebral busca mantener un estado de estabilidad o reposo relativo. Esto es posible gracias a la organización de su actividad en oscilaciones endógenas de baja frecuencia, las cuales regulan el gasto energético y favorecen la eficiencia funcional. A continuación, se presenta un ejemplo ilustrativo de este principio. (Figura 16-2).

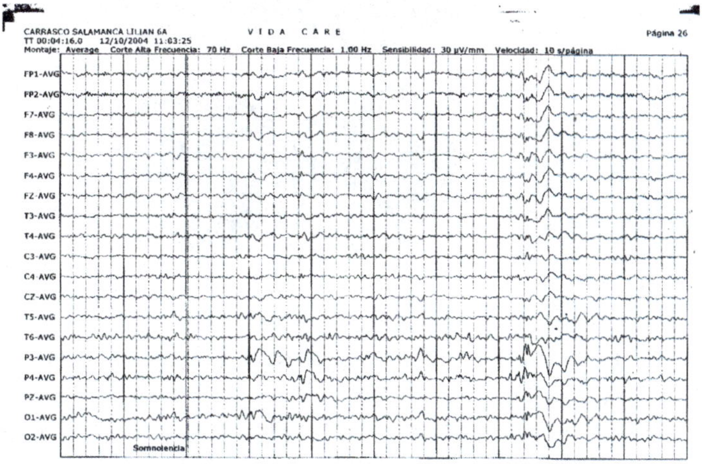


*Figura 16-2. EEG de una niña de 6 años con diagnóstico de desviación horizontal disociada que muestra inusual actividad lenta localizada sobre todo en ambas regiones posteriores del cerebro poco después de que comenzó la hiperventilación.*

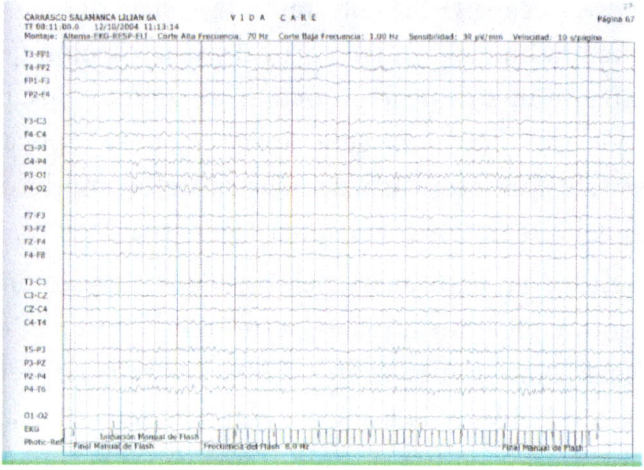


*Figura 16-3. EEG de la misma paciente, despierta y con mejoría en los parámetros de respuesta al estímulo intermitente con foto estimulación con luz estroboscópica (flash intermitente de 8 Hz/s).*

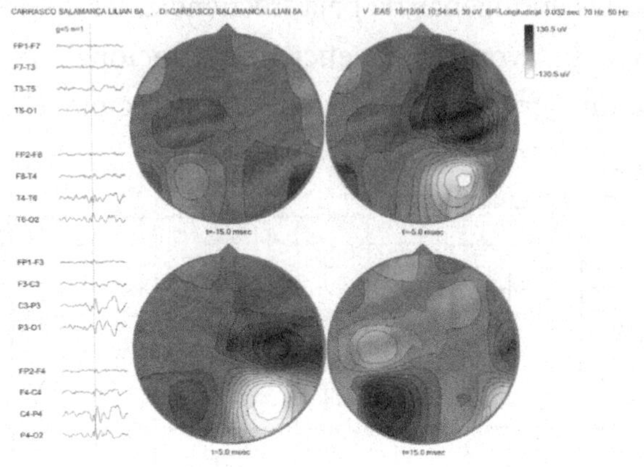

*Figura 16-4. El EEG de la misma paciente muestra un punto focal y descargas de hiperactividad que emerge en las regiones parietal y temporal derechas con extensión secundaria hacia las regiones homólogas izquierdas.*

Este caso muestra una estrategia de facilitación en la economía del sistema visual que consiste en segregar información de la vía visual —en este caso la luz intermitente— hacia la vía motora, a fin de reducir la hiperactividad cortical y la oscilación que inducía ocasionalmente una desviación ocular de ángulo variable[30]. Pues bien, aunque esto no sea una generalización, ni sea aplicable a todo tipo de estrabismo, este caso demuestra de un modo objetivo la capacidad del integrador cortical para autorregularse[120].

Comprender la naturaleza del conflicto espaciotemporal en el estrabismo congénito no solo permite esclarecer el origen del ruido visual, sino también desarrollar estrategias terapéuticas orientadas a restablecer la armonía entre las señales visuales. Este enfoque integrador podría no solo transformar el tratamiento del estrabismo, sino también optimizar la economía del sistema visual, mejorando la eficiencia en la conectividad y el procesamiento cortical.

Ante la competencia de las corrientes ventral y dorsal, el cerebro opta por preservar la corriente dorsal debido a su menor demanda metabólica y su capacidad de proporcionar una percepción espacial funcional, incluso en presencia de disfunción binocular[287,288].

Esta decisión no es aleatoria, sino una expresión concreta de la *economía cerebral de recursos*. En contextos de conflicto, donde las demandas energéticas superan la capacidad de integración precisa, la corteza visual prioriza las rutas que ofrecen mayor rendimiento funcional con menor costo metabólico. La vía dorsal, especializada en el "dónde" —movimiento, orientación y localización espacial—, presenta menor complejidad computacional y consume menos energía en comparación con la vía ventral, dedicada al reconocimiento de objetos, rostros y detalles finos.

Así, el cerebro actúa como un sistema inversor racional: al igual que una economía que enfrenta escasez de recursos, redistribuye su inversión funcional hacia aquellas rutas que garantizan un retorno estable con menor riesgo. Esta redistribución selectiva no solo asegura la continuidad de una percepción útil del entorno, sino que optimiza la eficiencia global del sistema visual en condiciones adversas. El resultado es una reorganización jerárquica adaptativa, donde la fidelidad perceptual se sacrifica parcialmente para mantener la estabilidad operativa.

El ruido visual sucede de distintos modos, así, en los pacientes con estrabismo, la falta de alineamiento ocular, motiva a que concurran estímulos visuales simultáneos respecto al tiempo, pero con proyecciones espaciales distintas[289]. Esto puede manifestarse como una falta de definición en la imagen, tal y como ocurre en la ambliopía estrábica, pero puede ocurrir también al modo de confusión visual, derivada de una imagen diplópica, o bien como un problema de interacción de contornos, denominado *crowding*. Finalmente, el ruido en el estrabismo puede manifestarse clínicamente como una imagen no sintetizada y, por tanto, no percibida, lo cual llamaremos para fines de esta comunicación "supresión". (Figura 16-5).

| RUIDO VISUAL | MANIFESTACIÓN CLÍNICA |
|---|---|
| Ambliopía | Disminución de la nitidez |
| Diplopía | Confusión visual |
| Crowding | Interacción de contornos |
| Supresión | Imagen no sintética |
| Oscilación patológica | Nistagmo, oscilopsia |
| Fenómenos entrópicos | Miodesopsia |

*Figura 16-5. Expresiones clínicas vinculadas al ruido visual, que se entiende como la alteración del flujo informativo en el procesamiento cortical de la visión. Estas manifestaciones incluyen desde la ambliopía hasta la confusión visual, el crowding, la imagen no sintética, la oscilación patológica y las percepciones entrópicas, evidenciando cómo el ruido visual impacta distintas capas del procesamiento sensorial y perceptual en el neurodesarrollo visual.*

Desde un punto de vista neurofuncional, la diplopía, que es la percepción simultánea de dos proyecciones espaciales distintas, obedece justamente a la incapacidad del integrador cortical para eliminar la falsa proyección, lo cual dificulta la señal y, por tanto, genera ruido visual[290].

Una de las estrategias de la economía cortical es permitir que la atención coadyuve a la supresión, segregando información, priorizando y procesando de manera selectiva lo relevante del entorno visual[291-293].

El proceso de atención sea auditivo o visual, mejora a su vez el proceso del aprendizaje. Es gracias a la atención que se puede concentrar correctamente el sonido o la imagen en las representaciones corticales pertinentes, mejorando la fidelidad de la señal[294]. Para ello, es necesario que el integrador actúe como un filtro capaz de discriminar las frecuencias espaciales y temporales y que sea competente para modificar asertivamente la señal de salida y así eliminar el ruido visual[295].

La atención visual sostenida es muy necesaria para atenuar el ruido y mejorar el aprendizaje; sin embargo, existe un límite para procesar toda la información visual entrante, es decir, no podemos prestar atención a todo y por mucho tiempo. Ahora se sabe que los circuitos encargados de la atención visual sostenida se encuentran ubicados en las regiones somato motora, frontal y parietal, especialmente en el hemisferio derecho[296].

La atención visual requiere además de la memoria de trabajo y de velocidad en la neuroconducción para la toma de decisiones a través de una rápida coordinación de los cálculos obtenidos de las distintas áreas y circuitos corticales[181]. Este proceso es auxiliado por el tálamo, el cual contribuye como una subestación para la rápida coordinación de los cálculos corticales segregando y priorizando información hacia las redes funcionales que son relevantes para la atención[390,293].

La confusión visual, también ruido, se trata de un tipo de percepción visual incómoda, que puede ser sutil o bien ser tan evidente como la diplopía y que entre otras cosas obedece al mal alineamiento ocular cuando el estrabismo inicia en edades no muy tempranas[298].

Desde un punto de vista neurofuncional, la percepción simultánea de dos proyecciones espaciales distintas obedece precisamente a la incapacidad del integrador cortical para eliminar la falsa proyección[290]. Si el mal alineamiento ocular sucede dentro de la etapa de mayor plasticidad cerebral, habrá supresión y el paciente entonces no manifestará diplopía, pero, si la desviación ocurre en etapas posteriores, o bien si el paciente fue obligado a percibir simultáneamente, como parte de una terapia antisupresiva, eventualmente podría manifestarse diplopía, incluso horror fusional[299,300].

En pacientes rehabilitados de ambliopía estrábica, puede ocurrir otro tipo de confusión visual, que es el fenómeno de *crowding*[301]. Se trata de la confusión visual debido a la interacción espacial en el contorno del estímulo visual que establece la competencia visual binocular. Hay indicios de que este fenómeno sucede en V1, sin embargo, el papel que toman las áreas corticales involucradas no es claro aún[139], como tampoco es claro cómo es eliminado este ruido por parte de la corteza cerebral.

## 16.3
## Oscilación y ruido visual. Un punto de vista cibernético

Para analizar el ruido visual en el estrabismo congénito, es fundamental considerar que una de las funciones esenciales de la corteza visual primaria y sus áreas de asociación es mantener un estado estable en la regulación espaciotemporal. Este equilibrio neurofuncional eficiente previene la generación de ruido visual y facilita su eliminación cuando está presente.

La función primordial de un regulador es inhibir la oscilación patológica[268,302]. En un sistema cibernético, el regulador —en este caso, el integrador cortical— busca entre múltiples señales el input óptimo para preservar la fidelidad de la señal y la nitidez de la información visual, clasificando el resto de las señales como ruido. (Figura 16-6).

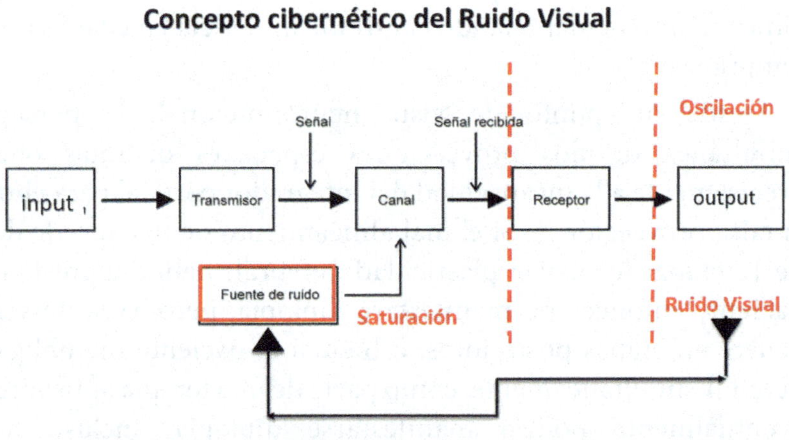


*Figura 16-6. Diagrama del flujo de procesamiento visual desde la entrada (Input) hasta la salida (Output), mostrando cómo la oscilación patológica y el ruido visual afectan el sistema. La fuente de ruido, situada en el canal de transmisión, introduce interferencias que saturan el sistema e impiden la correcta integración de la señal. Esto provoca una oscilación descontrolada, deteriora la calidad de la señal visual y genera un ciclo de retroalimentación positiva. Las líneas rojas punteadas señalan los puntos críticos donde surgen estas alteraciones.*

En el estrabismo congénito, las alteraciones en la arquitectura estructural y neurofuncional configuran un sistema abierto con retroalimentación positiva y disfuncional. La ausencia de un mecanismo de retroalimentación negativa impide la estabilización de los patrones de oscilación patológica, lo que perpetúa un conflicto espaciotemporal y dificulta la autorregulación del sistema visual.

El origen de este desacierto ocurre durante el desarrollo cortical, cuando la organización estructural puede verse afectada por:

a) Alteraciones en la regulación genética[303], donde una leve perturbación durante la corticogénesis[304] (1) afecta la formación de las redes neurales y los procesos de división, migración, integración funcional y regionalización, (2) determina una cascada progresiva de acontecimientos neurointegradores[303-305] y (3) propicia, de alguna manera, la presencia de estrabismo en un sinfín de síndromes congénitos.

b) El desequilibrio entre los factores que favorecen el desarrollo y aquellos que están en contra de este (hipoxia prenatal, pH ácido, desnutrición, alteraciones metabólicas, etc.), cuya resultante es un daño sutil a la SB cortical, falla en el integrador cortical y estrabismo congénito.

Para dimensionar el impacto del conflicto generado por el ruido visual, es fundamental recordar que en el estrabismo congénito el integrador cortical debe generar soluciones adaptativas dentro de las limitaciones estructurales y funcionales impuestas por la inmadurez neuronal.

## 16.4
## La oscilación patológica derivada del conflicto espaciotemporal

Ahora sabemos que, cuando el integrador cortical falla, algunos reflejos oculomotores se exacerban, al tiempo que algunas habilidades sensoriales y perceptuales disminuyen[1,116,251].

La corteza visual puede codificar únicamente aquellas disparidades binoculares que estén correctamente emparejadas[286]; cuando los estímulos de cada ojo son compatibles, la respuesta es facilitada por las neuronas intralaminares de V1 encargadas de la binocularidad. Estas neuronas son sensibles a la rivalidad binocular, pero, ante una estimulación binocular incompatible y mucha diferencia, se reduce la respuesta evocada por la estimulación monocular, hay diplopía, o bien la información de un ojo se suprime en favor del otro[306].

La sobreposición de los campos receptivos en la corteza visual puede generar disturbios sensoriales que favorecen la oscilación patológica. Este fenómeno altera la homeostasis perceptual y compromete la eficiencia del sistema visual al perturbar el equilibrio entre señal e interferencia.

Para evitar el ruido visual, es fundamental una integración sensorial eficiente. Esto requiere que la corteza cerebral enlace información y contraste diferentes modalidades sensoriales más allá de la visión. La clave para optimizar la función cortical radica en procesar entradas sensoriales disímiles a través de una constelación de zonas de alta especialización, extrayendo información relevante de las frecuencias espaciales y temporales de cada estímulo.

En este proceso, el cerebro discrimina entre señales significativas y ruido. Las señales identificables —como el color, la orientación y el contraste— se consolidan como estímulos útiles, mientras que las señales irrelevantes son atenuadas o, idealmente, suprimidas. Este filtrado sensorial convierte la diversidad de estímulos entrantes en eventos unitarios, capaces de generar respuestas precisas de activación o inhibición (on/off). (Figura 16-7).

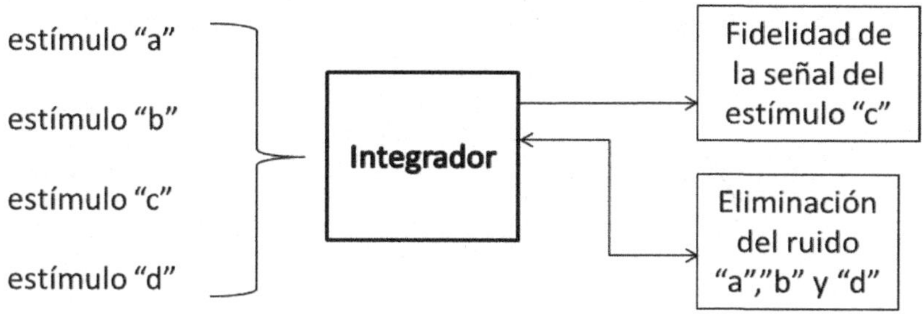


*Figura 16-7. Representación esquemática del integrador cortical, clave en la regulación de la economía del sistema visual. Su función es filtrar las señales entrantes, diferenciando la información relevante del ruido visual. En condiciones normales, estabiliza la actividad oscilatoria y mantiene el equilibrio neurofuncional. En el estrabismo congénito, la falta de una retroalimentación negativa eficiente puede convertirlo en un sistema abierto y disfuncional, amplificando la oscilación patológica y perturbando la integración sensorial.*

Para una mejor comprensión de lo anterior, pongamos el ejemplo siguiente: si un estímulo específico se encuentra dentro del rango de frecuencia espacial de 645 a 700 nm, se genera un potencial de acción que activa el fotoreceptor y transmite la señal a los siguientes relevos de la vía visual. En contraste, cualquier estímulo fuera de este espectro será interpretado como silencio visual o, en el peor de los casos, como ruido disruptivo que interfiere con la percepción clara del entorno. Para evitarlo, la arquitectura cibernética cortical debe filtrar la señal y suprimir el ruido, y así garantiza la estabilidad funcional del sistema visual.

En el estrabismo congénito, este equilibrio se ve comprometido. Cuando el sistema no logra filtrar adecuadamente las señales perturbadoras, se activa un mecanismo de retroalimentación positiva, que amplifica las oscilaciones corticales y genera ruido visual. (Figura 16-8).

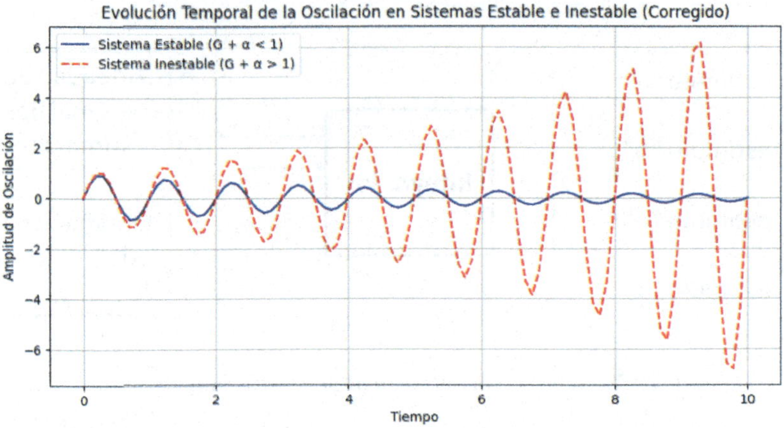


*Figura 16-8. El gráfico compara un sistema estable (línea azul continua) y uno inestable con retroalimentación positiva (línea roja punteada), destacando su impacto en la dinámica del procesamiento visual. En el sistema estable (G+α < 1), la oscilación es amortiguada, filtrando el ruido visual y manteniendo la estabilidad; un integrador cortical funcional ajusta la actividad neuronal sin amplificar errores. En el sistema inestable (G+α > 1), la oscilación crece exponencialmente, amplificando los errores sensoriales y generando un patrón de ruido visual.*

El argumento matemático de la señal visual anómala puede modelarse mediante una ecuación diferencial de primer orden:

$$\frac{ds}{dt} = GS(t) + \alpha N(t)$$

Donde:

$S(t)$ es la señal procesada en el tiempo

$G$ representa la ganancia de la corteza visual en la integración de la señal

$\alpha$ es el coeficiente de retroalimentación positiva

$N(t)$ es el ruido del sistema.

Cuando $G+\alpha > 0$, el sistema entra en un estado de crecimiento exponencial de la oscilación: $S(t)=S_0 e^{(G+\alpha)t}$

Esto sugiere que cualquier interferencia inicial en la señal se amplifica, y en consecuencia genera inestabilidad en el procesamiento visual.

En esta formulación, $G$ representa la *ganancia* del sistema, es decir, cuánta señal amplifica activamente la corteza visual a partir de la entrada sensorial. Es análogo a subir el volumen en un altavoz: cuanto mayor es G, mayor será la salida por cada unidad de entrada.

Por otro lado, $\alpha$ representa el *coeficiente de retroalimentación positiva*: cuánto del resultado anterior del sistema vuelve a entrar como nueva señal sin ser filtrada. Cuando esta retroalimentación no es controlada o corregida (como en una sala de conferencias con micrófono acoplado a una bocina), la señal se realimenta a sí misma provocando un aullido creciente —en el caso del sistema visual, esto se manifiesta como oscilación patológica.

Cuando la suma $G+\alpha$ es menor que 1, el sistema atenúa las señales y mantiene la estabilidad. Pero si supera el valor de 1, el sistema entra en un ciclo de amplificación descontrolada, generando ruido visual y pérdida de nitidez perceptual.

Este fenómeno, común en pacientes con estrabismo congénito, se manifiesta clínicamente como alteraciones perceptuales, interferencias visuales y una incapacidad del sistema para corregir la información errónea. Los patrones de activación aberrantes afectan la conectividad funcional y contribuyen a fenómenos como la aestereopsia, la diplopía y la supresión cortical.

La oscilación neuronal emerge de manera patológica, y genera una actividad sinusoidal desorganizada que puede evidenciarse mediante estudios electroencefalográficos (EEG). (Figura 16-9).

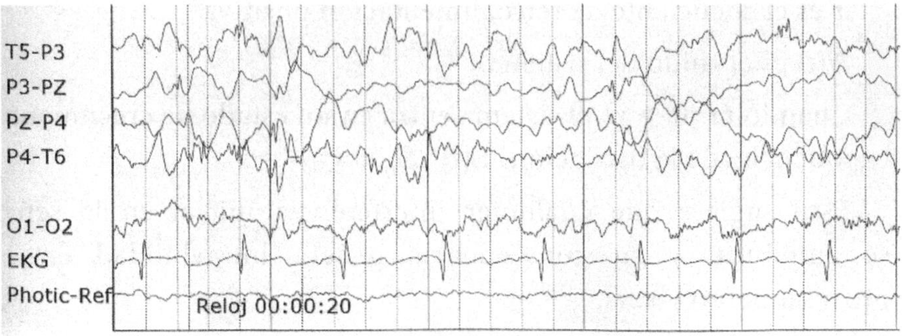


*Figura 16-9. Trazo electroencefalográfico de una paciente de 7 años con desviación horizontal disociada, que muestra actividad paroxística.*

Este fenómeno refleja una lucha constante del integrador cortical por estabilizar la señal en un entorno de ruido exacerbado, dando lugar a estrategias compensatorias que, lejos de resolver el problema, perpetúan la inestabilidad neurofuncional. En este capítulo, exploraremos cómo la oscilación patológica, más que una simple disfunción sensorial, es una expresión de la lucha del cerebro por preservar su integridad operativa ante la desconexión cortical que impone el estrabismo congénito[307].

Si la integración binocular no es posible debido al estrabismo, la solución más eficiente es eliminar el ruido a través de la supresión o degradar la señal mediante la ambliopía. Estas estrategias, aunque efectivas, limitan el desarrollo de habilidades visuales superiores, como la estereopsis.

Ahora nos referiremos a dos estrategias neuroadaptativas utilizadas por la corteza cerebral de los pacientes con estrabismo congénito y que reflejan una gestión económica de recursos, donde el cerebro prioriza la coherencia funcional por sobre la fidelidad visual.

## *16.5*
## Oscilación, ruido visual y retroalimentación cortical

En condiciones normales, la retroalimentación negativa del integrador cortical estabiliza la información visual, lo que permite la cooperación binocular y la estereopsis. Sin embargo, en el estrabismo congénito, la diferencia entre las imágenes de cada ojo supera los límites de tolerancia y genera oscilaciones patológicas y ruido visual.

El sistema visual, incapaz de resolver este conflicto, transita de un modelo funcional a uno disfuncional, compensando parcialmente la inestabilidad mediante supresión y ambliopía. Este proceso no solo refleja un déficit, sino una adaptación neuroplástica que optimiza el procesamiento visual bajo condiciones adversas.

Más allá del ámbito clínico, el estudio del estrabismo congénito proporciona un marco para comprender la optimización de recursos corticales, explorando estrategias compensatorias que podrían aplicarse a otros modelos de plasticidad cerebral. El problema central en estos pacientes radica en la competencia binocular patológica, donde cada ojo presenta una representación espacial distinta, pero ambas imágenes comparten frecuencias temporales idénticas que generan un conflicto espaciotemporal.

Estos hallazgos subrayan la importancia de enfoques terapéuticos dirigidos a restaurar la funcionalidad del integrador cortical, para favorecer la cooperación binocular y la estabilidad perceptual.

## *16.6*
## Primera estrategia neuroadaptativa: la supresión cortical

En condiciones fisiológicas se espera que el sistema visual binocular actúe como un modelo cibernético de retroalimentación negativa[268,308], modulando la oscilación a través de circuitos cortico-corticales reguladores[309], incluso que el ruido visual sea eliminado[310]. Sin embargo, esto no siempre es posible[289].

Veamos de manera esquemática esta idea, donde la supresión como modelo neuroadaptativo requiere de la eliminación del ruido visual. (Figura 16-10).

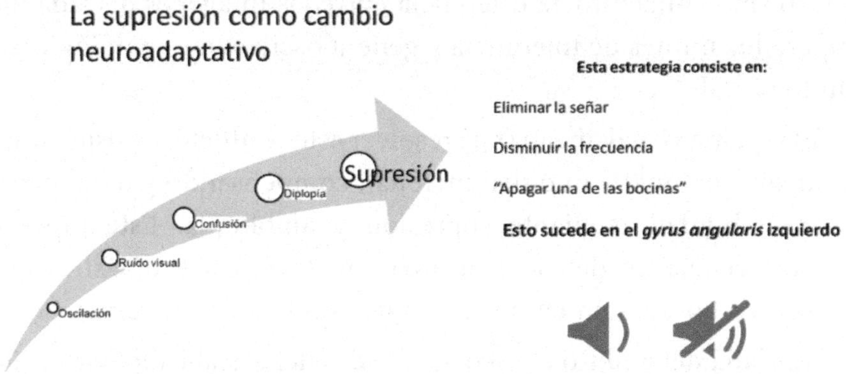


*Figura 16-10. La oscilación patológica induce ruido visual y este a su vez confusión y diplopía. Como un mecanismo neuroadaptativo, la supresión actúa eliminando la señal. Es el equivalente a apagar una de dos bocinas para evitar la reverberación del ruido.*

Desde una perspectiva filogenética, el sistema visual humano ha evolucionado para priorizar la estabilidad perceptual sobre la precisión absoluta. En términos de supervivencia, es más ventajoso percibir una escalera de emergencia ligeramente borrosa que visualizar dos escaleras nítidas simultáneamente debido a la diplopía, ya que el segundo escenario podría resultar potencialmente letal.

Un atributo fundamental de la corteza cerebral es la capacidad de eliminar el ruido, ya sea visual o de otra naturaleza[164,311] . Este ruido puede ser atenuado o suprimido mediante mecanismos externos, como en el caso de paroxismos epilépticos tratados con estimulación cerebral[30,312]. Sin embargo, más allá de estas intervenciones, los mecanismos neurofisiológicos internos responsables de la eliminación del ruido visual y, por ende, de la supresión aún no se comprenden en su totalidad.

La corteza cerebral posee una capacidad intrínseca para filtrar el ruido[164,311], y una de las funciones esenciales del integrador cortical es precisamente su eliminación[310] o atenuación, modulando la oscilación neuronal a través de circuitos cortico-corticales reguladores[309].

Dónde y cómo se elimina el ruido visual, a fin de no ser percibido, resulta controversial y fue motivo de una comunicación previa. El estudio sugiere que el *gyrus angularis* izquierdo podría desempeñar un papel clave en esta función ya que se ha encontrado un incremento significativo del grosor cortical en niños con supresión estrábica[79]. (Figura 16-11).

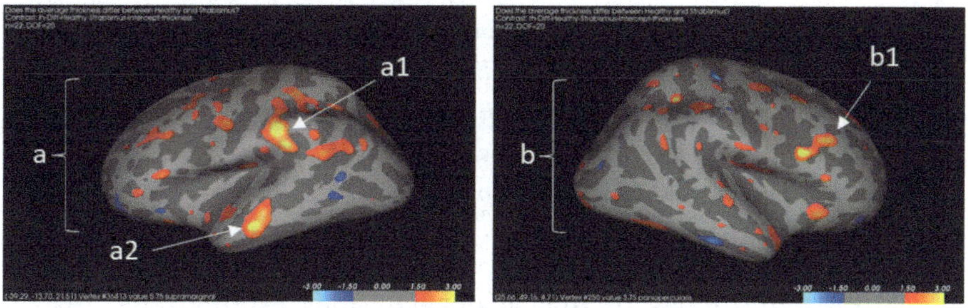


*Figura 16-11. Modelo de cerebro inflado obtenido con FreeSurfer, comparando el grosor cortical de 22 niños con esotropía congénita frente a un grupo control de 22 niños neurotípicos. Las regiones amarillas indican un incremento significativo de hasta 3 mm en el Gyrus Angularis (a1) y el Gyrus Temporalis Inferior (a2) en niños con esotropía congénita, sugiriendo reorganización neuroplástica asociada a la supresión visual. En el hemisferio derecho (b), destaca un aumento en la Pars Opercularis (b1).*

Una vez identificadas las zonas de interés procedemos a graficar los resultados del análisis vóxel de las imágenes. (Figura 16-12).

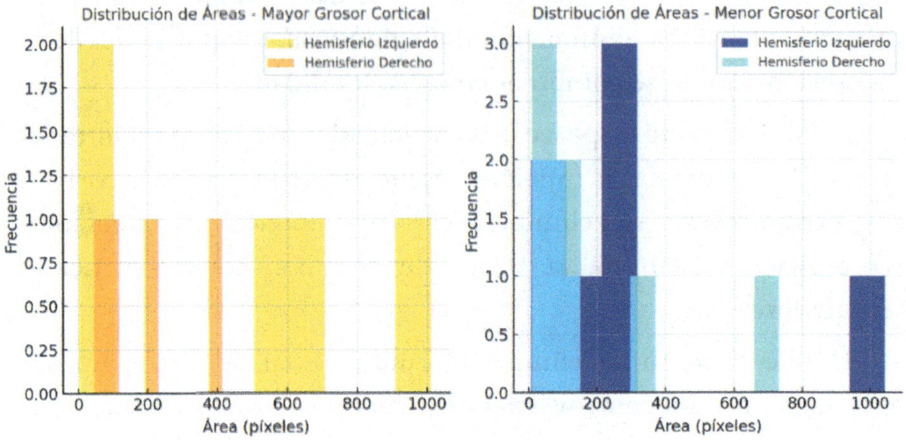


*Figura 16-12. Distribución de las áreas de mayor y menor grosor cortical en los hemisferios izquierdo y derecho. La gráfica de la izquierda muestra la distribución del área en píxeles de las regiones con mayor grosor cortical, donde se observa una mayor concentración en el hemisferio izquierdo (amarillo) en comparación con el derecho (naranja). La gráfica de la derecha representa las regiones de menor grosor cortical, con una mayor dispersión de áreas en el hemisferio derecho (cian) en comparación con el izquierdo (azul). Estas distribuciones reflejan las diferencias en plasticidad y reorganización cortical asociadas al estrabismo congénito.*

Se obtuvieron las medias y desviaciones estándar del grosor cortical para cada uno de los cuatro grupos definidos por hemisferio y grosor cortical. Los grupos con "mayor grosor" mostraron valores medios más altos de grosor cortical en comparación con los grupos de "menor grosor". Por ejemplo, el grupo *Mayor grosor HI* presentó la media de grosor cortical más alta (~3.33 mm), mientras que *Menor grosor HD* tuvo la más baja (~2.45 mm). (Figura 16-13).

| Grupo | Zonas de interés analizadas | Grosor cortical medio (mm) ± SD |
|---|---|---|
| Mayor grosor hemisferio Izquierdo | 30 | 3.33 ± 0.33 |
| Mayor grosor hemisferio Derecho | 30 | 2.91 ± 0.27 |
| Menor grosor hemisferio Izquierdo | 30 | 2.46 ± 0.29 |
| Menor grosor hemisferio Derecho | 30 | 2.45 ± 0.31 |

*Figura 16-13. Medias y desviaciones estándar (SD) del grosor cortical por grupo.*

Se realizó un ANOVA de una vía para comparar el grosor cortical promedio entre los cuatro grupos. La tabla resume los resultados del ANOVA. Este análisis reveló diferencias significativas entre los grupos ($F(3, 116) = 58.92$, $p < 0.001$). Esto indica que al menos uno de los grupos difiere significativamente de los demás en cuanto al grosor cortical medio. (Figura 16-14).

| Fuente de variación | Grados libertad | Suma de cuadrados | Cuadrados Medios | Estadístico F | P Value |
|---|---|---|---|---|---|
| Entre grupos | 3 | 15.967 | 5.322 | 58.92 | < 0.001 |
| Intra-grupo (error) | 116 | 10.479 | 0.090 | - | - |

*Figura 16-14. Análisis de varianza (ANOVA) del grosor cortical en diferentes grupos. La variabilidad total se descompone en la variabilidad entre grupos, que representa las diferencias atribuidas al factor de interés, y la variabilidad intragrupo (error), que refleja las diferencias individuales y otras fuentes de variación no explicadas por el modelo. El estadístico F elevado (58.92, $p < 0.001$) indica que las diferencias entre grupos son estadísticamente significativas, sugiriendo un efecto real del factor analizado sobre el grosor cortical.*

Se llevó a cabo un análisis post hoc mediante la prueba de Tukey HSD para realizar comparaciones entre los grupos, dado que el ANOVA mostró diferencias significativas en el grosor cortical. Los resultados revelaron que todos los grupos con mayor grosor cortical presentaron diferencias significativas en comparación con aquellos de menor grosor, con valores de *p* inferiores a 0.001 en cada caso. En particular, el grupo con mayor grosor en el hemisferio izquierdo mostró diferencias significativas tanto con el grupo de menor grosor en el mismo hemisferio como con el grupo de menor grosor en el hemisferio derecho. De manera similar, el grupo con mayor grosor en el hemisferio derecho presentó un grosor significativamente mayor que los grupos de menor grosor en ambos hemisferios. Además, se halló una diferencia significativa entre los dos grupos de mayor grosor, donde el hemisferio izquierdo mostró un espesor cortical ligeramente superior al del hemisferio derecho. En contraste, no se encontraron diferencias significativas entre los dos grupos con menor grosor cortical, lo que indica que sus valores medios fueron prácticamente iguales. Estos hallazgos refuerzan la idea de que existen patrones específicos en la distribución del grosor cortical, diferenciando claramente a los grupos con mayor desarrollo estructural de aquellos con menor desarrollo. (Figura 16-15).

| Comparación de grupos | Diferencia de medias (mm) | p (ajustada) |
|---|---|---|
| Mayor HI vs. Mayor HD | 0.42 | < 0.001 |
| Mayor HI vs. Menor HI | 0.873 | < 0.001 |
| Mayor HI vs. Menor HD | 0.88 | < 0.001 |
| Mayor HD vs. Menor HI | 0.453 | < 0.001 |
| Mayor HD vs. Menor HD | 0.46 | < 0.001 |
| Menor HI vs. Menor HD | 0.007 | 0.999 |

*Figura 16-15. Comparaciones post hoc del grosor cortical entre grupos mediante la prueba de Tukey HSD. Se observaron diferencias significativas en todas las comparaciones entre grupos con mayor y menor grosor cortical ($p < 0.001$). También se encontró una diferencia significativa entre los dos grupos con mayor grosor, donde el hemisferio izquierdo presentó un espesor ligeramente superior al hemisferio*

*derecho. En contraste, no se hallaron diferencias significativas entre los grupos con menor grosor, lo que indica que sus valores medios fueron prácticamente iguales.*

Los hallazgos obtenidos en la prueba de Tukey HSD pueden comprenderse mejor al observar la distribución del grosor cortical en cada grupo. La siguiente figura representa esta variabilidad mediante un diagrama de caja, que permite visualizar con claridad las diferencias entre los grupos con mayor y menor grosor cortical. Se destaca que el grupo con mayor grosor en el hemisferio izquierdo no solo presenta valores más elevados, sino también una mayor dispersión en comparación con los demás grupos. En contraste, los grupos con menor grosor muestran distribuciones muy similares, lo que concuerda con la ausencia de diferencias significativas entre ellos. Esta representación gráfica refuerza la diferenciación entre patrones corticales y proporciona un soporte visual para los resultados estadísticos previamente descritos. (Figura 16-16).

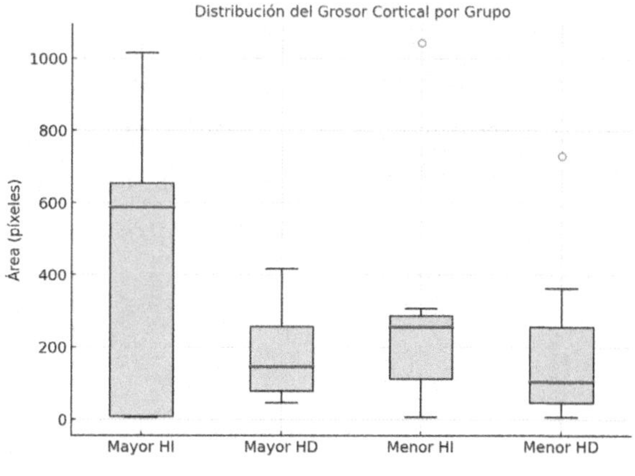


*Figura 16-16. Distribución del grosor cortical en cada grupo mediante un diagrama de caja (boxplot). La caja representa el rango intercuartílico (Q1–Q3), y la línea roja marca la mediana de cada grupo. Se observa que los grupos con mayor grosor (Mayor HI y Mayor HD) presentan valores más elevados, mientras que los grupos con menor grosor (Menor HI y Menor HD) muestran distribuciones similares entre sí. Estos resultados refuerzan la diferenciación entre áreas corticales de mayor y menor espesor en niños con estrabismo, evidenciando un patrón estructural bien definido.*

El análisis del grosor cortical revela diferencias significativas entre niños con estrabismo y niños sanos, con aumentos en el *Gyrus Angularis* y el *Gyrus Temporalis* Inferior, y reducciones en regiones asociadas a la integración binocular.

El ANOVA confirmó diferencias significativas en el grosor cortical entre los cuatro grupos estudiados. Los individuos con mayor grosor cortical presentaron valores superiores a los de menor grosor, con una ligera ventaja en el hemisferio izquierdo. En contraste, los grupos con menor grosor no mostraron diferencias entre sí. Estos resultados destacan patrones específicos de reorganización cortical en el estrabismo.

Se ha propuesto que el *Gyrus Angularis* izquierdo juega un papel clave en la supresión del ruido visual, dado su incremento de grosor en niños con supresión estrábica[79]. Esto sugiere una reorganización funcional del sistema visual ante la diplopía.

Los cuerpos geniculados laterales (CGL) filtran hasta el 60% de los estímulos visuales antes de llegar a la corteza visual primaria (V1), donde aproximadamente 3.4 millones de aferentes se distribuyen en una superficie de ~2,400 $mm^2$.[313] Sin embargo, la eliminación del ruido visual no depende solo de este filtro, sino de la interacción de múltiples áreas, con especial participación del Gyrus Angularis izquierdo[277].

## *16.7* Segunda estrategia neuroadaptativa: la ambliopía

El ruido visual es un fenómeno en el que la información visual procesada por el cerebro es distorsionada debido a la interferencia entre las señales enviadas desde los dos ojos. Cuando sucede esto cambian los fenómenos oscilatorios corticales, de un ritmo oscilatorio fisiológico a un oscilatorio patológico.

En pacientes con estrabismo, donde los ojos no están alineados correctamente, se envían frecuencias espaciales diferentes a la corteza visual, lo que genera ruido y afecta la capacidad del sistema visual para integrar las imágenes de manera coherente.

En este contexto, la corteza visual debe elegir entre integrar imágenes dispares o suprimir la información menos confiable. La ambliopía y la supresión emergen como soluciones adaptativas que reducen el ruido perceptual y optimizan el uso de recursos corticales.

La ambliopía disminuye la nitidez visual en el ojo menos eficiente para evitar la competencia binocular, mientras que la supresión elimina la información conflictiva de uno de los ojos y estabiliza la percepción. De no ser eliminado o suprimido el ruido visual, puede ser percibido por el paciente como confusión o incluso diplopía[287,288], todo esto en un contexto de competencia binocular[288, 289]. (Figura 16-17).

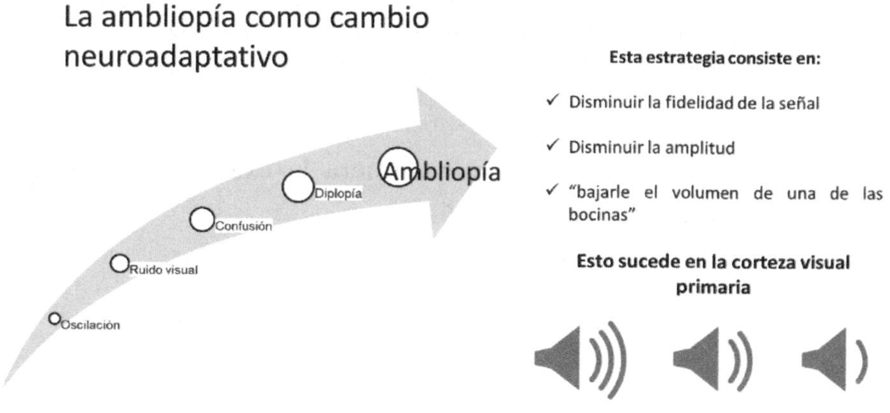


*Figura 16-17. Para contrarrestar la confusión y la diplopía, la ambliopía, como mecanismo neuroadaptativo, reduce la nitidez de la imagen, análogamente a disminuir la intensidad y potencia de una de dos bocinas cuando hay interferencia entre ellas. En términos funcionales, la ambliopía sacrifica la fidelidad de la señal con el propósito de minimizar el ruido visual y estabilizar la percepción.*

El incremento de la oscilación patológica genera un disturbio neuroeléctrico cortical que facilita la exacerbación de algunos reflejos oculomotores que salen del control del integrador cortical, lo que clínicamente se entiende como estrabismo congénito. (Figura 16-18).

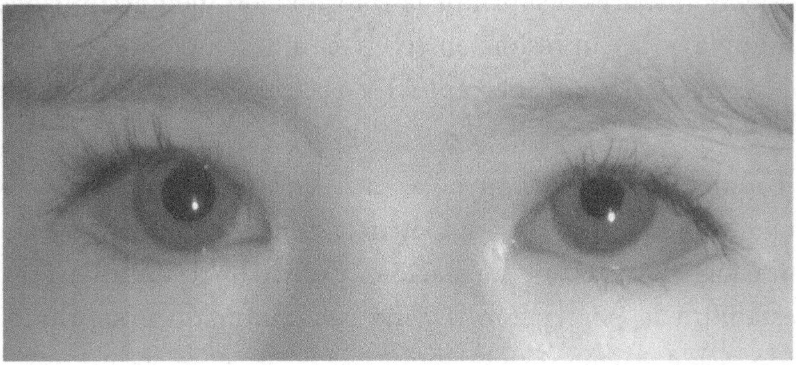

*Figura 16-18. Fotografía tomada en condiciones escotópicas (0,3 Lux). Femenino de 2 años con esotropía congénita en quien se observa el ojo izquierdo elevado debido a la exacerbación del reflejo dorsal a la luz y que en clínica corresponde a la denominada desviación vertical disociada o DVD. Se observa además anisocoria, motivada por la prevalencia del reflejo constrictor de la pupila sobre el dilatador.*

Veamos ahora una tabla que numera la exacerbación de los reflejos oculomotores. (Figura 16-19).

| Reflejo | Exacerbación | Inhibición | Expresión clínica |
|---|---|---|---|
| 1. Dorsal a la luz | ✓ | | Desviación Vertical Disociada |
| 2. Vergencial | ✓ | | Exceso de tono |
| 3. Acomodativo | ✓ | | Esotropia Acomodativa |
| 4. Constrictor de la pupila | ✓ | | Miosis relativa en condiciones escotópicas |
| 5. Optoquinético | ✓ | | Asimétrico |
| 6. Tónico | ✓ | | Fase "Q" del Fenómeno en Bola de Billar |
| 7. Fijación | ✓ | | Nistagmo latente |
| 8. De fijación compensatoria | ✓ | | Alteración de la postura corporal/tortícolis |
| 9. De seguimiento | | ✓ | Lag entre la aparición del objeto y la fijación central correcta |
| 10. De convergencia | ✓ | | Aparece prematuramente antes del 6° mes de edad. |
| 11. Fusional | | ✓ | Aestereopsia |
| 12. Acomodación/ convergencia | ✓ | | CA/A elevada |

*Figura 16-19. Relación entre reflejos oculomotores, su modulación cortical y la expresión clínica en el estrabismo congénito. La tabla muestra doce reflejos oculomotores fundamentales y su estado de exacerbación o inhibición en pacientes con estrabismo congénito. Cada reflejo, al no ser adecuadamente modulado por la corteza cerebral, da lugar a una manifestación clínica específica. La exacerbación de ciertos reflejos (✓ en la columna correspondiente) revela una falla en la inhibición cortical, mientras que la inhibición de otros refleja una pérdida funcional adquirida. Este patrón permite comprender cómo los trastornos del control cortical temprano pueden traducirse en signos clínicos característicos del estigma congénito.*

# Conclusiones

La ambliopía y la supresión dejan de verse como fallas para entenderse como estrategias corticales de adaptación frente a la disincronía sensorial y motora. Son decisiones que toma el cerebro en desarrollo para preservar la funcionalidad, incluso si ello implica sacrificar parte de la percepción binocular. Sin estos mecanismos, muchos niños con estrabismo congénito vivirían atrapados en la diplopía, el ruido visual y el desequilibrio perceptual.

Comprender el estrabismo congénito requiere ir más allá de lo sensoriomotor. El problema no está solo en los músculos ni en la fóvea, sino en un integrador cortical incompleto, dentro de una economía cerebral que busca reorganizar la visión por vías alternativas. Esta visión no es especulativa: se sustenta en estudios bioeléctricos, estructurales y funcionales que explican por qué persisten ciertos signos clínicos y por qué fracasan muchos tratamientos que no consideran la lógica cortical.

El abordaje terapéutico debe empezar desde los cimientos: estimulación monocular, sacádicos, atención espacial, coordinación motora e integración perceptual, hasta alcanzar el mejor estado visual posible. Este orden no es arbitrario: emula la evolución del sistema visual, desde la vía dorsal (reflejos y localización) hasta la vía ventral (percepción y significado)[144]. Acompañar a un niño con estrabismo congénito es guiarlo en ese mismo trayecto evolutivo. El tratamiento no empieza con un prisma ni termina con una cirugía: comienza con la comprensión del sistema y su reentrenamiento jerárquico.

Este capítulo marca un punto de inflexión: Oscilación patológica, ruido visual y estrategias adaptativas son expresiones de una economía cerebral compleja en reorganización.

El enfoque se expande: alinear los ojos es solo el inicio de un proceso más amplio que busca restaurar funciones corticales y reequilibrar el sistema visual. Esta es la propuesta: una mirada neurofuncional sobre el estrabismo congénito. Un nuevo paradigma ha comenzado.

# Capítulo XVII

## *El output*

# Resumen

Este capítulo se adentra en el estudio del output oculomotor, proponiendo un enfoque neurofuncional y cibernético para comprender el comportamiento oculomotor en el estrabismo congénito. A través del análisis de estructuras como la corteza prefrontal, el colículo superior y la formación reticular pontina paramedial (FRPP), se expone cómo la sincronización y automatización motora dependen de redes cerebrales complejas que traducen la percepción visual en movimiento ocular coordinado.

Uno de los hallazgos más significativos reside en el papel de los movimientos sacádicos como principio neurológico de la visión activa, ya que estos reflejan la maduración y funcionalidad del sistema visual desde sus bases más primitivas. Estos movimientos, afectados en la esotropía congénita, revelan alteraciones electrofisiológicas —como la secuencia escalón-rampa— que evidencian una desorganización del sistema de control oculomotor[10].

Mediante maniobras clínicas, como la maniobra de versión horizontal (MVH), y herramientas, como la videoculografía, se demuestra cómo la incomitancia horizontal y el *lag* sacádico son manifestaciones observables del ruido cortical, proveniente de un integrador alterado[15–17,40]. Modelos matemáticos basados en ecuaciones diferenciales permiten describir este output como un sistema afectado por un proceso estocástico, donde el ruido neuronal interfiere con la ganancia vergencial y genera inestabilidad y asimetría en el movimiento ocular.

Este capítulo invita a repensar la motilidad ocular no solo como la exacerbación de los reflejos oculomotores[110], sino como la expresión visible de una red cortical que, cuando alterada desde etapas tempranas, reorganiza su output para sobrevivir, adaptarse o fracasar[47].

## 17.1 Sincronización y automatización motora

La sincronización espacial-visual del sistema oculomotor resulta grandilocuente, considerando que las señales relacionadas con el objetivo visual se transmiten a las neuronas motoras por medio de múltiples canales paralelos que conectan poblaciones neuronales separadas con diferentes velocidades de conducción y retrasos[314].

El sistema oculomotor es parte de una compleja red neuronal compuesta por numerosas regiones corticales y subcorticales; parte de esta red está encargada de la estimulación optocinética que inicia en al campo ocular frontal (COF) y se dirige de forma directa hacia el colículo superior (CS)[315] y de manera indirecta, a través de los ganglios basales, al CS[316]. Esta vía es de doble sentido, de ida va directamente del COF al CS, pero de regreso lo hace indirectamente a través del núcleo dorsal medial del tálamo[317]; además, el COF envía proyecciones a otras estructuras oculomotoras localizadas en el tronco cerebral de manera directa sin pasar por el CS.

Los movimientos oculares son de varios tipos. Están dispuestos al modo de sistemas reflejos que son organizados y controlados desde los centros y circuitos neuronales, establecidos y distribuidos en sus distintos niveles y áreas por prácticamente todo el sistema nervioso central, siendo la corteza cerebral quien afina y perfecciona su ejecución.

El sistema oculomotor está compuesto por diversas regiones corticales y subcorticales que interactúan entre sí y conforman una red neuronal compleja que actúa recíprocamente, entre otras cosas, para iniciar y regular los movimientos oculares sacádicos[98,282,314]. Esta red incluye la corteza prefrontal, el colículo superior y el tallo cerebral, que integran señales sensoriales y motoras para coordinar la mirada. La corteza prefrontal participa en los movimientos de fijación y seguimiento; el colículo superior controla los movimientos sacádicos y regula su direccionalidad; y la FRPP desempeña un papel crucial en la generación de movimientos oculares horizontales[315].

Entre los movimientos oculares, se encuentran los de compensación o automatizados; para provocarlos, el entorno visual suele ser el principal estímulo, pero no el único[318,319]. Estos movimientos son guiados por el intento de mantener la fovealización de la imagen, esto es, el egocentro visual y por tanto la fijación ocular. Estos movimientos incluyen el temblor ocular, las micro sacadas, las derivas y los *drift*[320].

## 17.2
## Movimientos sacádicos

En estudios neurofisiológicos realizados en macacos se ha observado que la unión parieto-occipital es activada durante el trayecto de versión horizontal, pues de los lóbulos frontal y parietal de la corteza cerebral parten haces neuronales que llevan información del campo visual frontal y se dirigen hacia el CS y de ahí a la FRPP, encargada de los movimientos sacádicos horizontales; los cuales son inhibidos por la activación de las neuronas de fijación que se encuentran en el polo rostral del CS. Estas neuronas descargan en las neuronas omnipausa en las inmediaciones del núcleo del VI nervio craneal y de la FRPP, en el núcleo *raphe interpositus*, y son retroalimentadas por las neuronas de fijación[282,321-323].

Los movimientos oculares inician con el sistema de ejecución y estabilización de los centros corticales; éstos descargan la información codificada y dosificada de múltiples circuitos neuronales mediante el colículo superior y, de ahí, hacia las motoneuronas de disparo de los pares craneales, para iniciar así el movimiento sacádico[320].

Los movimientos sacádicos son movimientos voluntarios que siguen una secuencia electro fisiográfica del tipo escalón-rampa, provienen de los centros oculógiros y, en condiciones fisiológicas, son fieles a la ley de Hering. (Figura 17-1).

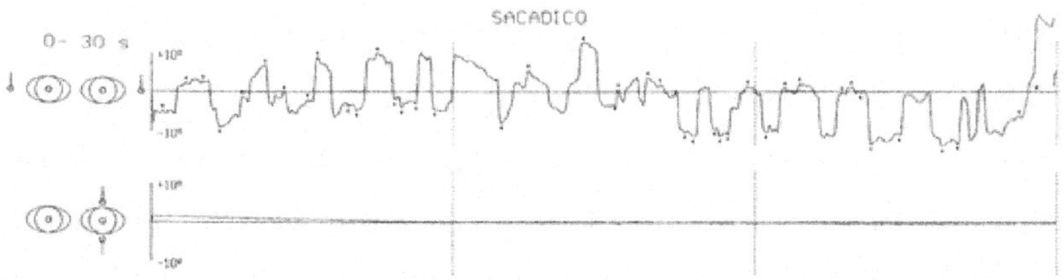


*Figura 17-1. Trazo electroculográfico que muestra el movimiento sacádico.*

Debido a que los movimientos sacádicos son el principio neurológico de la visión activa[324], más adelante se abordarán algunos aspectos de la motilidad ocular, con base en la observación videográfica de éstos. (Figura 17-2).

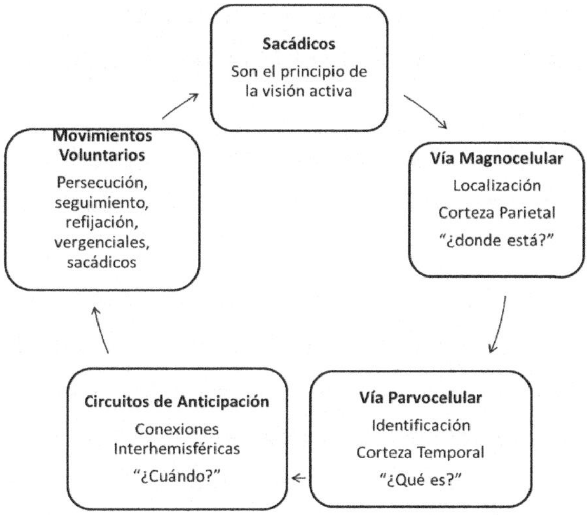


*Figura 17-2. Los movimientos sacádicos dan inicio al proceso, desplegando tres ejes esenciales: la vía magnocelular ("¿dónde?"), vinculada a la corteza parietal; la vía parvocelular ("¿qué?"), asociada a la corteza temporal; y los circuitos de anticipación ("¿cuándo?"), que integran la percepción en el tiempo mediante conexiones interhemisféricas. Este sistema se completa con los movimientos voluntarios, generando una visión dinámica, coordinada y contextualizada. El esquema revela la jerarquía funcional del procesamiento visual, un elemento clave para comprender la neurofisiología en el estrabismo congénito...*

El sistema sacádico comprende neuronas del campo frontal que se proyectan hacia tres estructuras subcorticales: al colículo superior ipsilateral y la FRPP, para las sacadas horizontales y hacia el núcleo intersticial rostral del fascículo longitudinal medial para las sacadas verticales[325].

Los movimientos sacádicos son rápidos y ocurren entre períodos cortos de fijación. Lo anterior es posible gracias al equilibrio que existe entre las ráfagas de las neuronas de la FRPP que se activan como parte del reflejo de seguimiento con las neuronas omnipausa[326]. Estas últimas sincronizan e inhiben a las células de disparo poco antes de que inicie una nueva ráfaga, para reanudar su actividad antes de que termine la sacada[315,316,321].

Los movimientos sacádicos dependen entonces de la FRPP, donde un grupo de neuronas se dirigen al núcleo ipsolateral del VI nervio, mientras que otro grupo se decusa para ascender por el fascículo longitudinal medial (FLM) y dirigirse hacia el núcleo del III nervio[325,327].

La FRPP inicia los movimientos conjugados en dirección ipsolateral, mientras que otra vía estimula al FLM para las sacadas verticales[318,325,328].

El mecanismo básico para los movimientos sacádicos incluye, desde luego, los nervios craneales, que inervan los músculos extraoculares, así como el colículo superior. Este último, recibe aferencias subcorticales y corticales y prioriza la información proveniente de aquellas redes neuronales que rigen los movimientos sacádicos y que están encargados de dirigir los ojos hacia un objeto que se desplaza en el espacio. Su función incluye el proceso de datos de las sacadas previas, a fin de obtener una percepción visual ininterrumpida en tiempo y espacio[71,320,324], esto demanda una adecuada madurez sensorial, por lo que los pacientes ambliopes suelen presentar dificultades durante la ejecución de estos movimientos durante la lectura[329].

Mientras las grandes sacadas se originan en el surco arqueado anterior del tálamo, las sacadas finas se originan en la porción ventromedial del mismo[330], pues bien, todas estas estructuras mencionadas arriba, son las responsables de evocar y modular los movimientos oculares sacádicos[315,323].

Aunque las neuronas corticotectales no tienen respuesta a los estímulos visuales, exhiben una fuerte actividad previa a la actividad de los movimientos sacádicos[285], lo que indica que tienen que ver más bien con la anticipación de los movimientos oculares.

Los movimientos sacádicos son movimientos voluntarios que siguen una secuencia electro fisiográfica del tipo escalón-rampa, provienen de los centros oculógiros y, en condiciones fisiológicas, son fieles a la ley de Hering. Estos también se encuentran afectados en la esotropía congénita[318,331]. (Figura 17-3).

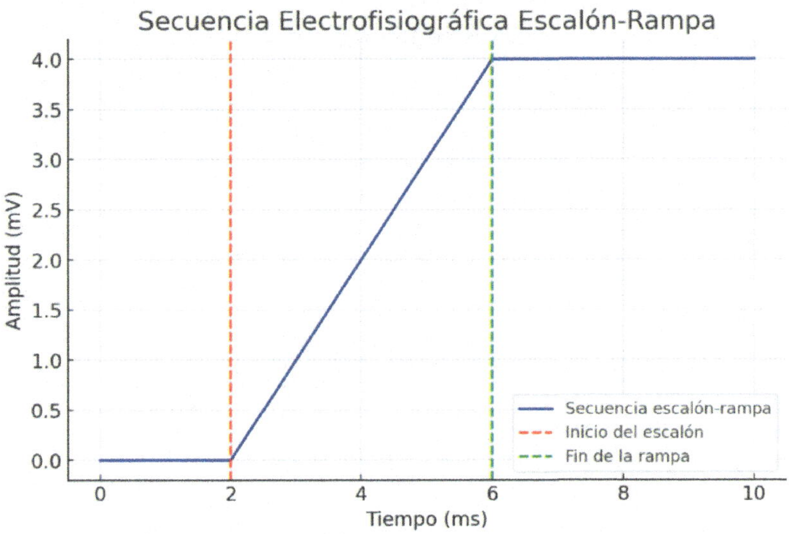


*Figura 17-3. Secuencia electrofisiológica escalón-rampa. La señal muestra un incremento abrupto en t = 2 ms (fase de escalón), seguido de una elevación progresiva hasta t = 6 ms (fase de rampa), alcanzando luego una meseta estable. Este patrón refleja procesos de activación y adaptación cortical o muscular ante estímulos sensoriales.*

Esto es especialmente importante a la hora de explorar los movimientos sacádicos y de seguimiento en la esotropía congénita[14,17,252].

Para lograr una correcta armonía binocular durante los movimientos de versión horizontal, el sistema de persecución cortical foveal humano suprime la percepción del estímulo opto cinético contraversivo causado por el barrido de la imagen retiniana que genera el movimiento. En otras palabras, la oscilación inducida por el estímulo optoquinético, debido al desplazamiento visual, suele ser contrarrestado mediante supresión cortical, lo que permite mantener una imagen estable del objeto de fijación; pero, si el sistema de fovealización está alterado, tal y como ocurre en el estrabismo, puede manifestarse un nistagmo de alta ganancia, el cual afecta al sistema vergencial[268,332]. Este tipo de nistagmo es conocido como *jerky*, o en resorte, el cual es característicamente asimétrico con una fase rápida y otra lenta[333,334]. (Figura 17-4).

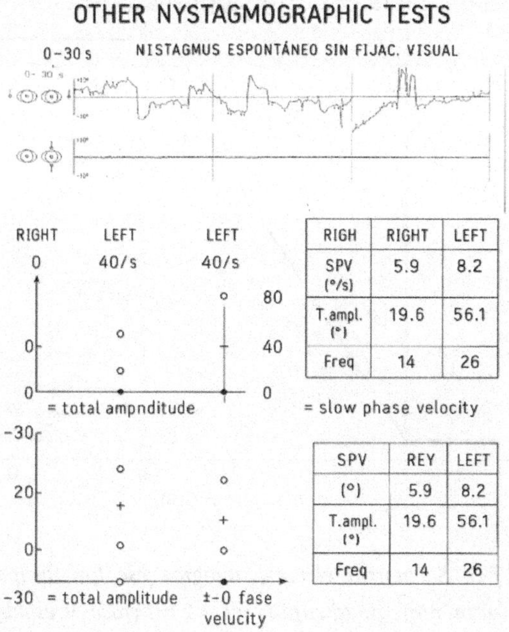


*Figura 17-4. Registro electroculográfico de nistagmo espontáneo sin fijación visual en paciente con estrabismo congénito. En el trazado*

*superior se observan oscilaciones asimétricas con componente jerky, que combinan fases lentas prolongadas con fases rápidas correctivas. El análisis inferior muestra mayor velocidad de fase lenta (SPV) en el ojo izquierdo (8.2°/s vs. 5.9°/s) junto con mayor amplitud y frecuencia. Estos hallazgos reflejan disincronía cortical y alteración en la supresión del estímulo optocinético contraversivo, comprometiendo la fovealización y la estabilidad visual.*

## *17.3*
## Output: Movimientos oculares lentos

Los movimientos oculares lentos están sujetos a leyes que los rigen y son controlados desde tres niveles neurológicos distintos: la corteza cerebral, que es la responsable de los movimientos oculares finos y el seguimiento voluntario[101,109]; el CS, como responsable de las sacadas; y, finalmente, el tallo cerebral[17].

Para llevar voluntariamente los ojos de una posición dada a otra en el plano horizontal, se activan las columnas de dominancia en una secuencia determinada de tal manera que se activan sectores de zonas corticales específicas.

En estudios neurofisiológicos realizados en macacos se ha observado que la unión parieto-occipital es activada durante el trayecto de versión horizontal, pues de los lóbulos frontal y parietal de la corteza cerebral parten haces neuronales que llevan información del campo visual frontal y se dirigen hacia el CS y de ahí a la FRPP, encargada de los movimientos sacádicos horizontales; los cuales son inhibidos por la activación de las neuronas de fijación que se encuentran en el polo rostral del CS. Estas neuronas descargan en las neuronas omnipausa en las inmediaciones del núcleo del VI nervio craneal y de la FRPP, en el núcleo *raphe interpositus,* y son retroalimentadas por las neuronas de fijación. A la vez, las neuronas omnipausa tienen conexiones con las neuronas Short-Lead-Burst, que son activadas durante los movimientos de fijación foveolar, como ocurre durante el movimiento lento de versión horizontal[335-337].

En pacientes sanos, el trayecto de versión horizontal es constante. Los SEM (*slow eye movements*) pueden ser evaluados clínicamente al comparar el movimiento entre ambos ojos durante la maniobra de versión horizontal, esto es, llevando lentamente la mirada de izquierda a derecha y viceversa. La diferencia de velocidad, o lag, se puede observar con mayor precisión mediante electrooculografía (figura 17-1), o bien mediante videooculografía[15,318,338]. (Figura 17-5).

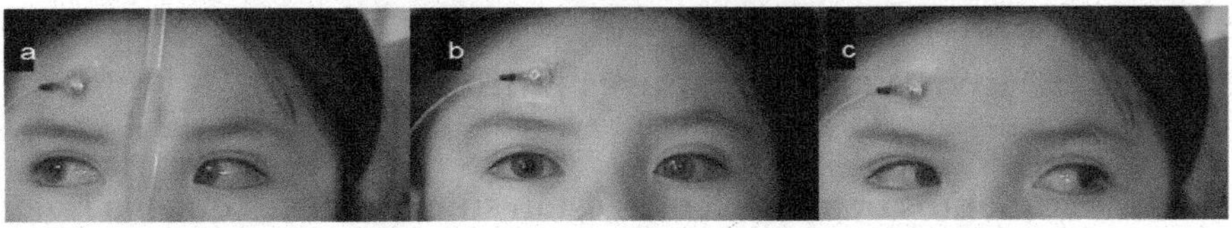


*Figura 17-5. La secuencia fotográfica que muestra la posición de los ojos durante la maniobra de versión horizontal: en a) Dextro versión, b) posición de mirada al frente, c) Levo versión. Nótese el electrodo frontal para el registro electroculográfico (a, b y c) y el oclusor traslúcido de Spielman utilizado para precisión en algunas maniobras (a).*

Con el objetivo de ilustrar las diferencias dinámicas en la motilidad ocular entre un sistema visual típico y el que se presenta en la esotropía congénita, se ha modelado computacionalmente la respuesta vergencial. Esta simulación permite observar no solo la ganancia del sistema, sino también la forma en que el cerebro adapta el movimiento ocular en respuesta a un estímulo visual que requiere convergencia. Las curvas obtenidas ofrecen un marco explicativo funcional que complementa la evidencia clínica y neuroeléctrica previamente analizada. (Figura 17-6).

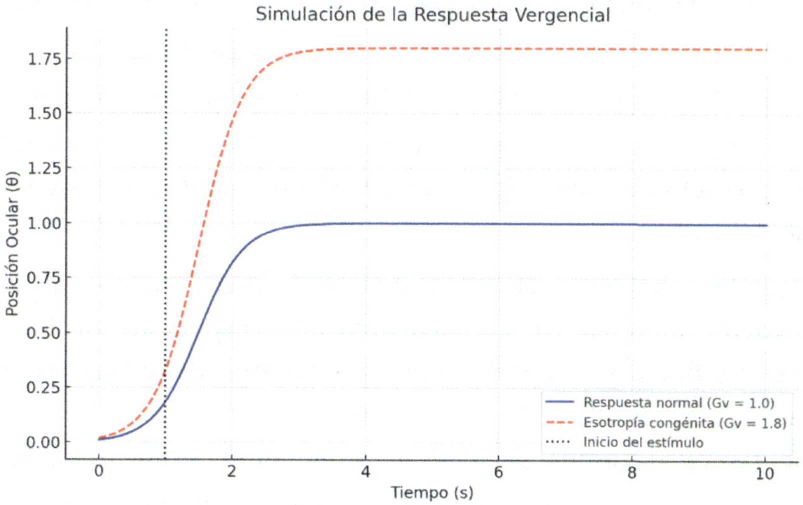


*Figura 17-6. Simulación de la respuesta vergencial. Se comparan las curvas de respuesta en una condición normal (azul) y en esotropía congénita (rojo), donde se observa una mayor ganancia vergencial y una respuesta más rápida e intensa. Este comportamiento simula una hiperactividad de los circuitos de convergencia ante la disrupción sensorial binocular.*

Desde una perspectiva matemática, el output del sistema oculomotor puede modelarse mediante una ecuación diferencial de primer orden, que describe la dinámica de la posición ocular () en función del tiempo ($t$):

$$\tau \frac{d\emptyset}{dt} + \emptyset = G_u S(t-\delta) + N(t)$$

Donde:

$\emptyset(t)$ es la posición ocular en función del tiempo.

$S(t–\delta)$ representa el estímulo visual con un retraso $\delta$, representando el tiempo que tarda en procesarse la señal, lo que modela el *lag* en la respuesta ocular

$G_u$ es la ganancia vergencial, que amplifica o reduce la respuesta oculomotora, donde la esotropía congénita es siempre $G_u > 1$.

$\tau$ es la constante de tiempo del sistema oculomotor, que describe el tiempo de respuesta del sistema ante un cambio en el estímulo, lo que define la velocidad durante el movimiento suave de versión horizontal.

$N(t)$ representa el ruido neuronal, una función estocástica (función matemática que incorpora un componente aleatorio), lo que modula el proceso de salida con variabilidad o incertidumbre, tal y como sucede en el integrador cortical respecto al tratamiento de las oscilaciones patológicas y el ruido y que clínicamente se manifiesta como variabilidad angular, fenómeno en bola de billar, incomitancia horizontal, etc., como resultado de un output patológico.

Esta ecuación diferencial permite comprender cómo un aumento en la ganacia vergencial genera un desbalance en la regulación de la posición ocular, manifestándose en una convergencia patológica. Asimismo, el término de retraso explica el *lag* observado en el movimiento suave de versión.

Para comprender mejor la diferencia matemática de lo que ocurre en condiciones normales ($G_u = 1.0$) entonces:

$$ø(t) = G_u(1 - e^{-t/\tau})$$

En cambio, en la esotropía congénita ($G_u > 1$), la ecuación se convierte en:

$$ø(t) = G_u(1 - e^{-(t-\delta)/\tau})$$

Conforme a lo expuesto, aquí se observan, entonces, dos efectos:

a) Una mayor amplitud de respuesta ($\varnothing > 1$), que manifiesta la exacerbación del reflejo vergencial y la posición esotrópica de los ojos, y b) Un desfase temporal debido a $S(t - \delta)$, que modela el retraso o *lag* en el movimiento ocular.

Y esto es lo que se observa clínicamente, durante la MSVH, analizando la incomitancia horizontal, el fenómeno en bola de billar y la maniobra de Gallegos[40,252].

Un modo de mesurar este desajuste es observando con atención el movimiento de versión horizontal cuando los ojos se desplazan lentamente de izquierda a derecha y viceversa, tal y como se muestra en la figura 17-5.

## *17.4*
## **Entendiendo el output en el paciente estrábico**

En esta dinámica, la economía cerebral se manifiesta como una redistribución estratégica de recursos: ante la presencia de ruido, la corteza opta por reducir la precisión del output motor en lugar de consumir más energía en corregir cada error. El sistema, enfrentado a una disincronía sensorial, ajusta su comportamiento de salida para minimizar el gasto energético y preservar la estabilidad perceptual. De ahí que observemos una convergencia exagerada, un lag sacádico o un nistagmo latente: no como fallos, sino como productos de una economía visual que invierte con cautela sus recursos ante un input deficiente.

Para analizar la manifestación clínica de cada uno de estos elementos se utilizan técnicas como la videoculografía infrarroja y el electroculograma (EOG), así como diferentes maniobras clínicas, como la maniobra suave de versión horizontal (MSVH)[14–16,39,40].

Mediante la observación sistematizada de esta maniobra se han encontrado diferencias notables en la dinámica oculomotora de los pacientes con EC en comparación con individuos sin alteraciones visuales.

La MSVH es una operación ágil y reglada, utilizada por el investigador clínico con la finalidad de observar los movimientos oculares lentos cuando son conducidos horizontalmente de izquierda a derecha y viceversa, lo que brinda información muy precisa que permite comprender mejor la fisiopatología del estrabismo congénito. Así de importante es analizar el comportamiento de estos movimientos oculares voluntarios durante la versión horizontal.

## *17.5*
## Output. Incomitancia horizontal

En la esotropía congénita, la incomitancia horizontal es una característica relevante que influye en la dinámica de la fijación y en la planificación terapéutica. Un gráfico más adelante muestra la distribución de los tres tipos de incomitancia horizontal en una muestra de 72 pacientes[39]. La incomitancia horizontal pasiva (IHP) es el subtipo más común, lo que sugiere que muchos pacientes presentan una alteración en la relación entre la fijación y la amplitud del movimiento ocular sin mecanismos compensatorios activos.

Por otro lado, la incomitancia horizontal activa (IHA), aunque menos frecuente, indica la presencia de mecanismos adaptativos o compensatorios en la motilidad ocular. Finalmente, un porcentaje importante de pacientes no presenta incomitancia horizontal (SIH), lo que sugiere una variabilidad en los patrones de control oculomotor dentro del espectro de la esotropía congénita.

Este hallazgo tiene implicaciones en el estudio de la conectividad cortical y la economía del sistema visual, ya que las estrategias neuroadaptativas varían en función del tipo de incomitancia presente.

Se realizó un primer estudio a fin de aplicar la MSVH a un grupo de 72 casos de esotropía congénita[39] y, al aplicar esta maniobra en condiciones mesópicas (iluminación ambiental), se observaron los 3 distintos comportamientos en la incomitancia horizontal. (Figura 17-7).

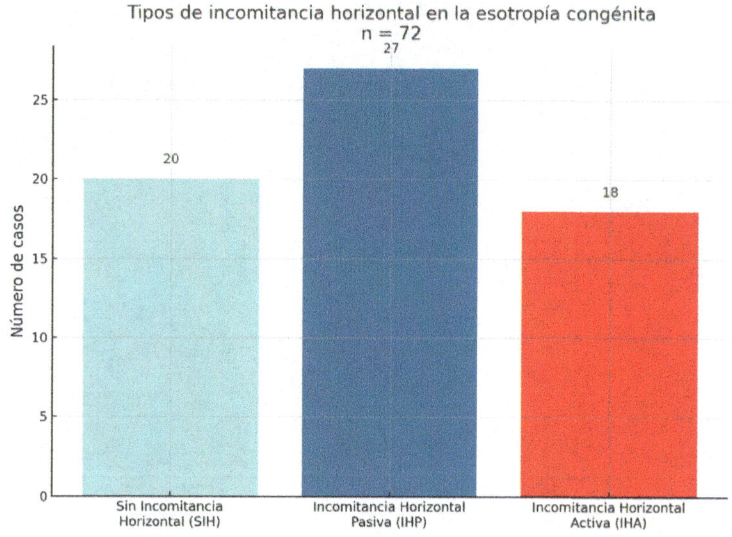


*Figura 17-7. Distribución de los tipos de incomitancia horizontal en la esotropía congénita en una muestra de 72 pacientes. Se identificaron tres grupos: sin incomitancia horizontal (SIH), incomitancia horizontal pasiva (IHP) e incomitancia horizontal activa (IHA). La IHP fue el subtipo más frecuente, seguido por el SIH y la IHA.*

## 17.6
## Movimiento suave de versión horizontal y anisocoria

En un segundo estudio realizado en 53 pacientes con esotropía congénita en el que se estudió el MSVH y su relación con la anisocoria[17], se pudieron identificar signos clínicos que permitieron clasificar la esotropía congénita en tres variedades distintas.

El estudio de la incidencia de eventos clínicos en pacientes con esotropía congénita durante la MSVH permite comprender mejor la distribución y frecuencia de las manifestaciones oculomotoras. A partir de una muestra de 53 pacientes[17], bajo condiciones escotópicas (0,3 lux), se analizaron seis escenarios clave: incomitancia horizontal (IH), nistagmo latente (NL), desviación vertical disociada (DVD), IHP, IHA y SIH. (Figura 17-8).

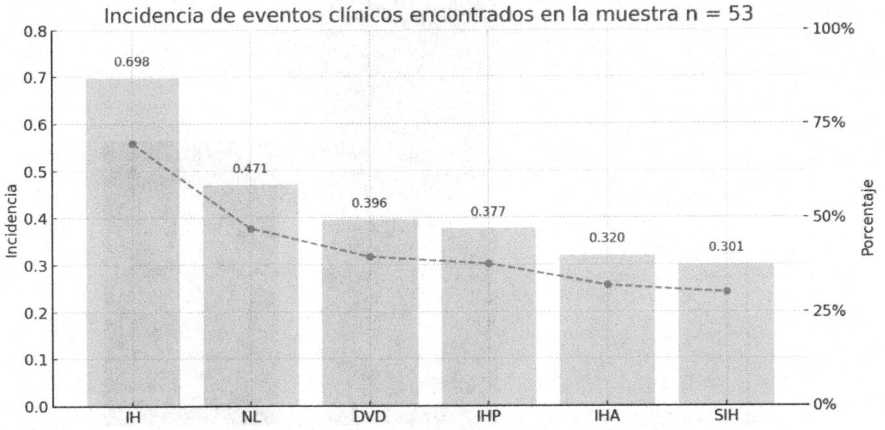


*Figura 17-8. En la parte superior de cada columna se muestra la incidencia de eventos clínicos encontrados en la muestra analizada. Al pie de cada columna se muestran las iniciales de cada una de las manifestaciones clínicas encontradas.*

Los datos revelan una incidencia desigual entre las condiciones estudiadas. La IH fue la manifestación más frecuente, presente en el 68% de los casos. Le siguieron el NL con una incidencia del 47.1% (25 pacientes) y la DVD con 39.6% (21 pacientes). Por otro lado, la IHP y la IHA mostraron una incidencia del 37.7% (20 pacientes) y 32% (17 pacientes), respectivamente. Finalmente, el grupo SIH fue la condición menos prevalente, presente en el 30.1% de los pacientes (16 casos).

La media fue de 34.5 y la desviación estándar de 11.85, lo que indica una variabilidad moderada en la distribución de los eventos.

La prueba de normalidad de Shapiro-Wilk obtuvo un estadístico de 0.89 con un p-valor de 0.015, lo que indica que los datos no siguen una distribución normal. Esto sugiere que las manifestaciones clínicas no se distribuyen de manera homogénea en la población analizada.

La prueba ANOVA de una vía obtuvo un estadístico de 4.37 con un p-valor de 0.002, lo que confirma diferencias significativas entre la incidencia de los distintos eventos clínicos. Esto respalda la idea de que ciertas condiciones son significativamente más frecuentes que otras.

El estadístico de chi-cuadrado fue de 15.42 con un p-valor de 0.008, lo que indica que la distribución de los eventos clínicos no es uniforme. En otras palabras, algunos eventos clínicos ocurren con mayor frecuencia de lo que se esperaría si todas las condiciones fueran igualmente probables.

Los resultados obtenidos sugieren que la incomitancia horizontal es la manifestación clínica más constante en la esotropía congénita, lo que, por un lado, refuerza su importancia en la evaluación y tratamiento de estos pacientes y, por otro, es el fenómeno clínico más frecuente que conforma el estigma congénito de la enfermedad[38,39].

La alta incidencia de nistagmo latente también sugiere una alteración en la estabilidad visual y el control oculomotor y es parte fundamental del estigma congénito[38,39].

Todo indica que la presencia de NL y DVD, junto con la limitación a la abducción, son los fenómenos más característicos del estigma congénito[38,339].

La presencia de diferencias significativas entre las condiciones evaluadas, demostrada mediante ANOVA y chi-cuadrado, indica que dichas manifestaciones clínicas no son aleatorias, sino que obedecen a patrones específicos de disfunción oculomotora.

El hallazgo de una distribución no normal sugiere que se deben considerar aproximaciones estadísticas no paramétricas en estudios futuros. Asimismo, estos datos pueden ser fundamentales para diseñar estrategias de rehabilitación visual más personalizadas, considerando la frecuencia y coexistencia de estas condiciones en los pacientes con esotropía congénita.

Este análisis aporta una comprensión más profunda sobre la variabilidad de las manifestaciones en la esotropía congénita, sentando bases para estudios más detallados en el futuro.

Los estudios realizados mediante oculografía al explorar el MSVH revelan la presencia de un *lag* o atraso al observar el desplazamiento dentro-fuera, cuando el ojo sigue un objeto que se desplaza lentamente en el espacio; la disparidad en el acompañamiento se debe a que el ojo que viaja de fuera hacia adentro se mueve más rápidamente que el que viaja de dentro hacia afuera[15,38,331,339]. Esta peculiaridad, aunada a la limitación a la abducción, genera IH, la cual puede ser pasiva o activa; este comportamiento motor no solo permite clasificar la esotropía desde un punto de vista motor en vez de la actual clasificación basada en el fenómeno acomodativo, sino que significa, además, uno de los aspectos clínicos más sobresalientes que han contribuido a comprender mejor tanto el origen como la fisiopatología de la enfermedad[15,39]. (Figura 17-9). Las diferencias encontradas entre ambos estudios fueron bastante coincidentes:

**Comparación de frecuencias relativas entre los dos estudios**

| Categoría | Frecuencia Relativa Estudio 1 | Frecuencia Relativa Estudio 2 |
|---|---|---|
| *SIH* | 30.1% | 27.8% |
| *IHP* | 37.7% | 37.5% |
| *IHA* | 32.0% | 25% |

*Figura 17-9. Al comparar las distribuciones de ambas series mediante chi-cuadrado se encontró un estadístico de 0.94, con un P-valor de 0.624, por lo que no hay diferencias estadísticamente significativas entre las distribuciones de los dos estudios.*

Para comparar las medidas se aplicó además una *prueba de t* para muestras independientes, y se encontró un estadístico 1.02 con un p-valor de 0.338, con lo que se verificó que no hay diferencias significativas en las proporciones de los eventos clínicos entre ambas muestras.

Los resultados muestran que las diferencias entre los estudios no son estadísticamente significativas. Esto indica que, aunque hay ligeras variaciones en los valores de IHA, SIH e IHP, estas pueden deberse al azar y no reflejan un cambio sustancial en la distribución de los eventos clínicos. En otras palabras, ambos estudios no solo ratifican la validez de los hallazgos pues ofrecen resultados consistentes y comparables, sino que refuerza la tesis de que el estudio de la incomitancia horizontal permite establecer diagnósticos más precisos, así como evidenciar fallas en el integrador cortical.

Pero ¿cómo afecta el ruido proveniente del integrador cortical al output, en la esotropía congénita?

La respuesta es que el output puede ser interpretado a través de un ruido blanco gaussiano con media cero y desviación estándar σ; la ecuación toma entonces la forma de un proceso estocástico:

$$\tau \frac{d\varnothing}{dt} + \varnothing = G_u S(t - \delta) + \sigma W(t)$$

Donde $W(t)$ es un proceso de Wiener[268], que representa fluctuaciones aleatorias en la señal motora ocular como un reflejo del ruido visual que se ha explicado con anterioridad y que es característico del estrabismo congénito.

En este modelo, el término que describe el output oculomotor, el término $\sigma^2$ representa la *incertidumbre del sistema* ante un estímulo visual poco confiable. Inspirado en los principios fundacionales de la cibernética de Norbert Wiener[268] y en la teoría de la información de Claude Shannon[340], puede comprenderse que el ruido visual actúa como un empañamiento de la señal original[268,302,341].

No es necesariamente el sistema oculomotor el que falla primero, sino la señal que lo guía la que llega degradada, incierta, distorsionada. Es como un paciente que intenta seguir un punto de luz reflejado en un espejo empañado: cuanto mayor es el empañamiento —en este caso, el ruido cortical, que puede manifestarse electroencefalográficamente como hipersimetría inter occipital—, mayor será la variabilidad de la respuesta motora.

El integrador cortical, como sistema regulador, no puede emitir una salida precisa si la entrada que recibe está contaminada. Esto refuerza la idea de que muchos errores oculomotores observables en la esotropía congénita —como el lag sacádico, la incomitancia horizontal o el fenómeno en bola de billar— no son fallos musculares primarios, sino el resultado de una señal sensorial deteriorada desde su origen.

Así, lo motor refleja lo sensorial. El output alterado es el eco visible de un input con ruido que no puede ser corregido por el regulador.

Con base a lo anterior el output estrábico puede entenderse como una desregulación del control de error en el sistema oculomotor. En un sistema de control adaptativo, un error de referencia visual debería corregirse con un ajuste adecuado en la ganancia vergencial. Sin embargo, en la esotropía congénita, suceden los siguientes eventos:

1. La ganancia vergencial aumenta ($\gamma_x 1$) y genera un exceso de convergencia tónica; en otras palabras, el reflejo vergencial se encuentra exacerbado.

2. La señal de retroalimentación presenta un atraso ($\delta > 0$), lo que retrasa a su vez la corrección de la posición ocular y genera el fenómeno en bola de billar o FEBB.

3. La oscilación del sistema aumenta, lo cual refleja una incapacidad para estabilizar la mirada de manera eficiente[18,334,342].

Con base en lo anterior, es posible correlacionar los hallazgos de neuroimagen que explican el comportamiento del integrador cortical, con los patrones motores observados, estableciendo una relación entre la hipocoherencia cortical y la alteración del control de la convergencia.

El modelo cibernético de la esotropía congénita permite una comprensión estructurada del output en el paciente estrábico, y explica la manifestación del estrabismo a partir de principios de control retroalimentado. La ecuación diferencial propuesta un poco más arriba formaliza la relación entre el estímulo visual, la ganancia vergencial y el retraso en la respuesta, y proporciona una base sólida para el análisis clínico y la investigación futura en neuroestrabismo. La exploración de estos conceptos podría contribuir al diseño de estrategias terapéuticas más efectivas para mejorar la regulación sensoriomotora en pacientes con estrabismo congénito.

## *17.7*
## Maniobra suave de versión horizontal (MSVH)

Al explorar los movimientos de versión horizontal, se analizan las vías que integran los *slow eye movements* (SEM). Fisiológicamente, estos movimientos están sujetos a leyes que los rigen y son controlados desde tres niveles neurológicos distintos: la corteza prefrontal, que es responsable de los movimientos oculares finos y el seguimiento voluntario[343]; el colículo superior, como responsable de las sacadas; y, finalmente, el tallo cerebral.

Por un lado, los movimientos voluntarios desplazan de un punto a otro la fijación, e incluyen los movimientos de persecución, de seguimiento, de refijación, vergenciales y sacádicos[321,322]; por otro lado, los movimientos de persecución se suprimen activamente mediante la fijación previa de un objeto estacionario[344].

Debe considerarse que aun en condiciones fisiológicas los movimientos oculares presentan un *lag* o retraso relativo de la información sensorio-motora, debido a que la actividad de la retina suele ser más rápida que los cambios de tensión y elongación de los músculos extraoculares a la hora de intentar mantener la fovealización[314]. Este *lag* puede incrementarse considerablemente en caso de estrabismo congénito, tal y como se comentará más adelante.

Otro elemento por considerar al analizar el *lag* de los movimientos sacádicos obedece al hecho de que éstos dependen en buena medida de los cálculos logarítmicos que los distintos circuitos crean sobre la probabilidad de que el objeto esté o debería estar ahí en un momento dado. Estos circuitos de anticipación del movimiento, priorizan la información y responden después de un tiempo de latencia o velocidad de respuesta, sobre la base de la intensidad del propio estímulo, sea movimiento, tamaño o luminosidad[282].

Para comprender clínicamente lo anterior, utilizamos la maniobra suave de versión horizontal (MSVH)[14-16,39,40]. Se trata de una operación ágil y reglada, utilizada por el investigador clínico con la finalidad de observar los movimientos oculares lentos cuando son conducidos horizontalmente de izquierda a derecha y viceversa, lo que brinda información muy precisa que permite comprender mejor la fisiopatología del estrabismo congénito. Así de importante es analizar el comportamiento de estos movimientos oculares voluntarios durante la versión horizontal pues son reflejo fiel de la integración de los circuitos neuronales.

La MSVH revela la presencia de un retraso patológico al observar el desplazamiento dentro-fuera cuando el ojo sigue un objeto que se desplaza lentamente en el espacio. La disparidad en el acompañamiento se debe a que el ojo que viaja de fuera hacia adentro se mueve más rápidamente que el que va de dentro hacia afuera[15,38,331,339]. Esta peculiaridad, aunada a la limitación en la abducción, genera incomitancia horizontal (IH), la cual puede ser pasiva o activa. Este comportamiento motor no solo permite clasificar la esotropía desde un punto de vista oculomotor —en lugar de la clasificación actual basada en el fenómeno acomodativo—, sino que también representa uno de los aspectos clínicos más sobresalientes que han contribuido a comprender mejor tanto el origen como la fisiopatología de la enfermedad[15,39].

La maniobra de versión horizontal pone a prueba la integridad de la coordinación oculomotora[15,17,252]. Existen diferentes formas de evaluar el desempeño, pero quizás la más precisa desde un punto de vista clínico sea observar el movimiento lento en versión horizontal (MLVH). Para ello, el paciente debe permanecer atento al estímulo que se desplaza a una velocidad constante de 10° a 15° de arco, mientras el observador califica la eficacia, la velocidad de reacción, la simetría y la amplitud de los movimientos. Para fines de investigación, los registros pueden realizarse mediante video-oculografía y/o oculografía. (Figura 10).

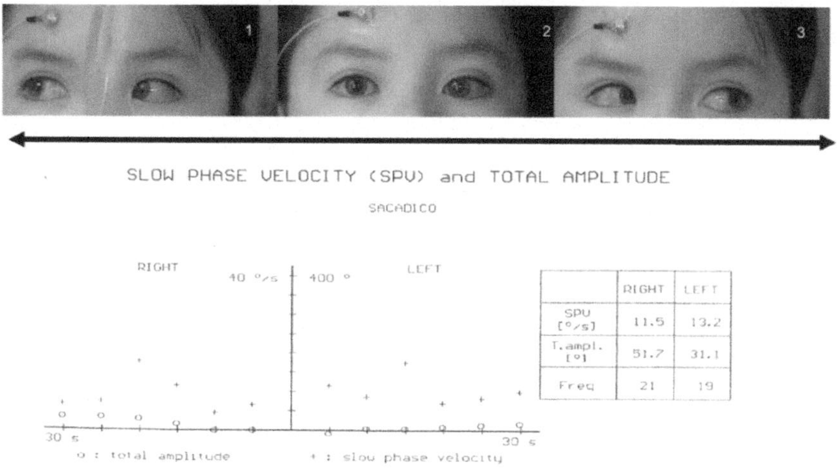


*Figura 17-10. La secuencia fotográfica muestra la posición de los ojos durante la maniobra de versión horizontal en condiciones escotópicas: 1) Dextro versión, 2) posición de mirada al frente, 3) Levo versión. Nótese el electrodo frontal para el registro electroculográfico (1, 2 y 3) y el oclusor traslúcido de Spielman colocado transversalmente para identificar el nistagmo de mirada lateral (1).*

# CONCLUSIONES

Los movimientos sacádicos son la huella más elemental de una visión activa, de una mente en movimiento, de un sistema visual que busca, anticipa y organiza el mundo. Son, en términos evolutivos, "el primer lenguaje del cerebro".

En el estrabismo congénito, ese lenguaje aparece fragmentado, lo que conlleva una reorganización funcional que intenta adaptarse a una integración deficiente. El output oculomotor alterado —manifestado en la incomitancia horizontal, el lag sacádico y el fenómeno en bola de billar— no es sino el eco visible de un integrador cortical que aún no ha completado su organización.

La poderosa noción de que "los movimientos sacádicos son el principio neurológico de la visión activa" nos conduce a una comprensión más profunda: lo motor no está separado de lo sensorial, ni lo periférico desligado de lo cortical, por lo que se requiere seguir una ruta terapéutica y de rehabilitación visual que respete una progresión inteligentemente conducida y de manera ordenada.

Desde esta perspectiva, el estrabismo congénito no puede entenderse sin contemplar la complejidad holística de la vasta red cortical que regula la visión. Retomando la visión de Skefington, comprendemos que el sistema visual es más que la suma de sus partes: es una unidad multisistémica donde las interacciones y la cooperación entre niveles corticales determinan el comportamiento visual. Sin embargo, también es necesario reconocer que dentro de esta red se organiza una jerarquización funcional clave, que guía las prioridades terapéuticas y marca los caminos de recuperación.

Así, las redes corticales no son uniformes ni lineales, sino que constituyen una vasta red multinivel que, aunque fragmentada por el estrabismo congénito, busca restaurar la integración y la armonía funcional.

Los modelos matemáticos aplicados, al traducir el output en ecuaciones dinámicas, permiten visualizar cómo la ganancia vergencial, el retraso en la respuesta y el ruido neuronal no solo explican lo clínico, sino que también proyectan el futuro terapéutico. Porque entender el error es el primer paso para corregirlo.

Así, al igual que la evolución estructuró jerárquicamente la visión desde lo más elemental hasta lo más complejo —de los reflejos sacádicos en los anfibios a la estereopsis cortical humana—, el tratamiento debe seguir esa misma lógica evolutiva y neurofuncional. No se trata de forzar la binocularidad, sino de reconstruirla desde sus fundamentos: primero lo monocular, luego lo sacádico, lo atencional, lo motor, lo perceptual. Cada paso, como en la naturaleza, tiene su tiempo y su lugar, por lo que un orden distinto, es incorrecto. No se recomienda empezar con un parche ortóptico procurando mejorar el "¿qué?", sin haber tratado antes el "¿dónde?".

El output alterado en el estrabismo congénito no es un fracaso; es una estrategia. Una estrategia imperfecta, sí, pero diseñada evolutivamente por el cerebro para sobrevivir. Entenderla, respetarla y guiarla es nuestro mayor desafío clínico.

Este capítulo consolida la visión de que el movimiento ocular no es el final del proceso visual, sino su comienzo visible. Y que en el corazón del movimiento está el cerebro intentando —a su manera— ver.

# CAPÍTULO XVIII

## *El análisis perceptual visual*

# Resumen

Este capítulo aborda de manera integral el análisis perceptual visual en el contexto del estrabismo congénito, y revela que la disfunción no se limita al ámbito oculomotor, sino que se extiende profundamente a la arquitectura cortical encargada de integrar y decodificar el entorno visual. Desde la mirada del neuroestrabismo, se pone en evidencia cómo la disincronía interhemisférica y la inmadurez perceptual alteran la percepción de formas, profundidad, movimiento y organización espacial.

A través de un metaanálisis, se demuestra que la vía dorsal —filogenéticamente más robusta— mantiene cierta funcionalidad, mientras que la vía ventral —encargada de la precisión perceptiva— es más vulnerable. Este desequilibrio funcional se manifiesta como una estrategia neuroadaptativa del cerebro, que prioriza la percepción de movimiento sobre la definición de formas para sostener la viabilidad visual. En este sentido, el análisis perceptual visual se revela como una herramienta no solo diagnóstica, sino interpretativa del estado funcional cortical.

El desarrollo del índice de prioridad terapéutica (IPT) aporta un recurso valioso para jerarquizar la intervención clínica en función del tipo de estrabismo, la edad del paciente y la madurez perceptual. Este índice permite visualizar con precisión qué pacientes requieren una intervención intensiva y en qué dominios perceptuales enfocar los esfuerzos terapéuticos.

Finalmente, se plantea una mirada nueva y profundamente funcional: la visión perceptual no puede entenderse sin la comprensión previa de la economía cerebral, de la secuencia evolutiva del desarrollo visual y de los mecanismos de compensación cortical, que, aun desde la disfunción, buscan preservar el equilibrio del sistema visual.

## *18.1*
## Alteraciones perceptuales en el SIVI

Dado que el SIVI interfiere en la comunicación entre hemisferios, puede impactar al procesamiento visual complejo, esto es, los pacientes pueden presentar dificultades en tareas que requieren integración binocular, como la percepción de profundidad y la estereopsis.

El SIVI es un modelo funcional que explica cómo la desconexión intertemporal en el estrabismo genera alteraciones en la percepción visual y cómo el cerebro busca compensarlas mediante estrategias neuroadaptativas. Esta perspectiva, integrada con el concepto de la economía del sistema visual, nos permite comprender cómo el cerebro gestiona sus recursos y cómo podemos intervenir terapéuticamente para mejorar la eficiencia del sistema visual.

Por otro lado, se sabe que el daño neuronal que ocurre en la corteza del paciente estrábico, ya sea de origen genético o bien secundario a alguna lesión, se expresa en sus multiformes manifestaciones tanto sensoriomotoras como perceptuales[74,108], y tiene la virtud de permitir su evaluación neurofuncional a través de pruebas objetivas estandarizadas de gran precisión, interpretación y de fácil aplicación.

Se trata de pruebas clínicas reproducibles y sistematizadas[39]. Lo anterior permite correlacionar fácilmente la neuroimagen con la clínica de una manera escrupulosa, cualidad que no es fácil de encontrar en otras corticopatías, Las pruebas motoras, sensoriales y perceptuales son explicadas *in extenso* en el capítulo sobre exploración[39,74,252].

Incluir el estudio de la corteza cerebral para entender mejor el origen del EC ha permitido descubrir otros aspectos relacionados con los mecanismos íntimos de esta enfermedad, cuyos alcances apenas se están vislumbrando[26,33,51].

Pese a las asimetrías patológicas, en la economía del sistema visual binocular la autorregulación tiende a alcanzar el equilibrio entre las partes, entre los hemisferios, y entre la vía visual izquierda y derecha. Aun en el estrabismo es correcto hablar de este balance, entendido siempre como visión binocular, independientemente de si se logra fusión o no, si existe ambliopía o supresión.

El desafío futuro es desarrollar modelos matemáticos que permitan predecir la reorganización cortical y diseñar estrategias terapéuticas personalizadas para cada paciente. Comprender el SIVI es el primer paso hacia una visión más clara del estrabismo y su impacto en la conectividad cerebral.

El estrabismo congénito es una alteración del desarrollo visual que impacta no solo la alineación ocular, sino también la percepción, la integración sensorial y la conectividad cortical. Lejos de ser un simple problema motor, es una manifestación de una reorganización cortical profunda, en la que el cerebro busca compensar la falta de alineación a través de estrategias neuroadaptativas.

Para comprender este fenómeno, es fundamental analizar cómo las alteraciones perceptuales afectan la percepción de formas, el procesamiento de la profundidad y la capacidad de integración de información entre ambos hemisferios. En este capítulo exploraremos estas alteraciones desde la perspectiva de la economía del sistema visual, el síndrome de integración visual incompleta (SIVI) y los modelos neuroadaptativos que explican estos cambios.

## *18.2*
## Alteraciones perceptuales en el estrabismo congénito

Desde un punto de vista *neuroestrabismológico*, la percepción visual en el estrabismo congénito se encuentra fragmentada debido a una comunicación incompleta entre hemisferios. Este fenómeno se traduce en deficiencias en tareas como la percepción de profundidad, la discriminación de formas y la velocidad de procesamiento de la información visual.

Entre las alteraciones más relevantes se encuentran:

1. Memoria visual: Los niños con estrabismo congénito presentan una menor capacidad para recordar y reconocer patrones visuales.
2. Percepción de formas y tamaños: Se dificulta la identificación de contornos, lo cual afecta el reconocimiento de objetos.
3. Velocidad de percepción: El procesamiento visual es más lento, lo que impacta en la eficiencia del reconocimiento de estímulos.
4. Visión periférica: Se refiere al campo visual intermedio (20°-30°)
5. Visión espacial: La capacidad de interpretar la ubicación de los objetos en el espacio se encuentra comprometida.
6. Estereopsis: Ausente en la mayoría de los casos, debido a la desconexión interhemisférica generada por el SIVI.

Los datos obtenidos mediante pruebas perceptuales computarizadas han permitido caracterizar estos déficits y compararlos con la actividad cortical observada en estudios de neuroimagen[74,108]. (Figura 18-1).

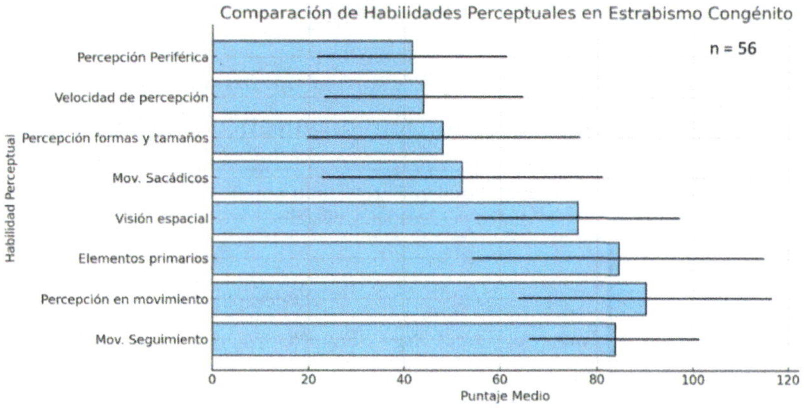


*Figura 18-1. Habilidades visuoperceptuales en pacientes con estrabismo congénito. Comparación de puntajes promedio con intervalos de confianza en 56 pacientes. Las habilidades mejor conservadas fueron la visión espacial y la percepción de elementos principales, mientras que la percepción periférica y la velocidad de percepción mostraron los rendimientos más bajos. Estos hallazgos reflejan un impacto diferencial de la reorganización cortical sobre cada dominio perceptual.*

En otro estudio de cohorte en 96 niños con estrabismo congénito[74], los resultados fueron los siguientes: (Figura 18-2).

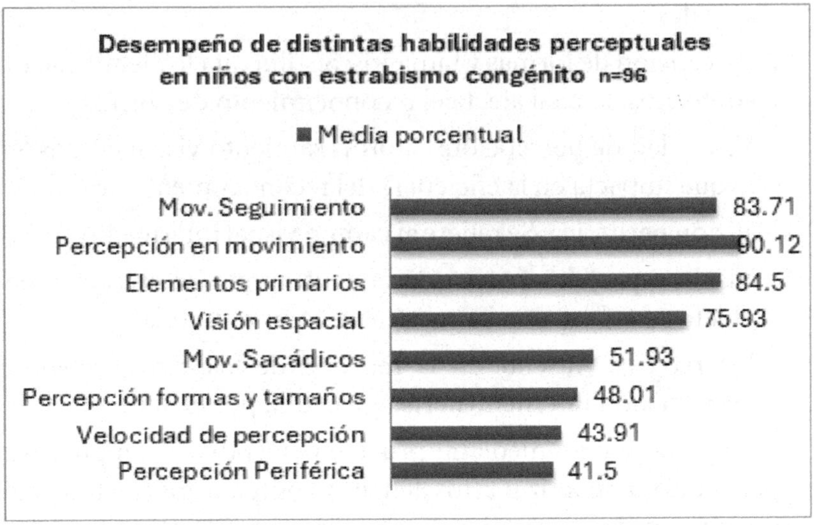


*Figura 18-2. La tabla muestra los resultados alcanzados en esta cohorte de 96 niños con estrabismo congénito.*

El modelo multivariado de regresión se ajustó por las variables sexo y edad, con la variable de exposición "diagnóstico". (Figura 18-3).

| Determinantes en el cambio porcentual en el resultado obtenido en las diferentes habilidades perceptuales visuales[74] | | | | | | |
|---|---|---|---|---|---|---|
| Habilidad | *Observaciones = 95* | | | | | |
| | *Factores* | *Coef. Reg* | *Err. Std* | *p* | *IC95%* | |
| Vel. de percepción | Dx | -4.04 | 4.29 | 0.35 | -12.57 | 4.49 |
| | Sexo | 6.57 | 4.36 | 0.135 | -2.09 | 15.25 |
| | Edad | **4.03** | 0.88 | ***p<0.0001*** | 2.28 | 5.78 |
| | *Observaciones = 93* | | | | | |
| Elem. Primarios | Dx | 3.37 | 6.94 | 0.628 | -10.42 | 17.17 |
| | Sexo | -1.24 | 6.99 | 0.859 | -15.14 | 12.65 |
| | Edad | 1.7 | 1.37 | 0.219 | -1.02 | 4.43 |

| | | | | | | |
|---|---|---|---|---|---|---|
| | *Observaciones = 96* | | | | | |
| Percep. Movimiento | Dx | -6.09 | 5.43 | 0.265 | -16.88 | 4.7 |
| | Sexo | -3.04 | 5.52 | 0.583 | -14.01 | 7.92 |
| | Edad | 1.66 | 1.11 | 0.137 | -0.54 | 3.87 |
| | *Observaciones = 93* | | | | | |
| Mov. Sacádicos | Dx | 1.96 | 5.71 | 0.731 | -9.38 | 13.32 |
| | Sexo | -0.467 | 5.81 | 0.936 | -12.01 | 11.08 |
| | Edad | **6.34** | 1.18 | ***p<0.0001*** | 3.99 | 8.69 |
| | *Observaciones = 94* | | | | | |
| Percep. Formas/ Tamaño | Dx | 10.85 | 6.32 | 0.089 | -1.7 | 23.41 |
| | Sexo | -10.1 | 6.45 | 0.121 | -22.93 | 2.71 |
| | Edad | -1.17 | 1.28 | 0.321 | -3.72 | 1.37 |
| | *Observaciones = 96* | | | | | |
| Mov. Seguimiento | Dx | 1.08 | 3.6 | 0.765 | -6.07 | 8.23 |
| | Sexo | -4.03 | 3.66 | 0.273 | -11.3 | 3.23 |
| | Edad | **3.34** | 0.73 | ***p<0.0001*** | 1.88 | 4.8 |
| | *Observaciones = 80* | | | | | |
| Percep. Periférica | Dx | 1.56 | 4.73 | 0.742 | -7.87 | 11.007 |
| | Sexo | -3.23 | 4.81 | 0.504 | -12.83 | 6.35 |
| | Edad | **3** | 0.96 | ***P<0.003*** | 1.08 | 4.93 |
| | *Observaciones = 94* | | | | | |
| Visión espacial | Dx | 6.91 | 4.4 | 0.12 | -1.84 | 15.67 |
| | Sexo | -3.08 | 4.5 | 0.495 | -12.02 | 5.85 |
| | Edad | **3.06** | 0.89 | ***P<0.001*** | 1.27 | 4.84 |

*Figura 18-3. En la valoración de los movimientos oculares sacádicos, los individuos con esotropía obtuvieron un 1.96% más que los que presentaron exotropía. Los valores significativos en la tabla están destacados en negritas para facilitar la identificación de los resultados más relevantes, como la influencia significativa de la edad en las habilidades perceptuales. Estos hallazgos sugieren que el lag en el desplazamiento horizontal en la exotropía podría deberse a factores viscoelásticos inherentes.*

Respecto a lo anterior, la edad fue muy significativa, pues por cada año de vida se incrementó el desempeño del movimiento sacádico 6.34% más. Lo mismo sucedió con los movimientos de seguimiento, por cada año de vida más que presentaba el individuo, ganaba 3.34% más. Lo anterior es consistente con el índice de madurez granulométrico comentado con anterioridad.

Al analizar los resultados obtenidos en la habilidad "Percepción periférica", se encontró significancia estadística de $p = 0.003$ en la variable edad, que representa una ganancia de 3% por cada año de vida más que presentara el individuo. Esto fue algo que observamos también en un estudio, en donde notamos esta tendencia en el rendimiento de habilidades visuales en relación con la edad.

Los hallazgos encontrados en ambos trabajos son consistentes entre sí, así como con el índice de madurez neuronal.

## *18.3*
## Índice de prioridad terapéutica (IPT)

Cuando el integrador cortical falla, no solo se exacerban algunos reflejos oculomotores como la acomodación, sino que algunas habilidades sensoriales y visuoperceptuales disminuyen.

Una manera de evaluar el estado perceptual visual es a través del análisis perceptual visual (TVPS), que es una herramienta que permite evaluar cómo se interpreta la sensación visual y con ello evaluar las áreas de asociación[108,345].

A manera de ilustración presentamos una prueba de *screening* realizada mediante un sistema automatizado a 110 pacientes con distintas variedades de estrabismo congénito. (Figura 18-4).

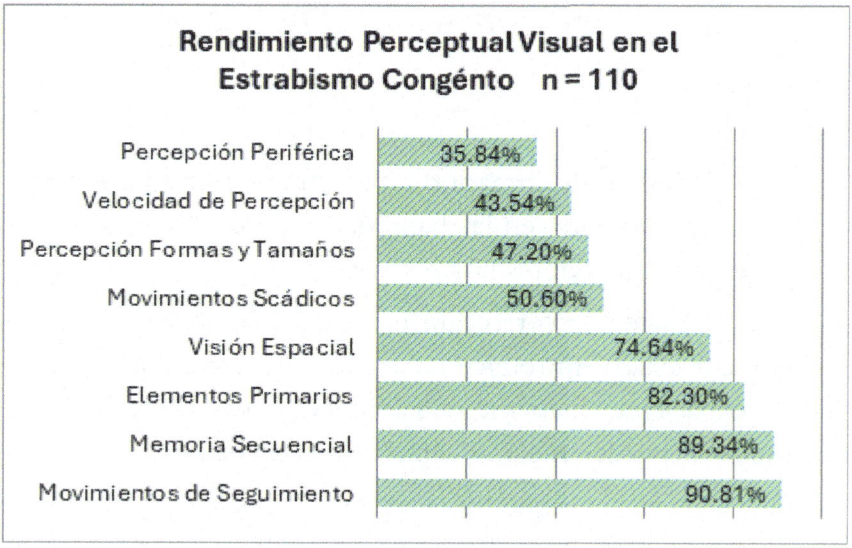


*Figura 18-4. Resultados de una prueba de rendimiento perceptual visual a una cohorte de pacientes con estrabismo congénito, que fueron analizados mediante una suite automatizada para análisis perceptual visual.*

Estos niveles de rendimiento varían dependiendo de muchos factores, como la edad, la madurez visual, etc., pero han sido de gran utilidad para establecer un criterio para priorizar los casos que desde un punto de vista visuoperceptual se deberían tratar con mayor urgencia.

El índice de prioridad terapéutica (IPT) es una herramienta matemática que permite clasificar a los pacientes con estrabismo congénito según su grado de inmadurez perceptual, integrando variables como el tipo de estrabismo y la edad del paciente. Su formulación parte del índice de inmadurez perceptual ajustado (IIPA), el cual cuantifica el déficit en distintas habilidades visuales evaluadas. La expresión matemática del IPT se define como:

$$IPT = (IIPA \text{x} P_{edad}) + D_{estrabismo}$$

Donde:

*IIPA* = Índice de inmadurez perceptual ajustado. Representa el grado de alteración en las habilidades perceptuales medidas en comparación con valores normativos.

$P_{edad}$ = Factor de corrección por edad (basado en tendencia de mejora con edad). Introduce un factor de corrección basado en la edad del paciente, dado que se ha observado que ciertas habilidades perceptuales pueden mejorar con el desarrollo neuro madurativo.

$D_{estrabismo}$ = Factor que ajusta según diagnóstico. Es un coeficiente empírico que ajusta la clasificación según el diagnóstico específico del paciente.

La relevancia de este índice radica en su capacidad para jerarquizar la necesidad de intervención, y facilita así estrategias personalizadas en terapia visual. Su utilidad se fundamenta en la neuroplasticidad diferencial de las vías dorsal y ventral, pues permite estimar qué habilidades pueden responder mejor a la rehabilitación y cuáles requerirán intervenciones más intensivas.

El gráfico de distribución del IPT según diagnóstico permite visualizar la variabilidad del índice en cada subtipo de estrabismo. En la figura se observa que la esotropía no acomodativa presenta el mayor valor de IPT, lo cual indica un mayor grado de inmadurez perceptual y una mayor necesidad de intervención. Le sigue la esotropía parcialmente acomodativa, mientras que la esotropía de ángulo variable muestra una dispersión más amplia; esto sugiere una heterogeneidad en la severidad de la afectación. La esotropía acomodativa presenta los valores más bajos, lo que supone una menor alteración perceptual y, en consecuencia, una mayor capacidad de adaptación. Esta diferenciación es crucial para establecer prioridades en la planificación terapéutica. (Figura 18-5).

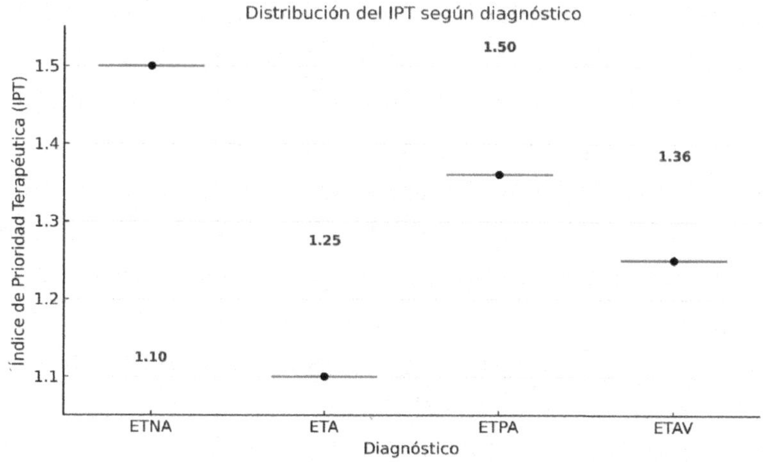


*Figura 18-5. Los pacientes con esotropía no acomodativa (ETNA) presentan el IPT más alto, lo que sugiere una mayor necesidad de intervención terapéutica. En contraste, los pacientes con esotropía totalmente acomodativa (ETA) muestran el IPT más bajo, asociado a una menor alteración perceptual. Los demás subtipos presentan valores intermedios.*

Desde el punto de vista neurofisiológico, las diferencias en la afectación perceptual pueden explicarse por la organización jerárquica de las vías dorsal y ventral[63,144]. La vía dorsal, compuesta predominantemente por células magnocelulares, está implicada en la percepción del movimiento, la orientación espacial y la coordinación visomotora. La vía ventral, conformada por células parvocelulares, es responsable del reconocimiento de formas, detalles y objetos. En pacientes con estrabismo congénito, la inmadurez perceptual impacta más severamente la vía ventral, lo que explica la mayor alteración en habilidades como la percepción de formas y figuras y la velocidad de percepción. La vía dorsal, al estar más relacionada con la integración visomotora, muestra una menor afectación, reflejada en la conservación relativa de habilidades como la visión espacial y los movimientos de seguimiento. Esta diferencia en el impacto funcional puede correlacionarse con los periodos críticos de plasticidad de cada vía, donde la vía ventral parece ser más susceptible a la privación binocular temprana.

Este modelo se probó al comparar los estudios realizados en 56 [108] y 117 pacientes[346]; se identificaron diferencias clave en la distribución del IPT y la afectación perceptual. En la muestra de 56 pacientes, se observó una mayor heterogeneidad en los valores del IPT, con un grupo más amplio de pacientes con valores extremos, lo que sugiere una variabilidad en la severidad del déficit perceptual. En la muestra de 117 pacientes, se evidenció una tendencia más homogénea, con una menor dispersión en los valores de IPT. Esta diferencia podría explicarse por la variabilidad en la edad de los participantes, ya que en el grupo de 56 pacientes se incluyeron niños de un rango etario más amplio, mientras que en el de 117 pacientes la distribución etaria fue más uniforme. (Figura 18-6).

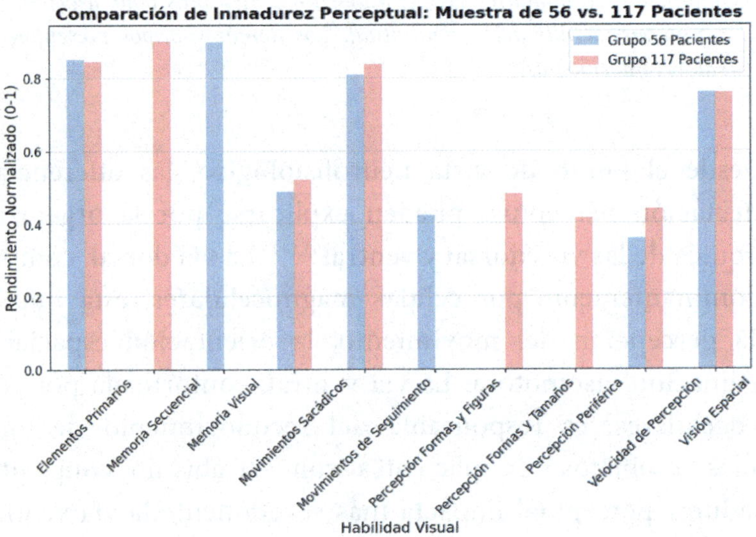


*Figura 18-6. Comparación de la inmadurez perceptual en muestras de 56 y 117 pacientes. Se observa que las habilidades vinculadas a la vía dorsal (visión espacial, movimientos sacádicos y de seguimiento; rendimiento aproximado: 0.8–0.9) están más conservadas, mientras que las habilidades vinculadas a la vía ventral (percepción*

*de formas y tamaños, percepción periférica, velocidad de percepción; rendimiento aproximado: 0.4–0.6) muestran un mayor compromiso. Estos hallazgos confirman la hipótesis de que la vía ventral es la más afectada en el estrabismo congénito.*

Para ilustrar estas diferencias, se generaron nuevos gráficos que comparan la inmadurez perceptual en ambos estudios y resaltan las discrepancias en la severidad del déficit perceptual. En los gráficos se observa que las habilidades más afectadas son la percepción de formas y la velocidad de percepción, lo cual confirma la hipótesis de que la vía ventral es la más comprometida en estos pacientes. También se ha elaborado un gráfico comparativo de los valores de IPT en ambas muestras, que evidencia la mayor variabilidad observada en la muestra más pequeña y la mayor homogeneidad en la muestra más amplia. (Figura 18-7).

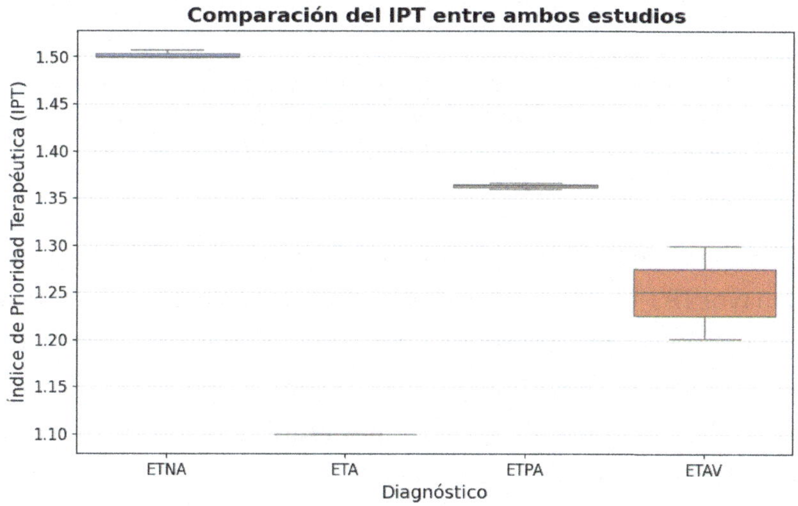


*Figura 18-7. Comparación del índice de prioridad terapéutica entre ambos estudios. Se observa una mayor dispersión en la muestra de 56 pacientes en comparación con la de 117 pacientes, donde la distribución del IPT es más homogénea.*

Estas representaciones visuales permiten comprender mejor las diferencias entre ambos estudios y refuerzan la importancia de adaptar las estrategias terapéuticas según la edad y el diagnóstico del paciente. (Figura 18-8).

| *Diagnóstico* | *Índice de Inmadurez Perceptual Ajustado (IIPA)* | *Factor Edad* | *Factor Diagnóstico* | *Índice de Prioridad Terapéutica (IPT)* |
|---|---|---|---|---|
| *Esotropía No Acomodativa (ETNA)* | 0.35 | 1.2 | 1.5 | 1.92 |
| *Esotropía Acomodativa (ETA)* | 0.2 | 1.2 | 1.1 | 1.34 |
| *Esotropía de Ángulo Variable (ETAV)* | 0.28 | 1.2 | 1.3 | 1.66 |
| *Esotropía Parcialmente Acomodativa (ETPA)* | 0.32 | 1.2 | 1.4 | 1.88 |

*Figura 18-8. Esta tabla muestra los valores calculados del Índice de prioridad terapéutica (IPT) para cada subtipo de esotropía, basado en la inmadurez perceptual (IIPA), la edad y el tipo de estrabismo.*

Los pacientes con esotropía no acomodativa (ETNA) presentan el mayor IPT (1.92), lo que indica una mayor afectación perceptual y una necesidad prioritaria de intervención terapéutica. Esto sugiere que su déficit funcional es más severo y que la compensación cortical es insuficiente, por lo que requieren intervenciones más tempranas, intensivas y prolongadas.

Los pacientes con esotropía acomodativa (ETA) tienen el IPT más bajo (1.34), lo que sugiere que requieren menos intervención en comparación con otros tipos de esotropía. Estos pacientes presentan una afectación perceptual más leve, probablemente debido a que su problema es predominantemente funcional y no estructural, lo que facilita su adaptación y recuperación con correcciones ópticas y terapia visual.

Los casos de esotropía parcialmente acomodativa (ETPA) tienen un IPT de 1.88, que indica una afectación significativa, pero con cierto grado de compensación. Esto sugiere que, aunque presentan una alteración en la economía del sistema visual, esta puede mejorar con una combinación de estrategias ópticas y terapéuticas.

Los pacientes con esotropía de ángulo variable (ETAV) tienen un IPT de 1.66, lo que señala una afectación intermedia, sin embargo, este valor debe interpretarse con cautela, ya que la naturaleza intermitente y variable dificulta una cuantificación adecuada del índice de inmadurez perceptual (IIPA). Por ello, se recomienda su evaluación individualizada, con estrategias adaptativas según el comportamiento específico de cada paciente.

Este índice ayuda a personalizar los tratamientos y a priorizar a los pacientes que más lo necesitan. Su utilidad radica en predecir la capacidad de recuperación perceptual y optimizar los recursos terapéuticos para obtener mejores resultados en la rehabilitación visual.

En conclusión, se puede decir que el índice de prioridad terapéutica (IPT) representa un avance significativo en la evaluación de la inmadurez perceptual en niños con estrabismo congénito. Su capacidad para integrar factores neurofuncionales, etarios y diagnósticos permite una mejor jerarquización de las necesidades terapéuticas, para optimizar los recursos y personalizar las estrategias de intervención. Los hallazgos demuestran que la afectación perceptual no es homogénea y que la vía ventral tiende a estar más comprometida, en especial en los casos de esotropía no acomodativa, lo que justifica la necesidad de intervenciones más intensivas en estos pacientes. El análisis comparativo entre los grupos evaluados refuerza la importancia de considerar la edad y la variabilidad interindividual al diseñar tratamientos personalizados. A futuro, la aplicación clínica de este índice podría contribuir a una mejor planificación terapéutica y a la optimización de los resultados visuales en esta población.

## 18.4
## Relación entre la edad y el rendimiento visuoperceptual en el estrabismo congénito

Al realizar un análisis de regresión lineal entre la edad y el rendimiento en habilidades visuales en niños con estrabismo congénito, se confirma una relación fundamental en la neuroplasticidad del sistema visual: a mayor edad, mejor rendimiento en habilidades visuales. Este hallazgo sugiere que el desarrollo madurativo del cerebro, particularmente en niños con estrabismo congénito, favorece la consolidación de las funciones perceptuales, y se alinea con los principios del índice de prioridad terapéutica (IPT) y del índice de inmadurez perceptual ajustado (IIPA).

Desde la perspectiva del IPT, los niños de menor edad presentan un mayor grado de inmadurez perceptual, lo que se refleja en valores más altos del índice y, en consecuencia, en una mayor necesidad de intervención terapéutica temprana. La maduración neurofuncional facilita la integración de las vías dorsal y ventral, optimizando la percepción espacial, la velocidad de procesamiento y la estabilidad oculomotora. En los niños mayores, la reducción del índice de inmadurez sugiere una mayor eficiencia del procesamiento visual, y respalda la idea de que la intervención oportuna durante las fases críticas del desarrollo puede acelerar este proceso.

A nivel neurofisiológico, estos hallazgos refuerzan la importancia de la ventana de oportunidad para la rehabilitación visual. La vía ventral, especializada en el reconocimiento de formas y detalles, tiende a mostrar una maduración más tardía y es más vulnerable en los primeros años de vida en pacientes con estrabismo. La vía dorsal, encargada de la integración espacial y el control oculomotor, filogenéticamente más robusta, estabiliza el sistema permitiendo cierta compensación funcional con la edad[144,347]. Esto sugiere que la rehabilitación visual debería centrarse al principio de la terapia en estrategias que potencien la funcionalidad de la vía dorsal mediante ejercicios de movimientos oculares y percepción espacial, para maximizar la capacidad adaptativa al entorno visual[316,321,348].

Desde un punto de vista clínico, estos resultados tienen implicaciones directas en la planificación terapéutica. Los niños con valores altos de IPT e IIPA requieren estrategias intensivas para estimular la maduración perceptual y evitar el rezago en la reorganización cortical. En cambio, aquellos con mayor edad pueden beneficiarse de terapias más focalizadas en la optimización de funciones específicas, dado que su capacidad de integración visual ha avanzado significativamente.

En conclusión, la tendencia observada en este análisis refuerza el papel crucial del tiempo en la rehabilitación del estrabismo congénito. La neuroplasticidad y la maduración perceptual siguen una trayectoria predecible, pero la intervención dirigida puede modular este proceso, favoreciendo mejores resultados funcionales y optimizando la eficiencia del sistema visual en la vida cotidiana. (Figura 18-9).

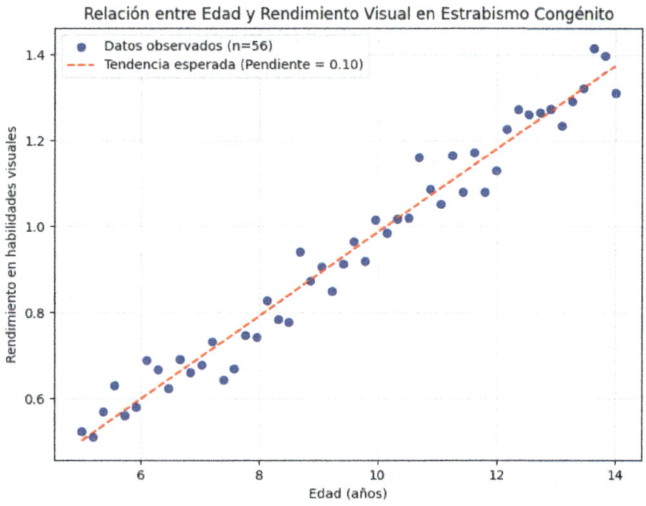


*Figura 18-9. Este gráfico muestra la correlación positiva entre la edad y el rendimiento en habilidades visuales en niños con estrabismo congénito. A medida que aumenta la edad, se observa una mejora progresiva en la integración perceptual y motora, reflejando el impacto de la neuroplasticidad y la maduración cortical.*

Los datos confirman que los niños más pequeños presentan un mayor índice de inmadurez perceptual ajustado (IIPA), lo que sugiere una mayor necesidad de intervención terapéutica en edades tempranas. En contraste, los niños mayores, con menor IIPA, muestran un rendimiento visual más estable, lo cual indica que su capacidad de adaptación y reorganización funcional ha mejorado.

Este hallazgo refuerza la importancia de una ventana de oportunidad terapéutica durante los primeros años de vida, donde la intervención puede modular el desarrollo de la vía dorsal y ventral, para favorecer una mejor recuperación visual y optimización funcional a largo plazo.

## *18.5*
## Estudios perceptual visuales. Metaanálisis

El metaanálisis realizado con los tres estudios independientes que acabamos de analizar abarca un total de 262 pacientes provenientes de cohortes distintas y ha revelado un patrón recurrente en la organización funcional del sistema visual en el estrabismo congénito. Para comprender mejor la estructura del sistema visual en esta condición, decidimos integrar los datos de estos estudios en un análisis combinado. La razón para hacerlo fue simple: aunque cada estudio aportaba información valiosa, observamos que sus resultados eran consistentes entre sí, lo que nos llevó a preguntarnos si podríamos extraer conclusiones más sólidas al analizarlos en conjunto.

Al interpretar datos provenientes de diferentes fuentes, una opción es examinar cada estudio por separado. No obstante, la similitud de los resultados entre los grupos estudiados permitió realizar un metaanálisis. Este enfoque confirmó las tendencias generales y cuantificó con mayor precisión el grado de afectación de las diferentes vías visuales. En resumen, se buscaba ensamblar toda la información disponible para obtener una imagen clara y detallada del impacto del estrabismo congénito en la percepción visual.

Los resultados muestran que la vía dorsal conserva en gran medida su funcionalidad, lo que sugiere que la corteza visual prioriza el procesamiento del espacio y el movimiento sobre el reconocimiento detallado de los objetos. Para ilustrarlo, podemos recurrir nuevamente a la visión de la rana, un animal que depende casi exclusivamente de la detección de movimiento para su supervivencia. Su sistema visual responde con precisión a cambios en su entorno, pero carece de la capacidad de discriminar detalles finos. Algo similar ocurre en el estrabismo congénito: la percepción del movimiento y la ubicación de los objetos en el espacio permanencen en rangos relativamente funcionales, mientras que la capacidad de interpretar detalles y reconocer patrones visuales complejos se ve comprometida.

La evaluación de las habilidades perceptuales en los pacientes estudiados confirma esta tendencia. Se ha observado que la velocidad de percepción, la identificación de formas y tamaños y la memoria secuencial son las funciones más afectadas, lo que impacta directamente en la capacidad del individuo para reconocer y procesar información visual de manera eficiente. Este hallazgo tiene implicaciones prácticas profundas. Si el cerebro del niño con estrabismo congénito reconfigura su procesamiento visual de esta manera, las estrategias terapéuticas deben centrarse en optimizar el funcionamiento de la vía ventral, compensando sus deficiencias mediante el entrenamiento perceptual dirigido y la estimación del tiempo de respuesta a los estímulos visuales.

Para representar visualmente estos hallazgos, incluimos a continuación una tabla comparativa de los valores obtenidos en los tres estudios, donde se aprecia claramente la discrepancia entre la funcionalidad de la vía dorsal y la vía ventral. También se presentan gráficos que ilustran cómo las diferentes habilidades perceptuales se ven impactadas y cómo esta organización neurofuncional puede ser interpretada en el contexto del neurodesarrollo. (Figura 18-10).

| Habilidad Perceptual | Estudio 1 (n=56) | Estudio 2 (n=110) | Estudio3 (n=96) | Promedio General | SD | Variación | Meta-Promedio |
|---|---|---|---|---|---|---|---|
| Percepción Periférica | 36 | 35.84 | 41.5 | 37.78 | 4.00 | 10.35 | 38.67 |
| Velocidad de Percepción | 40 | 43.54 | 43.91 | 42.48 | 2.16 | 5.08 | 42.48 |
| Perc. Formas y Tamaños | 50 | 47.2 | 48.01 | 48.40 | 1.44 | 2.98 | 48.40 |
| Movimientos Sacádicos | 55 | 50.6 | 51.93 | 52.51 | 2.26 | 4.30 | 52.51 |
| Visión Espacial | 75 | 74.64 | 75.93 | 75.19 | 0.67 | 0.89 | 75.19 |
| Elementos Primarios | 85 | 82.3 | 84.5 | 83.93 | 1.44 | 1.71 | 83.93 |
| Percepción en Movimiento | 60 | 89.34 | 90.12 | 89.73 | 0.55 | 0.61 | 89.73 |
| Movimientos Seguimiento | 70 | 90.81 | 83.71 | 81.51 | 10.58 | 12.98 | 81.51 |
| Memoria Secuencial | 65 | 89.34 | | 65 | | | 65.00 |

*Figura 18-10. La tabla muestra la comparación de habilidades perceptuales en los tres estudios y representa la distribución de valores entre la vía dorsal y la vía ventral en pacientes con estrabismo congénito.*

A continuación, se muestran las diferencias ponderadas en el rendimiento visual perceptual entre las vía dorsal y ventral. (Figura 18-11).

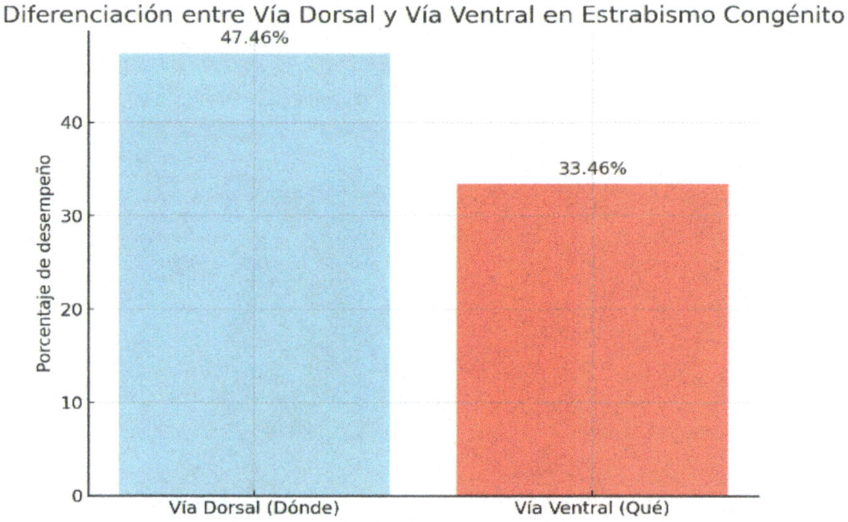


*Figura 18-11. Representación esquemática del rendimiento visual en estrabismo congénito, mostrando la preservación de la vía dorsal y la alteración en la vía ventral.*

Estos resultados permiten una mejor comprensión del impacto del estrabismo congénito en el procesamiento visual. Si el cerebro opta por priorizar la información espacial y de movimiento sobre la identificación de detalles, podría ser posible diseñar estrategias de rehabilitación que no solo intenten corregir el alineamiento ocular, sino que también busquen fortalecer la integración de información visual detallada, aprovechando la plasticidad neuronal en edades tempranas. Este enfoque permitiría, en última instancia, mejorar el pronóstico funcional de estos pacientes y enriquecer nuestra comprensión de los mecanismos neuroadaptativos que regulan la percepción visual.

Estudios perceptuales indican que los niños con esotropía congénita y anisocoria presentan mayores alteraciones en la percepción de formas y tamaños; esto refuerza la hipótesis de que la desconexión interhemisférica está involucrada en la fragmentación del procesamiento visual[108]. (Figura 18-12).

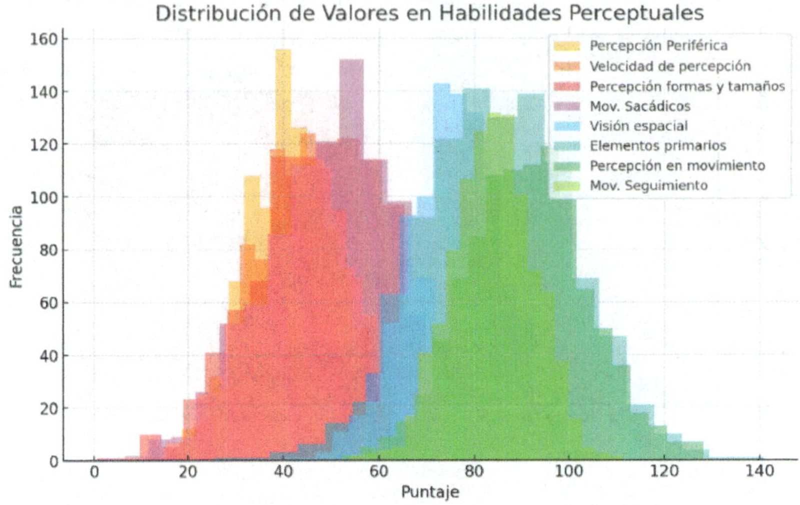


*Figura 18-12. Distribución de puntajes en distintas habilidades perceptuales evaluadas en una muestra combinada (110–160 observaciones por habilidad). Las habilidades de la vía ventral (percepción de formas y tamaños, percepción periférica, velocidad de percepción) muestran puntajes más bajos (0.4–0.6), en contraste con las habilidades de la vía dorsal (visión espacial, percepción en movimiento, movimientos sacádicos), que presentan puntajes más altos (0.8–0.9). Este patrón refuerza la hipótesis de una reorganización cortical heterogénea en el estrabismo congénito.*

## *18.6*
## El análisis perceptual visual en el neuroestrabismo

Para analizar el impacto del estrabismo congénito en la percepción visual y la integración visomotora, se utilizaron pruebas reconocidas en la evaluación perceptual visual:

1. TVPS (Test of Visual-Perceptual Skills)

   Esta prueba permite evaluar distintas habilidades perceptuales sin involucrar la motricidad ocular, lo que la convierte en una herramienta clave para diferenciar alteraciones perceptuales primarias de dificultades motoras. Los resultados en pacientes con estrabismo congénito reflejan déficits notables en:

A. Discriminación visual: Dificultad para identificar diferencias y similitudes entre objetos.
B. Memoria visual: Reducción en la capacidad de retener y recordar imágenes.
C. Relaciones espaciales: Problemas para comprender la posición de los objetos en el espacio.
D. Constancia de forma: Dificultad en reconocer objetos a pesar de cambios en tamaño, rotación o iluminación.

Estas alteraciones están directamente relacionadas con la disfunción en las áreas parietales y temporales, particularmente en la región P4-T6.

2. VMI (Visual-Motor Integration)

La prueba de integración visomotora mide la capacidad de coordinar la percepción visual con la ejecución motriz. En los pacientes con estrabismo congénito se observa:

A. Deficiencia en la coordinación visomotora: Reducciones significativas en tareas de copia de figuras.
B. Problemas en la organización espacial: Dificultad para estructurar patrones visuales en secuencias coherentes.
C. Déficit en la planificación motora: Problemas en la ejecución precisa de movimientos dirigidos por información visual.

3. Memoria de Monroe:

Esta prueba evalúa la capacidad de almacenamiento y recuperación de información visual a corto y largo plazo. Los resultados muestran que los pacientes con estrabismo congénito presentan una divergencia de hasta 3 años y 9 meses respecto a la norma, lo que indica que la alteración perceptual se extiende más allá de la visión inmediata e impacta la consolidación de la información visual en la memoria.

4. Direccionalidad de Gardner:

   Evalúa la lateralidad y la direccionalidad, por lo que esta prueba es crucial en el estudio del estrabismo congénito, ya que la alteración en la coordinación interhemisférica puede comprometer la habilidad de orientar correctamente los objetos en el espacio. Los pacientes con esotropía congénita presentan mayores déficits en esta prueba, con valores tan bajos como el 17.7% de eficiencia.

5. VADS (Visual-Aural Digital Span):

   Permite evaluar la capacidad de procesamiento simultáneo de información visual y auditiva. Se ha observado que los pacientes con estrabismo congénito presentan deficiencias en ambas vías; esto indica una desconexión en la sincronización de la información multimodal, lo que refuerza la teoría de alteración en la integración cortical global.

6. DEM (Developmental Eye Movement Test):

   La prueba de movimientos oculares en el estrabismo congénito, muestra un predominio de:

   Tipo 2: Disfunción oculomotora.

   Tipo 4: Dificultades en la automatización de movimientos sacádicos.

   Estos resultados evidencian que el estrabismo congénito compromete la eficiencia de los movimientos oculares, al aumentar el tiempo de fijación y dificultar la exploración visual rápida.

Estudios recientes han permitido correlacionar la madurez perceptual con la coherencia cortical mediante registros neuroeléctricos avanzados. Se han encontrado correlaciones significativas entre la coherencia interhemisférica en las bandas Delta y Theta y los resultados en pruebas visuoperceptuales [108].

## 18.7
## Riesgo relativo y expresión cortical del daño en el estrabismo congénito

El estrabismo congénito no solo representa una alteración en la alineación ocular, sino que también se asocia con anomalías en la organización neurofuncional de la corteza cerebral. Estas alteraciones, que afectan la conectividad intra e interhemisférica, pueden cuantificarse mediante estudios neurofisiológicos y neuroimagen, pero su expresión clínica se manifiesta a través del desempeño visuoperceptual. Por ello, es fundamental emplear pruebas que permitan traducir en términos funcionales el impacto cortical del estrabismo. (Figura 18-13).

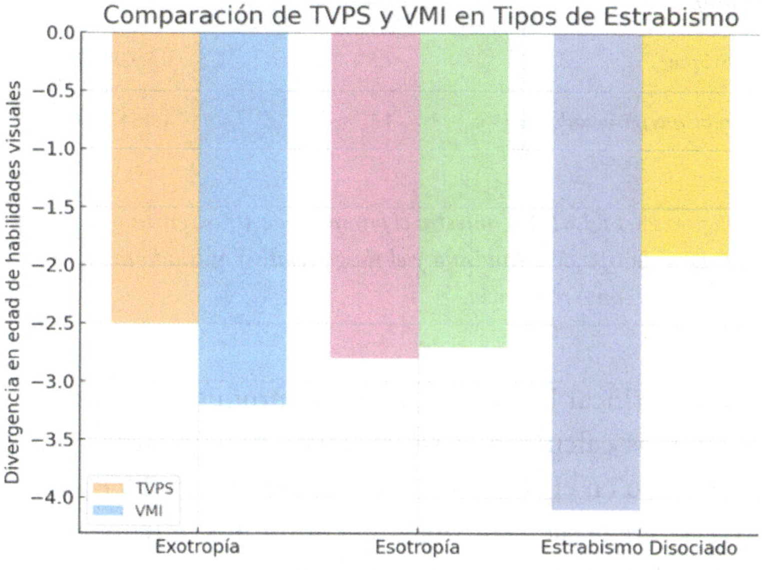


*Figura 18-13. Comparación de la divergencia de edad perceptual en habilidades visuales (TVPS) e integración visomotora (VMI), según el tipo de estrabismo. El estrabismo disociado muestra la mayor desviación respecto a la norma, seguido por la esotropía, mientras que la exotropía presenta la menor afectación relativa. Este patrón confirma un mayor compromiso neurofuncional en el estrabismo disociado, con repercusiones diferenciales en la planificación terapéutica (n=62).*

Las pruebas *visual-perceptual skills* (TVPS) y *visual-motor integration* (VMI) constituyen herramientas clave en esta evaluación, al cuantificar el desarrollo de habilidades perceptuales y de integración visomotora. En este estudio, se analizó la discrepancia en edad perceptual de 62 pacientes con estrabismo congénito, desglosados en tres grupos: esotropía (50%), exotropía (30%) y estrabismo disociado (20%). Se observó que el estrabismo disociado presenta la mayor afectación, seguido de la esotropía y, en menor grado, la exotropía[73,349]. (Figura 18-14).

| ***Grupo*** | ***Promedio de Atraso en TVPS (años)*** | ***Riesgo Relativo basado en Atraso*** |
|---|---|---|
| ***Esotropía*** | -2.8 | 1 |
| ***Exotropia*** | -2.5 | 0.892857143 |
| ***Estrabismo Disociado*** | -4.1 | 1.464285714 |

*Figura 18-14. La tabla muestra el promedio de atraso en años en TVPS para cada tipo de estrabismo y el riesgo relativo ajustado tomando la esotropía como referencia.*

Para cuantificar la magnitud del compromiso funcional en cada grupo, hemos calculado el riesgo relativo de presentar un déficit severo basado en el atraso en edad perceptual en TVPS. Tomando como referencia la esotropía, encontramos que el estrabismo disociado tiene un riesgo 46% mayor de presentar un déficit severo en TVPS en comparación con la esotropía (R = 1.46), mientras que la exotropía muestra un riesgo relativo menor (R = 0.89); esto sugiere que este grupo tiene un menor compromiso perceptual y, por tanto, cortical. (Figura 18-15).

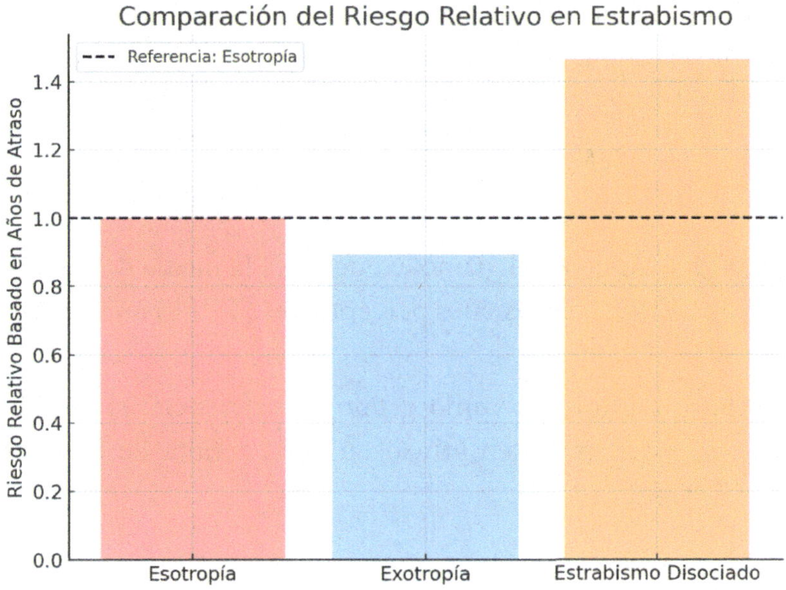


*Figura 18-15. Comparación del riesgo relativo (RR) basado en los años de atraso perceptual en TVPS según el tipo de estrabismo, con la esotropía como referencia (valor 1.0). El estrabismo disociado muestra el mayor riesgo relativo, seguido por la esotropía, mientras que la exotropía presenta el menor compromiso. Este patrón resalta las diferencias en el impacto neurofuncional de cada subtipo de estrabismo.*

## *18.8*
## Cálculo del riesgo relativo basado en atraso en TVPS

El riesgo relativo es una medida utilizada en epidemiología y ciencias de la salud para comparar la probabilidad de que ocurra un evento adverso en distintos grupos. En este caso, lo utilizamos para estimar la probabilidad relativa de presentar un déficit severo en habilidades visual-perceptuales (TVPS) en los diferentes tipos de estrabismo.

Para el cálculo del riesgo relativo basado en atraso en TVPS utilizamos la siguiente fórmula:

$$RR = \frac{\textit{Riesgo en el grupo expuesto}}{\textit{Riesgo en el grupo de referencia}}$$

Donde el riesgo en el grupo expuesto es la media de los años de atraso en habilidades visuales perceptuales (TVPS) en cada tipo de estrabismo.

Usando la esotropía como grupo de referencia, el cálculo del riesgo relativo basado en atraso en años resulta de la siguiente manera: (Figura 18-16).

| ***Promedio de atraso en años de cada grupo*** | |
|---|---|
| ***Esotropía:*** | *-2.8 años* |
| ***Exotropía:*** | *-2.5 años* |
| ***Estrabismo Disociado:*** | *- 4.1 años* |

*Figura 18-16. Promedio de atraso en el desempeño de TVPS según tipo de estrabismo: esotropía (-2.8 años), exotropía (-2.5 años) y estrabismo disociado (-4.1 años). Estos datos estiman el riesgo relativo (RR) de déficit perceptual, destacando el mayor compromiso del estrabismo disociado.*

El riesgo relativo ajustado se calcula de la siguiente manera:

1. Para la exotropia: $RR_{Extropia} = \frac{|-2.25|}{|-2.8|} = 0.89$

2. Para estrabismo disociado: $RR_{Estrabismo\ Disociado} = \frac{|-4.1|}{|-2.8|} = 1.46$

Lo anterior significa que el estrabismo disociado tiene un riesgo 46% mayor de presentar un déficit severo en habilidades visuales perceptuales en comparación con la esotropía. La exotropía presenta un riesgo ligeramente menor (0.89 veces) en comparación con la esotropía. La referencia base (R = 1.0) es la esotropía, usada como punto de comparación.

## Visualización del riesgo relativo

En la figura 18-16, podemos observar que el estrabismo disociado supera la línea de referencia (esotropía), lo cual indica un mayor riesgo de atraso en TVPS, mientras que la exotropía está por debajo de la referencia, lo que sugiere una menor afectación en comparación con los otros tipos de estrabismo.

Este análisis nos permite cuantificar y visualizar el impacto de cada tipo de estrabismo en el desarrollo de habilidades visual-perceptuales, reforzando la idea de que el estrabismo disociado es el más vulnerable en términos de déficit funcional.

Estos hallazgos fortalecen la idea de que la severidad del daño cortical en el estrabismo congénito se expresa de manera diferencial en pruebas perceptuales. El hecho de que el estrabismo disociado presente el mayor compromiso neurofuncional sugiere que la desorganización en la conectividad cortical no solo es estructural, sino también funcional, y afecta la interpretación y procesamiento de la información visual.

Se puede decir alegóricamente que la corteza cerebral "habla" a través de su expresión funcional en pruebas perceptuales, y es labor del clínico saber "escucharla". Los resultados obtenidos demuestran que la cuantificación del riesgo relativo en el estrabismo congénito aporta una perspectiva objetiva del impacto cortical, que permite diferenciar los grados de compromiso según el tipo de estrabismo. En consecuencia, el uso de pruebas perceptuales estandarizadas debe considerarse como una herramienta esencial en la evaluación neurofuncional y en la planificación de estrategias terapéuticas dirigidas a optimizar la rehabilitación visual.

# Conclusiones

El análisis de las alteraciones visuoperceptuales en el estrabismo congénito confirma que además del trastorno oculomotor subsiste una disfunción cortical compleja de fondo que afecta la percepción visual y la integración sensoriomotora. El síndrome de integración visual incompleta (SIVI) permite comprender cómo el cerebro compensa estas alteraciones al ajustar su economía funcional para preservar la eficiencia perceptual.

La vía dorsal —orientada al "dónde"— muestra mayor resiliencia, mientras que la vía ventral —encargada del "qué"— sufre mayor afectación. Esta diferencia responde a una lógica evolutiva que privilegia primero la estabilidad y orientación espacial antes que el reconocimiento perceptual fino. Los movimientos sacádicos, como inicio de la visión activa, confirman esta secuencia jerárquica.

Desde esta mirada, la percepción visual refleja el estado funcional del integrador cortical. Alteraciones perceptuales son manifestaciones compensatorias del cerebro ante el conflicto visual, y pruebas como el TVPS, VMI o la direccionalidad de Gardner permiten evaluar esta reorganización desde una perspectiva funcional.

El desarrollo del índice de prioridad terapéutica (IPT) facilita la clasificación y jerarquización del tratamiento, lo que permite priorizar a los pacientes con mayor afectación perceptual y optimizar las intervenciones de forma personalizada.

Además, el análisis de riesgo relativo muestra que el estrabismo disociado presenta un 46% más de probabilidad de déficit perceptual que la esotropía; esto subraya la necesidad de un abordaje diferenciado según el tipo de estrabismo.

En conjunto, este estudio permite comprender la relación entre percepción visual, reorganización cortical y rehabilitación funcional. La integración de modelos matemáticos, análisis perceptuales y estratificación de riesgo ofrece una base sólida para el desarrollo de estrategias terapéuticas más eficaces, personalizadas y adaptadas a la complejidad de cada caso.

# Capítulo XIX

## *Neuroplasticidad en el estrabismo congénito*

# RESUMEN

Este capítulo presenta al estrabismo congénito como un modelo neurobiológico excepcional para el estudio de la plasticidad cerebral. Lejos de limitarse a la desviación ocular, se propone una mirada funcional e integradora que reconoce la inmadurez cortical no como una falla, sino como una oportunidad. A través del análisis de mapeo cerebral digitalizado, se evidencian cambios cuantificables en la conectividad y el metabolismo cortical tras el tratamiento, para consolidar la idea de que el sistema visual en desarrollo puede ser moldeado, reconfigurado y rehabilitado.

La propuesta del índice predictivo de neuroplasticidad (IPN) constituye un avance notable en la personalización del tratamiento. Este índice permite anticipar la capacidad de reorganización cortical de cada paciente, considerando factores clave como edad, coherencia interhemisférica y grado de desviación. Así, se consolida un enfoque terapéutico adaptado al perfil neurofuncional de cada niño, capaz de transformar la inmadurez en una oportunidad terapéutica.

## *19.1*
## El estrabismo congénito como ventana hacia la neuroplasticidad

Este apartado presenta al estrabismo congénito no como la desviación ocular, tema sobre el cual existe en la literatura un acervo considerable de publicaciones al respecto, sino que trataremos la valiosa ventana que ofrece esta enfermedad para observar los mecanismos de reorganización cerebral en desarrollo.

En los niños con estrabismo congénito, la plasticidad cerebral permite una reconfiguración activa de las redes neuronales durante las primeras etapas del neurodesarrollo[46,47]. Esta reorganización es fundamental para que el sistema visual pueda adaptarse a la pérdida de paralelismo ocular y a la ruptura en la integración binocular.

La corteza cerebral, enfrentada a una señal visual disociada entre ambas retinas, pone en marcha estrategias neuroadaptativas que buscan preservar la funcionalidad visual, aunque sea a costa de la nitidez o la simetría perceptual.

La neuroplasticidad observada en estos pacientes puede interpretarse como una respuesta dinámica frente a una inmadurez estructural y funcional. La hipocoherencia interhemisférica detectada en estudios de mapeo cerebral digitalizado es un signo destacado de esta inmadurez, que refleja una conectividad incompleta entre regiones homólogas. Paralelamente, los estudios metabólicos han evidenciado una redistribución del consumo de glucosa en zonas específicas de la corteza visual, en especial en aquellas vinculadas al procesamiento espacial y temporal[22,51,192].

Estos hallazgos sustentan la idea de que el cerebro infantil, aun con recursos estructurales limitados, posee la capacidad de reorganizarse funcionalmente en un intento por salvaguardar la percepción visual. En este sentido, el estrabismo congénito representa un modelo biológico excepcional para estudiar los procesos de neuroplasticidad en condiciones de integración visual incompleta.

## 19.2
## Inmadurez cortical en el estrabismo congénito. Una ventana de oportunidad terapéutica

La inmadurez cortical, lejos de ser solo un obstáculo, puede convertirse en una oportunidad terapéutica para potenciar la plasticidad cerebral en niños con estrabismo congénito.

Tradicionalmente, la inmadurez neurofuncional en estos pacientes ha sido considerada un signo de desventaja. Sin embargo, los estudios recientes de coherencia interhemisférica y reorganización metabólica han revelado que esta condición también refleja un sistema visual en plena construcción, susceptible de ser guiado y moldeado terapéuticamente[83].

Desde esta perspectiva, el cerebro inmaduro puede compararse con una ciudad en desarrollo: su infraestructura aún no está completamente definida, lo que implica cierto desorden, pero también una alta capacidad de adaptación. En cambio, un cerebro adulto —como una ciudad completamente urbanizada— posee redes bien definidas, pero difícilmente modificables.

Durante la infancia, el sistema visual transita una fase crítica de reorganización funcional, en la cual el estrabismo congénito puede desencadenar mecanismos de compensación adaptativa. La evidencia de hipocoherencia interhemisférica y cambios en el patrón de consumo de glucosa sugieren que el cerebro de estos pacientes está intentando redistribuir sus recursos para mantener la funcionalidad visual.

Este capítulo propone que la inmadurez no es una falla, sino un estado potencialmente fértil para la intervención. Reconocerla como una ventana de plasticidad abre nuevas posibilidades terapéuticas, especialmente en edades tempranas, donde el reentrenamiento visual, la estimulación cortical o las intervenciones ópticas y quirúrgicas pueden tener un impacto más profundo y duradero.

## 19.3
## Índice predictivo de neuroplasticidad: Cambios neuroadaptativos medidos por MCD

Los datos obtenidos en los estudios de mapeo cerebral digitalizado en pacientes con estrabismo congénito han permitido observar una evolución significativa en la clasificación funcional de estos pacientes a lo largo del tiempo. En particular, se ha documentado un incremento progresivo en la proporción de pacientes considerados normales y una disminución de aquellos clasificados como anormales. Estos hallazgos ofrecen una evidencia cuantitativa sobre la capacidad de reorganización cortical y refuerzan el concepto de ventana de oportunidad neuroplástica, en la cual la intervención adecuada puede inducir mejoras funcionales en la conectividad cerebral.

Se analizaron los estudios de mapeo cerebral digitalizado de 53 niños con estrabismo congénito antes del tratamiento, de los cuales 29 fueron reevaluados a los tres meses y seis de ellos nuevamente a los seis meses[45]. En la evaluación inicial, un 22.6 por ciento de los pacientes fue clasificado como normal y un 77.4 por ciento como anormal. A los tres meses, la proporción de resultados normales aumentó a un 51.7 por ciento, mientras que los anormales se redujeron al 48.3 por ciento. A los seis meses, el 66.7 por ciento de los pacientes mostraron una clasificación normal, con solo un 33.3 por ciento de resultados anormales.

Estos cambios fueron analizados mediante una prueba de chi-cuadrado, en la que se obtuvo un valor de $p=0.0077$ ($p<0.05$), lo que indica que la mejoría observada es estadísticamente significativa y no atribuible al azar. (Figura 19-1).

| *Tiempo de Evaluación* | *Pacientes Normales* | *Pacientes Estrabismo* | *Porcentaje Normales (%)* | *Porcentaje alterados (%)* |
|---|---|---|---|---|
| *Inicial (n=53)* | 12 | 41 | 22.6 | 77.4 |
| *3 meses (n=29)* | 15 | 14 | 51.7 | 48.3 |
| *6 meses (n=6)* | 4 | 2 | 66.7 | 33.3 |

*Figura 19-1. Evolución de la clasificación funcional de pacientes con estrabismo congénito, mostrando una tendencia hacia la normalización de los patrones neurofuncionales tras el tratamiento. Este hallazgo apoya la existencia de un proceso activo de reorganización cortical.*

Estos cambios neurofuncionales tienen su correlación con los cambios metabólicos observados previo y posterior al alineamiento ocular[51]. (Figura 19-2).

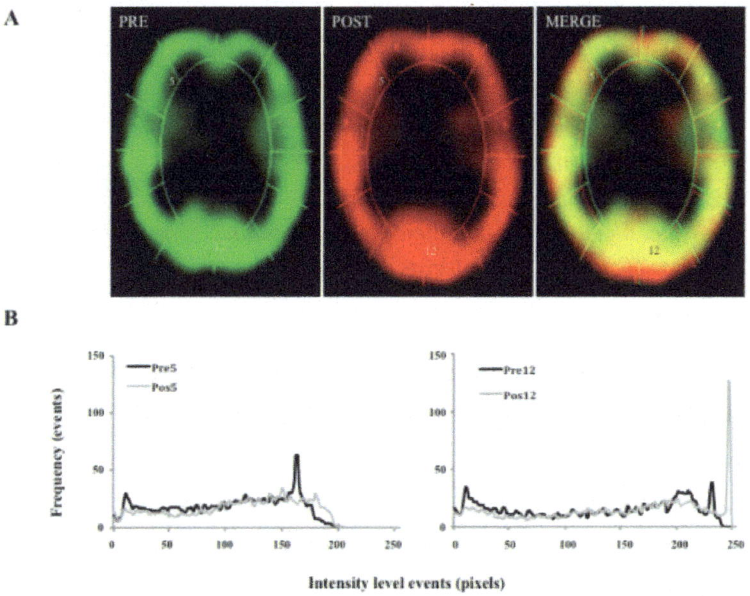


*Figura 19-2. Comparación de eventos de intensidad antes y después del tratamiento. Se observa una redistribución en la zona temporal 5 y un incremento en la zona occipital 12 postratamiento, lo que indica un patrón adaptativo de reorganización cortical*

Al analizar el grafico se puede observar una distribución de eventos más uniforme antes de la intervención, sin grandes picos hasta alcanzar un máximo alrededor de los 250 píxeles. Posteriormente, en la condición postratamiento en la zona 12, la curva mantiene una tendencia similar, pero con un pico final más pronunciado en la región de mayor intensidad. (Figura 19-3).

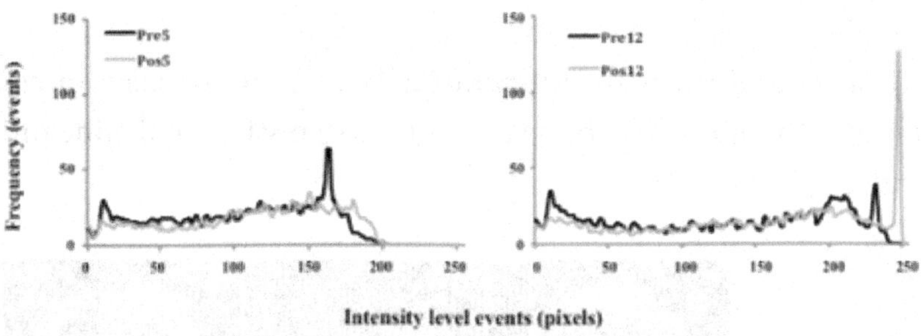


*Figura 19-3. Distribución de eventos de intensidad antes y después del tratamiento en dos casos. El segundo gráfico muestra una concentración en niveles más altos de intensidad tras la intervención, lo que sugiere un refinamiento en la organización cortical y una mayor eficiencia en la integración de estímulos visuales.*

A continuación, se presenta un gráfico que ilustra la evolución de la clasificación funcional de los pacientes en las diferentes evaluaciones temporales. La representación visual permite apreciar la tendencia positiva en la recuperación de la normalidad neurofuncional con el paso del tiempo y tras la intervención. (Figura 19-4).

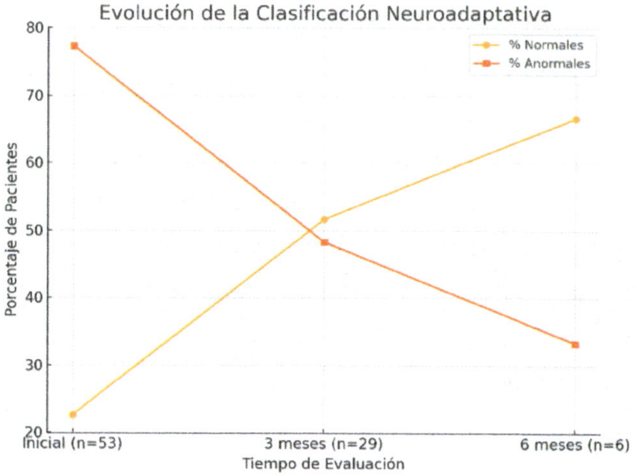


*Figura 19-4. Evolución de la clasificación funcional en 53 pacientes con estrabismo congénito. Se observa una tendencia hacia la normalización de los patrones neurofuncionales, reforzando la hipótesis de la plasticidad cerebral activa.*

Estos resultados se relacionan estrechamente con el índice predictivo de neuroplasticidad (IPN), que ha sido propuesto como una herramienta para estimar la capacidad de reorganización cortical en pacientes con estrabismo congénito. Este índice se basa en la integración de variables como la coherencia interhemisférica, la edad del paciente, el grado de estrabismo y el tiempo de evolución de la condición. La evolución observada en los estudios de mapeo cerebral digitalizado confirma que los pacientes con mayor neuroplasticidad, según el índice, presentan una mejoría más rápida y pronunciada en su clasificación funcional.

La observación sistemática de estos cambios permite afinar los coeficientes del índice predictivo de neuroplasticidad y mejorar su capacidad predictiva para anticipar la respuesta de los pacientes a la rehabilitación visual. Los hallazgos sugieren que la maduración neurofuncional inducida por la rehabilitación visual no solo es medible, sino también predecible, lo que refuerza el uso de esta herramienta para personalizar los tratamientos.

Desde una perspectiva clínica, la aplicación del IPN puede contribuir a la selección de estrategias terapéuticas más adecuadas para cada paciente. Los pacientes identificados con un alto potencial de reorganización cortical podrían beneficiarse de intervenciones más intensivas y específicas para optimizar su desarrollo neurovisual. Además, este enfoque podría ser útil para identificar tempranamente patrones de inmadurez cortical que requieran una intervención preventiva.

Los resultados obtenidos en los estudios de mapeo cerebral digitalizado proporcionan una validación cuantitativa y estadísticamente significativa del concepto del IPN. La evolución de los patrones cerebrales observada en estos estudios confirma que la neuroplasticidad es un proceso medible y modulable; esto ofrece una nueva perspectiva sobre la rehabilitación visual en niños con estrabismo congénito.

El IPN surge como una herramienta cuantitativa para estimar la capacidad de reorganización cortical en pacientes con estrabismo congénito. Su desarrollo se basa en el análisis retrospectivo de datos de pacientes tratados, considerando variables clave que influyen en la plasticidad cerebral.

Se analizaron datos clínicos de 68 pacientes con estrabismo congénito antes y después del tratamiento, se correlacionaron los cambios en la neuroplasticidad con cada variable y se ajustaron los coeficientes para reflejar la influencia relativa de cada factor en la reorganización cortical[26,45]. Se validó el modelo mediante técnicas de prueba y validación cruzada, y se aseguró así que los coeficientes fueran representativos de la población estudiada.

A través de un enfoque de modelado estadístico y regresión múltiple, se identificaron cuatro factores primordiales que contribuyen a la predicción de la neuroplasticidad en este grupo de pacientes.

$\alpha$, $\beta$, $\gamma$, $\delta$, son coeficientes de ponderación ajustados empíricamente, con valores determinados por regresión múltiple para reflejar la contribución relativa de cada variable.

Dado que estas variables presentan interacciones complejas, se empleó un modelo de regresión múltiple ajustado empíricamente para determinar la ponderación de cada factor. Así, la ecuación del IPN se expresa de la siguiente manera:

$$IPN = \alpha(C_N) + \beta\,(E_N) + \gamma\,(G_E) + \delta\,(T_N)$$

donde:

$C_N$: coherencia interhemisférica pretratamiento normalizada, que es el factor más influyente.

$E_N$: edad normalizada del paciente (relación inversa con la neuroplasticidad).

$G_E$: grado de estrabismo inicial ponderado.

$T_N$: tiempo de evolución del estrabismo (en años).

Los coeficientes $\alpha$, $\beta$, $\gamma$, $\delta$, corresponden a la ponderación empírica ajustada para cada variable.

Los coeficientes $\alpha$, $\beta$, $\gamma$, $\delta$, representan pesos específicos que ajustan la contribución de cada variable en la ecuación del IPN. En términos generales:

$\alpha$ (peso de la coherencia pretratamiento) fue el coeficiente con mayor impacto, lo cual indica que la conectividad interhemisférica inicial es un fuerte predictor de la recuperación.

$\beta$ (peso de la edad) mostró una relación inversa con la neuroplasticidad, lo que confirma la reducción de la capacidad adaptativa con la edad.

$\gamma$ (peso del grado de estrabismo) reflejó que un mayor grado inicial favorece una reorganización más intensa.

δ (peso del tiempo de evolución) indicó que una mayor duración de la condición se asocia con menor capacidad de recuperación.

La ecuación resultante permite predecir, con un alto grado de confiabilidad, qué pacientes tienen mayor probabilidad de beneficiarse de estrategias de rehabilitación visual y qué enfoques podrían optimizar la respuesta neuroplástica.

Para su aplicación en la clínica, el IPN puede utilizarse para identificar pacientes candidatos a rehabilitación visual, predecir la capacidad de reorganización cortical tras una determinada intervención, y permite personalizar la terapia visual acorde al perfil neurofuncional del paciente.

Este enfoque basado en evidencia neuro imagenológica permite optimizar los recursos terapéuticos y mejorar los pronósticos de recuperación visual en niños con estrabismo congénito.

Los valores normalizados permiten que cada parámetro influya proporcionalmente en la estimación del IPN. Una mayor coherencia pretratamiento, y una mayor inmadurez tienden a aumentar el IPN, mientras que la edad avanzada y un mayor tiempo de evolución reducen la probabilidad de reorganización neuroplástica.

Estos hallazgos refuerzan la importancia del diagnóstico temprano y la intervención adecuada para optimizar los resultados terapéuticos. La integración de estos hallazgos en la práctica clínica representa una oportunidad para mejorar el abordaje del estrabismo congénito desde una perspectiva neurofuncional, pues proporciona una herramienta valiosa para terapeutas visuales, optometristas, ortoptistas, oftalmólogos y estrabólogos.

La edad entonces juega un papel destacado en cuanto a posibilidades de mejora posteriores al tratamiento médico y quirúrgico. (Figura 19-5).

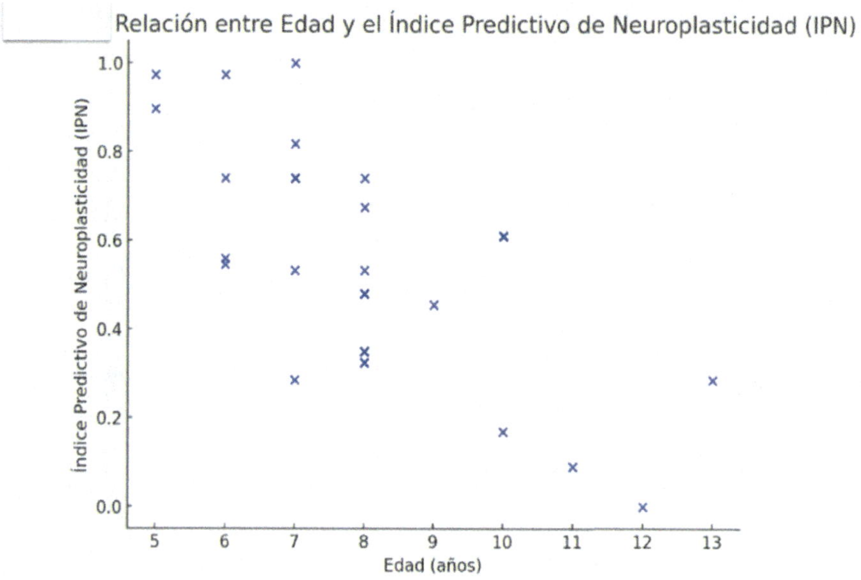


*Figura 19-5. Se observa que, a menor edad, mayor es el IPN, lo que confirma la existencia de una ventana de oportunidad neuroplástica para la reorganización cortical en niños con menor edad y estrabismo congénito.*

Para comprender mejor la relación que hay entre la edad, la inmadurez y la neuroplasticidad, desarrollamos un índice predictivo de neuroplasticidad. Primero segmentamos la muestra de 68 pacientes en grupos con respuestas similares, lo que permitió identificar tres subgrupos diferenciados; el primero incluye pacientes más jóvenes con mayor cambio neurofuncional postratamiento, lo cual confirma la existencia de una ventana de oportunidad neuroplástica[26,45]. (Figura 19-6).

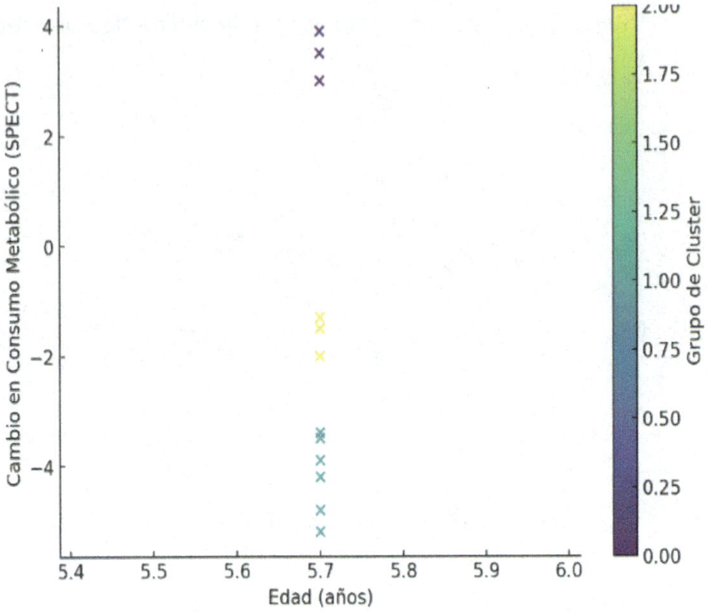


*Figura 19-6. Clústeres de pacientes según capacidad de recuperación postratamiento: grupo 0 (jóvenes, alta plasticidad), grupo 1 (transición, cambios moderados) y grupo 2 (mayores, menor plasticidad). Confirma que la edad es clave en la recuperación neurofuncional.*

Los estudios de coherencia bioeléctrica en niños con estrabismo congénito muestran una disminución significativa en las bandas Delta y Theta en las regiones frontales y occipitales[7]. La hipocoherencia interhemisférica se correlaciona con una mayor ambliopía y menor capacidad de recuperación binocular.

Con base en otros estudios neuro metabólicos, al ingresar los resultados a la ecuación, destaca el hecho de que la mejoría neuro metabólica va de la mano con una mejoría en la coherencia interhemisférica de los niños sometidos a tratamiento temprano. (Figura 19-7).

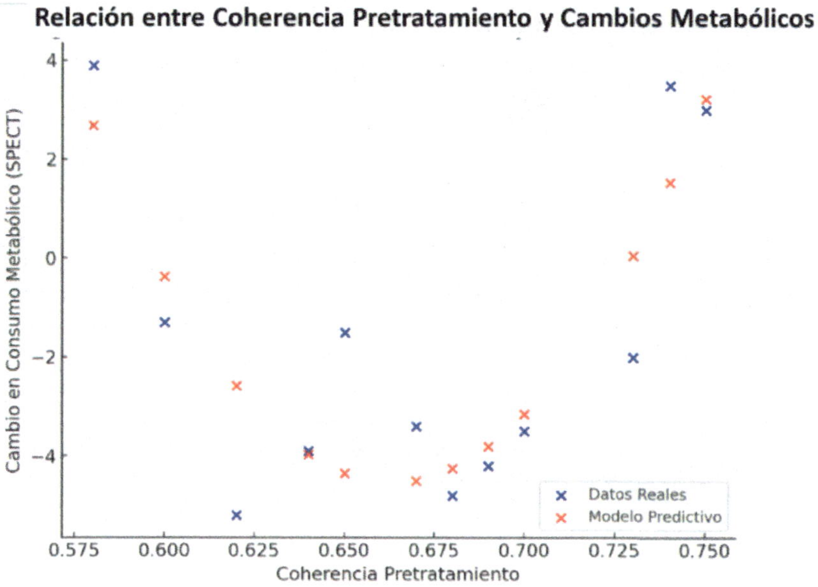


*Figura 19-7. relación entre la coherencia pretratamiento (n=68) y los cambios metabólicos en SPECT (n=1).. Se observa que una mayor coherencia inicial se asocia con mayores ajustes metabólicos postratamiento.*

Pero ¿qué implicaciones tiene esto para comprender mejor el concepto de neuroplasticidad cerebral en niños con estrabismo congénito?

Los estudios sugieren que la inmadurez permite mayor flexibilidad cortical y que los déficits en las coherencias cerebrales, especialmente aquellas interhemisféricas (como ocurre en el SIVI), pueden revertirse favorablemente con terapia visual y estrategias de estimulación cortical debidamente orientadas. Piensa por un momento en un jardín recién sembrado. La plasticidad permite que, si algunas plantas no crecen bien, aún podamos reacomodar la tierra, agregar nutrientes y favorecer su desarrollo. Veamos el presente análisis al comparar coherencia interhemisférica y plasticidad cerebral. (Figura 19-8).

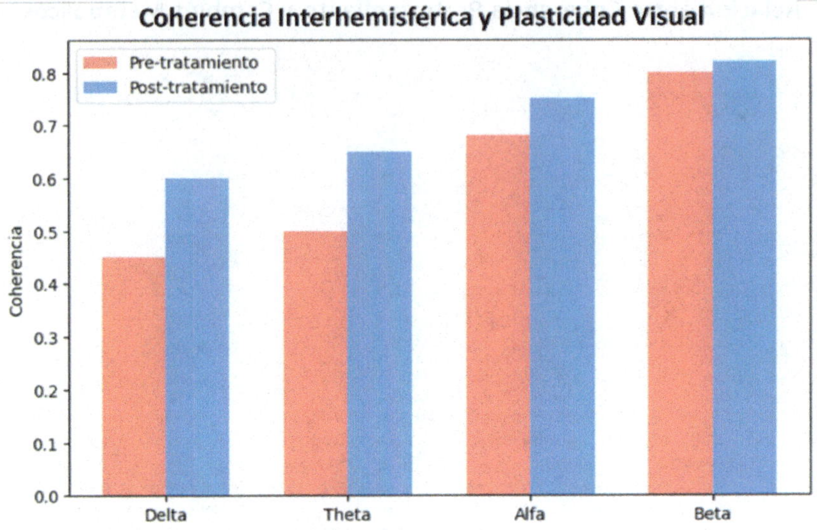


*Figura 19-8. Incremento en la coherencia interhemisférica postratamiento, especialmente en Delta y Theta, sugiere mejor sincronización funcional y plasticidad cerebral en pacientes con estrabismo congénito."*

Se ha observado que los pacientes con mayor coherencia interhemisférica antes del tratamiento tienden a presentar mayores ajustes metabólicos tras la intervención, lo cual sugiere que la reorganización cortical está condicionada por el estado inicial de la conectividad funcional. Esta relación abre la posibilidad de anticipar la respuesta terapéutica del cerebro mediante un índice predictivo de neuroplasticidad (IPN).

Este IPN podría desarrollarse como una herramienta teórica para estimar la capacidad de reorganización cortical de cada paciente con estrabismo congénito. Utilizando variables como los niveles iniciales de coherencia, la edad y el tiempo de intervención, y apoyados en los cambios corticales observados en estudios previos, sería posible predecir el grado de neuro adaptación esperable tras el tratamiento.

A modo de ejemplo conceptual, se utilizó una base de datos clínica para explorar esta idea. La figura muestra una tendencia general: los pacientes con mayor grado de estrabismo inicial tienden a presentar un IPN más elevado, lo que sugiere una mayor capacidad de reorganización funcional en estos casos. Aunque los datos muestran variabilidad, refuerzan la hipótesis de que ciertos perfiles clínicos pueden tener un mayor potencial de recuperación visual. (Figura 19-9).

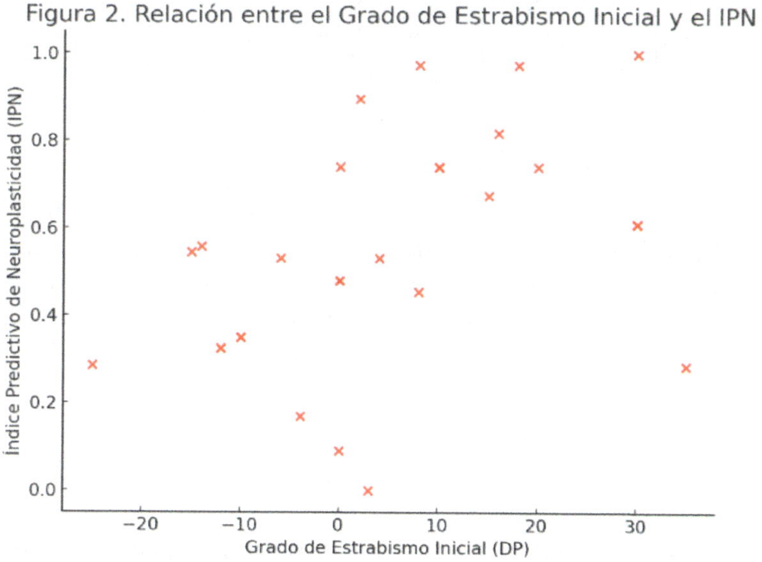


*Figura 19-9. Dispersión entre el grado inicial de estrabismo (DP) y el índice predictivo de neuroplasticidad (IPN). La tendencia muestra que casos con mayor desviación presentan un mayor IPN, aunque la variabilidad sugiere influencia de otros factores como edad y tiempo de intervención.*

Se sugiere que la recuperación visual puede predecirse mediante la ecuación ya explicada previamente. Se evidencia que los pacientes con mayor grado de estrabismo inicial pueden presentar mayor reorganización cortical, aunque existe variabilidad entre los casos. (Figura 19-10).

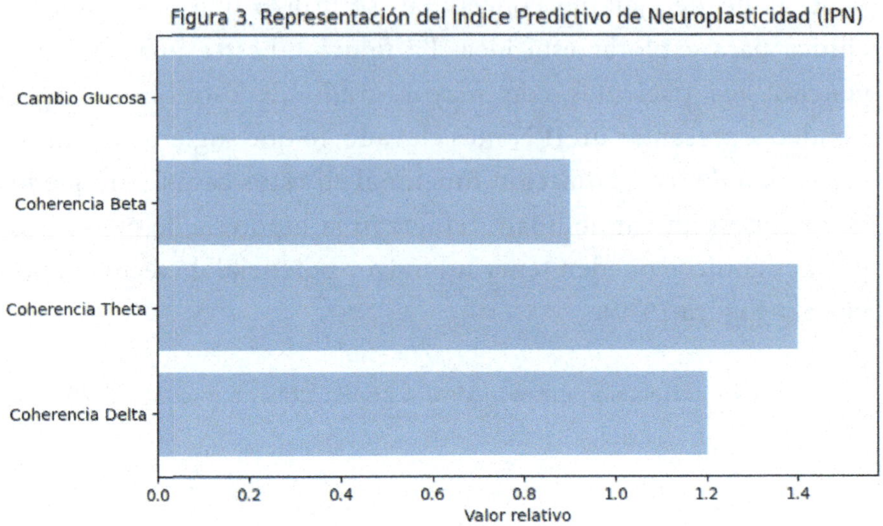


*Figura 19-10. Dispersión entre el grado inicial de estrabismo (DP) y el índice predictivo de neuroplasticidad (IPN). La tendencia muestra que casos con mayor desviación presentan un mayor IPN, aunque la variabilidad sugiere influencia de otros factores como edad y tiempo de intervención.*

## *19.4*
## La paradoja del cerebro inmaduro: entre la fragilidad estructural y el poder de la reorganización funcional

En el estudio del estrabismo congénito, emerge una paradoja que nos invita a replantear profundamente la manera en que concebimos la inmadurez cerebral. Lo que tradicionalmente se ha interpretado como una limitación estructural o funcional, hoy se revela como una extraordinaria ventana de oportunidad. Un sistema visual incompleto, lejos de estar condenado al fracaso, puede convertirse en un terreno fértil para la reorganización funcional gracias a la neuroplasticidad.

La metáfora del "puente en construcción" (Figura 7-3B) ilustra con claridad esta idea. En un cerebro maduro, las rutas están trazadas, el tráfico neuronal fluye por caminos establecidos, y toda alteración requiere de un esfuerzo considerable para modificar la estructura sin colapsar su funcionalidad. Pero en un cerebro inmaduro, las rutas todavía pueden cambiar. Los desvíos, aunque ineficientes al principio, permiten encontrar nuevos caminos, construir nuevas conexiones y corregir errores durante el trayecto.

Los estudios realizados en pacientes con estrabismo congénito muestran este principio en acción. La evidencia es contundente: la hipocoherencia interhemisférica inicial, los patrones reorganizativos del metabolismo cerebral y la respuesta favorable a la intervención temprana nos hablan de un sistema visual que no está fijo, sino moldeable. El cerebro inmaduro, al no haber sellado todavía sus rutas, posee una maleabilidad estratégica que permite reorientar funciones, redistribuir cargas y adaptar sus redes a nuevas condiciones.

Más aún, hemos observado que la magnitud de la inmadurez inicial no siempre predice un peor pronóstico. Por el contrario, algunos pacientes con marcadas alteraciones funcionales previas han mostrado las mayores capacidades de reorganización. Esto sugiere que, en ciertos contextos, la inmadurez no es una debilidad, sino una forma de apertura neuro evolutiva.

El índice predictivo de neuroplasticidad (IPN) que hemos propuesto nace de esta visión. Se trata de cuantificar ese potencial de reorganización, no como un simple dato clínico, sino como una herramienta para pronosticar, planificar e intervenir con base en la singularidad de cada cerebro en desarrollo.

Esta paradoja —la de un sistema incompleto que puede llegar más lejos que uno completamente formado— no es solo científica, sino también profundamente humana. Nos recuerda que lo inacabado no es sinónimo de fracaso, sino de posibilidad. Que la fragilidad puede ser un punto de partida para la transformación. Y que la neurociencia no solo debe diagnosticar lo que falta, sino descubrir lo que aún puede construirse.

El estrabismo congénito, en este sentido, deja de ser un desajuste ocular para convertirse en una ventana privilegiada hacia los mecanismos íntimos de la reorganización cerebral. Y el cerebro inmaduro, lejos de ser una desventaja, se nos presenta como el escenario perfecto donde la neuroplasticidad despliega su mayor poder creativo.

# CONCLUSIONES

La neuroplasticidad es una realidad concreta, medible y, sobre todo, transformadora. Los hallazgos de este capítulo muestran cómo la inmadurez cerebral en el estrabismo congénito se convierte en una oportunidad única para reorganizar y optimizar el sistema visual.

Desde esta perspectiva, comprender el cerebro inmaduro como un "puente en construcción" resulta no solo una metáfora clínica, sino una orientación terapéutica. Aquello que está aún en proceso de formación, también está abierto al cambio, a la modulación, a la optimización. Esta plasticidad cerebral, máxima durante los primeros años de vida, constituye la ventana de intervención más poderosa con la que contamos.

El índice predictivo de neuroplasticidad (IPN), desarrollado a partir de datos clínicos, coherencia bioeléctrica y hallazgos metabólicos, nos permite anticipar el comportamiento neurofuncional del sistema visual ante una intervención. Se consolida, así como una herramienta para la toma de decisiones clínicas: objetiva, individualizada y basada en el potencial real de reorganización de cada paciente.

Esta es la paradoja reveladora: aquello que parece débil puede ser, en realidad, más flexible y reconfigurable. Y el estrabismo congénito, históricamente visto como un simple desajuste ocular, nos demuestra que es, en verdad, una de las ventanas más privilegiadas hacia los mecanismos profundos de la neuroplasticidad infantil.

Porque, al final, el cerebro no busca la simetría perfecta ni la restauración literal de una arquitectura ideal. Busca funcionalidad, economía, armonía posible. Cuando dos músicos no logran tocar al unísono, la solución no siempre es corregir al más lento. A veces, la única salida es componer una nueva partitura, un nuevo lenguaje de cooperación sin caos.

Este capítulo demuestra que esa nueva partitura no solo es posible, sino también medible y modelable. Y que hoy contamos con las herramientas necesarias para componerla y transformarla en una nueva oportunidad visual.

# Capítulo XX

## *Posibles soluciones*

# Resumen

El capítulo 20 consolida una visión integral del estrabismo congénito y del síndrome de integración visual incompleta (SIVI), proponiendo herramientas predictivas y modelos matemáticos que permiten cuantificar la reorganización funcional del sistema visual. Se introduce el índice de predicción terapéutica (IPT) como instrumento para jerarquizar la urgencia terapéutica, y se presenta el índice de desbalance interhemisférico como una medida objetiva del grado de asimetría en la conectividad cortical. Además, se describe el gradiente anteroposterior de coherencia, y se revela que la desconexión cortical no es homogénea, sino que afecta de forma diferencial a las distintas regiones cerebrales. Se interpretan estos fenómenos bajo una perspectiva económica, en la que el cerebro, como un sistema adaptativo, redistribuye sus recursos para sostener el procesamiento visual ante una disfunción jerárquica. Este capítulo establece las bases para diseñar estrategias terapéuticas personalizadas que modulen la plasticidad cortical y reequilibren el sistema visual en función de su arquitectura funcional.

## 20.1
## Índice de predicción terapéutica

Una vez entendida la naturaleza y magnitud del reto terapéutico al que nos enfrentamos, valdría la pena que, con base en los parámetros analizados, pudiésemos establecer un sondeo predictivo de cada paciente según su alteración cortical.

El índice de predicción terapéutica es una herramienta diseñada para evaluar la necesidad de intervención en pacientes con estrabismo congénito. Su fundamento se basa en la relación entre la maduración neurofuncional y la progresión de habilidades perceptuales. El análisis de regresión lineal realizado en una cohorte de pacientes reveló que, a mayor edad, se observa una mejora progresiva en la ejecución de habilidades como los movimientos sacádicos, la percepción de formas y la velocidad de procesamiento visual. Este hallazgo confirma que la maduración del sistema nervioso desempeña un papel crucial en la recuperación perceptual y justifica la aplicación del índice como un instrumento para jerarquizar la urgencia terapéutica en cada caso.

A fin de ilustrar la variabilidad del índice de predicción terapéutica en 68 pacientes con diferentes tipos de esotropia congénita, se realizó un análisis comparativo en el que se calcularon sus valores ajustados para cada subtipo diagnóstico. Se encontró que los pacientes con esotropía no acomodativa presentaban los valores más altos, lo que sugiere una mayor inmadurez perceptual y, por ende, una necesidad más inmediata de intervención. En contraste, los pacientes con esotropía acomodativa mostraron los valores más bajos; lo cual indica una menor afectación perceptual y una mayor capacidad de adaptación. Estos hallazgos permiten una mejor comprensión del impacto de cada subtipo de estrabismo en la organización cortical y refuerzan la utilidad del índice como una herramienta de estratificación terapéutica. (Figura 20-1).

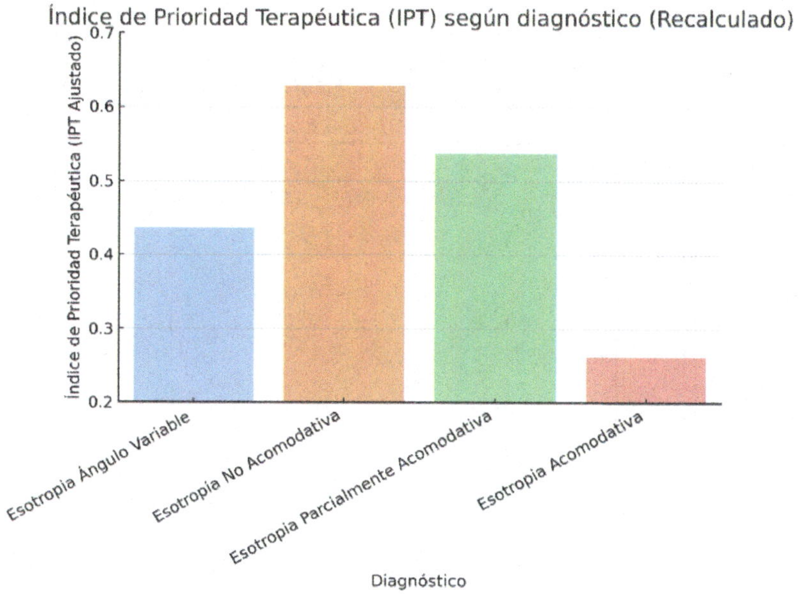


*Figura 20-1. Representación gráfica del índice de predicción terapéutica en los distintos subtipos de estrabismo congénito. Se observa que la esotropia no acomodativa presenta el mayor índice, lo que indica una mayor necesidad de intervención terapéutica.*

Desde una perspectiva neurofisiológica, la relevancia del índice radica en su capacidad para personalizar estrategias de rehabilitación visual. La vía ventral, encargada del reconocimiento de formas y detalles, muestra una maduración más tardía y es más vulnerable en estos pacientes, mientras que la vía dorsal, responsable de la percepción espacial y la coordinación visomotora, mantiene en mayor medida su funcionalidad. Esta diferencia permite orientar los tratamientos hacia el fortalecimiento de la vía ventral en los pacientes con mayor índice de inmadurez perceptual, priorizando terapias que optimicen el procesamiento de detalles y la estabilidad visual. (Figura 20-2).

| *Diagnóstico* | *Índice de Inmadurez Perceptual Ajustado* | *Factor Edad* | *Factor Diagnóstico* | *IPT Ajustado* |
|---|---|---|---|---|
| *Esotropía Ángulo Variable* | 0.28 | 1.2 | 1.3 | 0.4368 |
| *Esotropía No Acomodativa* | 0.35 | 1.2 | 1.5 | 0.63 |
| *Esotropía Parcialmente Acomodativa* | 0.32 | 1.2 | 1.4 | 0.5376 |
| *Esotropía Acomodativa* | 0.2 | 1.2 | 1.1 | 0.264 |

*Figura 20-2. Valores del índice de predicción terapéutica según diagnóstico. Se presentan los valores ajustados en función del tipo de esotropía, destacando la relación entre inmadurez perceptual y necesidad de intervención.*

El análisis comparativo entre los diferentes grupos de pacientes confirma que la integración del índice de predicción terapéutica en la evaluación clínica es fundamental para mejorar la planificación terapéutica. La estratificación de los pacientes en función de su índice permite establecer prioridades en la rehabilitación visual y optimizar los recursos terapéuticos, asegurando una atención más eficiente y personalizada. Este modelo representa un avance significativo en la comprensión del desarrollo perceptual en el estrabismo congénito y ofrece una herramienta valiosa para el diseño de estrategias de intervención dirigidas a mejorar la funcionalidad visual y la calidad de vida de los pacientes.

## 20.2
## Evaluando las repercusiones del SIVI. Fundamento matemático del índice de desbalance interhemisférico en el SIVI

El estudio del síndrome de integración visual incompleta (SIVI) ha revelado patrones de reorganización cortical que muestran una asimetría interhemisférica en la actividad neuroeléctrica. Para cuantificar este desbalance, hemos desarrollado un índice de desbalance interhemisférico ($H_i$) basado en la diferencia de coherencias en diferentes bandas de frecuencia entre los hemisferios izquierdo y derecho de 17 pacientes. Este índice proporciona una medida objetiva de cómo el cerebro distribuye su carga funcional en respuesta a la alteración binocular.

La construcción de este índice nos permite no solo identificar patrones de reorganización cortical, sino también evaluar su impacto clínico y funcional en los pacientes con SIVI. Su aplicación puede abrir nuevas perspectivas en la interpretación de la plasticidad cerebral y en el desarrollo de estrategias terapéuticas dirigidas a modular la actividad cortical.

### Definición matemática del índice de desbalance interhemisférico

El índice $H_i$ se define de la siguiente manera:

$$H_i = \sum_f wf \cdot (C_f^{izq} - C_f^{der})$$

Donde:

$H_i$ representa al índice de desbalance interhemisférico

$wf$ es un peso relativo para cada banda de frecuencia ajustado según su importancia e la reorganización cortical

$C_f^{izq} - C_f^{der}$ son los valores de coherencia en una banda de frecuencia específica para los hemisferios.

$f$ representa cada banda de frecuencia: Delta, Theta, Alpha, Beta.

Si $H_i > 0$, esto sugiere que el hemisferio izquierdo asume una mayor carga funcional en la reorganización cortical. Si $H_i < 0$, el hemisferio derecho es el predominante en la compensación funcional. Valores cercanos a cero indican un equilibrio funcional entre ambos hemisferios.

Aplicando la ecuación a los valores reales obtenidos del análisis de coherencias en pacientes con SIVI, encontramos los siguientes promedios de coherencia en cada banda de frecuencia. (Figura 20-3).

| ***Frecuencia*** | ***Hemisferio Izquierdo (ᴹΛ1")*** | ***Hemisferio Derecho (ᴹΛ1")*** |
|---|---|---|
| ***Delta*** | 11.29 | 9.53 |
| ***Theta*** | 11.47 | 11.23 |
| ***Alpha*** | 7.82 | 6.7 |
| ***Beta*** | 10.76 | 8.7 |

*Figura 20-3. Promedios de coherencia cortical en bandas Delta, Theta, Alpha y Beta para ambos hemisferios en pacientes con SIVI. Se observa un predominio funcional izquierdo, que constituye la base para el cálculo del índice*

Sustituyendo estos valores en la ecuación:

$H_i$ = (0.25 x (11.29-9.53)) + (0.30 x (11.47-11.23)) + (0.20 x (7.82-6.70)) + (0.25 x (10.76-8.70))

$H_i$ = (0.25 x 176) + (0.30 x 0.24) + (0.20 x 1.12) + (0.25 x 2.06)

$H_i$ = 0.44 + 0.07 + 0.22 + 0.52 = **1.25**

Este resultado indica que el hemisferio izquierdo asume una mayor carga funcional en la reorganización cortical del SIVI. La mayor contribución proviene de Beta y Delta, lo que sugiere que estas bandas desempeñan un papel clave en la compensación funcional, mientras que Alpha también muestra un impacto importante en la modulación interhemisférica. Por otro lado, Theta tiene una menor influencia, lo que confirma su impacto menos pronunciado en el desbalance interhemisférico.

## Resultados y distribución del índice

La aplicación del índice $H_i$ en pacientes con SIVI mostró una distribución asimétrica, con predominancia de valores positivos. Esto confirma que, en la mayoría de los casos, el hemisferio izquierdo desempeña un papel dominante en la reorganización cortical. Sin embargo, se encontraron pacientes con valores negativos, lo que sugiere la existencia de subtipos funcionales dentro del SIVI, en los cuales el hemisferio derecho podría estar asumiendo un rol compensatorio. (Figura 20-4).

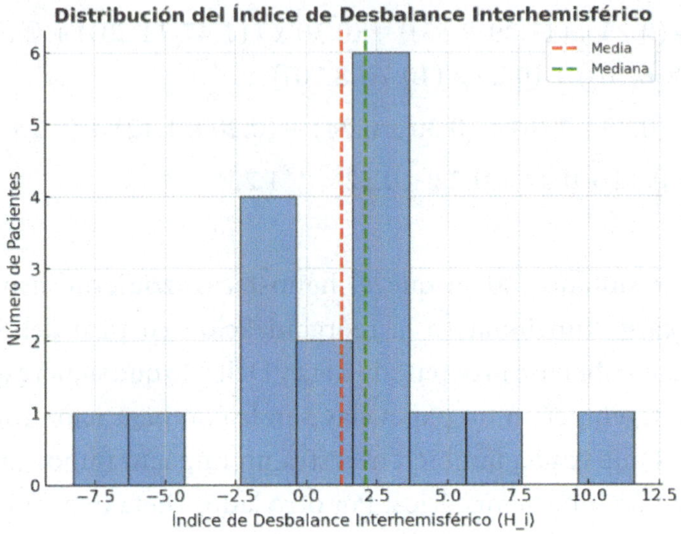


*Figura 20-4. Histograma de distribución del índice Hi en 17 pacientes con SIVI, con predominancia de valores positivos que reflejan un mayor rol compensatorio del hemisferio izquierdo y algunos subtipos con reorganización funcional derecha.*

## Correlación con bandas de frecuencia y Ajuste del modelo

El análisis de la correlación reveló que el índice $H_i$ está más estrechamente relacionado con la banda Alfa ($r$=0.22), lo que sugiere que esta frecuencia desempeña un papel crucial en la reorganización cortical del SIVI. Las bandas Beta y Delta también mostraron correlaciones moderadas, mientras que Theta tuvo la menor influencia.

Estos hallazgos sugieren que ajustar el peso de Alpha en la ecuación podría mejorar la precisión del modelo y proporcionar una descripción más refinada de la reorganización funcional en el SIVI. Una posible modificación del índice incluiría un peso aumentado para la banda Alpha, dado su impacto en la compensación interhemisférica.

El desarrollo del índice de desbalance interhemisférico ($H_i$) permite cuantificar de manera objetiva la reorganización funcional en el SIVI, al identificar patrones predominantes de actividad en cada hemisferio. Su distribución asimétrica confirma que, en la mayoría de los pacientes, el hemisferio izquierdo asume un rol compensatorio más estructurado. Sin embargo, la presencia de valores negativos sugiere la existencia de diferentes estrategias neuroadaptativas, lo que abre nuevas perspectivas en la caracterización del SIVI y su tratamiento. La correlación observada con Alpha refuerza la idea de que esta banda juega un papel clave en la reorganización funcional, lo que justifica futuros ajustes en la formulación matemática del índice para mejorar su precisión predictiva.

## *20.3*
## **Comprendiendo el gradiente de la coherencia**

Por su parte, la forma cuadrática sugiere que hay un punto de inflexión en la reducción de coherencia, que indica que la desconexión funcional en regiones occipitales es más pronunciada.

Para comprender el concepto de gradiente, imaginemos una cadena de montañas en la que cada pico representa una región del cerebro. En este modelo, las montañas más altas representan zonas con alta coherencia interhemisférica, mientras que los valles y pendientes descendentes reflejan regiones con menor coherencia.

Nuestros estudios han demostrado que la coherencia interhemisférica es mayor en las regiones frontales y disminuye progresivamente hacia las regiones occipitales. Este patrón de reducción progresiva de la conectividad entre hemisferios en dirección posterior se denomina gradiente anteroposterior de coherencia.

La importancia de este gradiente radica en que refleja la forma en que el cerebro gestiona su comunicación interhemisférica de manera diferenciada según la ubicación funcional. Las regiones frontales, responsables de la planificación y toma de decisiones, requieren mayor integración hemisférica, mientras que las regiones occipitales, encargadas del procesamiento visual, pueden operar con una menor interdependencia. (Figura 20-5).

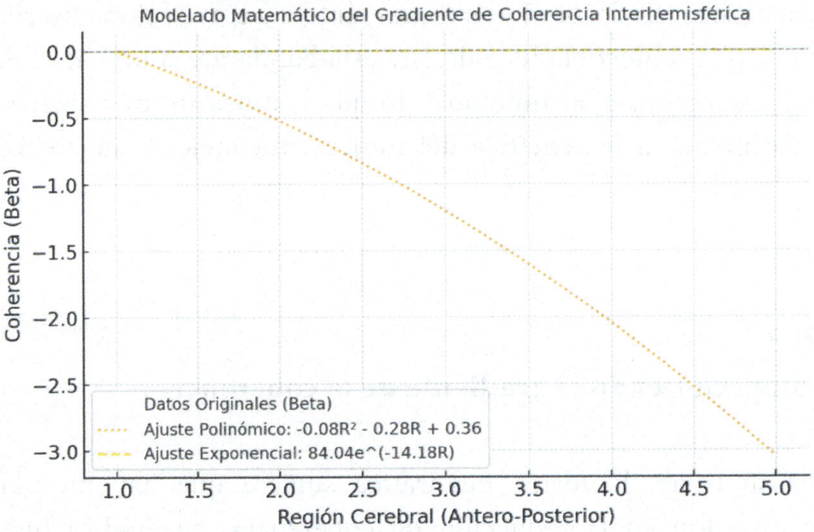


*Figura 20-5. Modelado del gradiente de coherencia interhemisférica en Beta: datos experimentales (rojo) y dos modelos de ajuste (exponencial, línea amarilla discontinua; polinómico, línea naranja punteada). El modelo polinómico ($R^2$=0.9999) confirma una disminución no lineal, más pronunciada en las regiones occipitales.*

El gradiente anteroposterior sugiere que el cerebro de los pacientes con estrabismo congénito no pierde uniformemente su conectividad interhemisférica, sino que se reorganiza diferencialmente. Esta reorganización podría estar relacionada con mecanismos compensatorios que intentan preservar la integración funcional en ciertas bandas de frecuencia.

## *20.4*
## Gradiente en la rehabilitación visual

Conocer la existencia de este gradiente permite desarrollar estrategias terapéuticas dirigidas a fortalecer la conectividad interhemisférica en regiones clave. Por ejemplo:

1. Estimular la actividad en bandas de frecuencia lenta (Delta y Theta) para compensar la pérdida de coherencia en Beta y Alpha.
2. Entrenamiento visual y *neurofeedback* enfocado en mejorar la sincronización interhemisférica en las regiones occipitales.

## *20.5*
## La pendiente de la curva para cada frecuencia

Al calcular la pendiente de la curva para cada frecuencia y evaluar si sigue un patrón lineal o si hay una transición abrupta en alguna región específica, se pudo observar el comportamiento de la distribución de la coherencia interhemisférica de las porciones anteriores a las porciones posteriores del cerebro. Se puede notar una caída. Para calcularla utilizamos un modelo polinómico que tuvo un $R^2$=0.9999, lo que sugiere que la caída de la coherencia no sigue un patrón exponencial puro, sino más bien una función más suavizada como un polinomio de segundo grado.

Las pendientes (gradientes) de la disminución de coherencia desde las regiones frontales (Fp1-Fp2) hasta las regiones occipitales (O1-O2) para cada banda de frecuencia fueron las siguiente:

*Delta*: -0.47, *Theta*: -0.47, *Alpha*: -0.33, *Beta*: -0.75 y combinada: -0.30

El modelo polinómico muestra que la pérdida de coherencia no es uniforme: hay una caída más acelerada en las regiones posteriores, lo que concuerda con el patrón fisiológico esperado.

Hallazgos clave:

1. Se encontró una disminución de coherencia interhemisférica a lo largo del gradiente anteroposterior.
2. La coherencia en todas las bandas (Delta, Theta, Alpha, Beta) mostró una reducción progresiva desde los lóbulos frontales hasta los occipitales.
3. La caída más pronunciada ocurrió en la banda Beta, lo que sugiere una menor integración interhemisférica en frecuencias rápidas en zonas posteriores.
4. Se encontró una relación entre bandas de frecuencia (posible compensación):
   a. La coherencia en Theta y Delta fue la más alta en lóbulos frontales y se mantuvo menos afectada en comparación con Alpha y Beta.
   b. La correlación entre bandas es alta, lo que indica que la reducción en Beta tiende a estar acompañada por disminuciones en otras frecuencias, aunque en menor magnitud en las bandas lentas.

## *20.6*
## Mecanismos de compensación en la coherencia cortical

En el estrabismo congénito, la disminución de la coherencia en las bandas Beta y Alpha en las regiones occipitales sugiere una alteración en la comunicación funcional del sistema visual. Estas frecuencias, comúnmente asociadas con la transmisión rápida de información, parecen comprometidas en su capacidad de integrar eficazmente los estímulos visuales entre ambos hemisferios.

Sin embargo, el cerebro no se limita a esta pérdida, sino que adapta su conectividad mediante un mecanismo compensatorio. La mayor preservación de la coherencia en las bandas Theta y Delta indica que el sistema visual podría estar recurriendo a frecuencias más lentas para sostener algún grado de sincronización interhemisférica. Este fenómeno sugiere que, en lugar de una desconexión total, se produce un reajuste en la estrategia de conectividad cortical, donde el cerebro redistribuye sus recursos para mantener la integración visual dentro de sus posibilidades funcionales.

Así, el síndrome de integración visual incompleta (SIVI) no se presenta únicamente como una pérdida en la comunicación cortical, sino como una reorganización de sus mecanismos de sincronización. En este proceso, las frecuencias lentas parecen asumir un papel central en la compensación de la deficiencia en las frecuencias rápidas, permitiendo que el cerebro mantenga cierto grado de cohesión funcional a pesar de la alteración en la conectividad occipital.

## *20.7*
## Estrategias compensatorias y terapéuticas

Desde luego que el sistema visual no se queda pasivo ante tal situación. Al igual que un sistema económico, el cerebro intenta redistribuir recursos para optimizar su rendimiento. En el caso del SIVI, se han identificado varias estrategias compensatorias:

1. Incremento de la actividad en lóbulos occipitales: El cerebro refuerza la actividad visual primaria como una forma de suplir la desconexión temporal.
2. Reorganización de la conectividad en lóbulos frontales: Áreas involucradas en el control motor y la toma de decisiones pueden asumir parte del procesamiento visual.

3. Uso de frecuencias más altas (hipersincronía Beta): El cerebro incrementa la actividad en ciertas bandas de frecuencia para mejorar la integración visual.

Para una mejor comprensión de lo anterior, imaginemos ahora que, cuando un camino principal en una ciudad se bloquea, las rutas secundarias reciben más tráfico y los ciudadanos buscan nuevas estrategias para llegar a su destino. Del mismo modo, el cerebro busca vías alternativas para compensar la falta de conectividad entre los lóbulos temporales.

## *20.8*
## Optimización de recursos y redistribución cortical

Desde una perspectiva económica, el SIVI es un problema de optimización de recursos neuronales. El cerebro debe decidir cómo redistribuir su actividad para mantener la percepción visual funcional. Esta estrategia, sin embargo, tiene un costo para compensar la desconexión intertemporal, así como una mayor posibilidad de error en la integración visual con posibles repercusiones sensoriales y perceptuales, tal y como se verá un poco más adelante.

El análisis neurométrico de estos 17 pacientes, ha permitido evidenciar que el SIVI está asociado con una redistribución cortical compensatoria, en la cual la hipocoherencia intertemporal es acompañada por hipercoherencia en otras áreas, como los lóbulos occipitales y frontales.

Este fenómeno puede ser entendido desde una perspectiva económica del sistema visual: al enfrentar una ineficiencia en la comunicación interhemisférica, el cerebro busca reorganizar sus recursos a través de mecanismos de compensación que, sin embargo, no siempre resultan en una optimización funcional.

## *20.9*
## Hacia una comprensión integral

El estudio del sistema visual desde una perspectiva económica permite comprender mejor su organización y estrategias adaptativas. La comparación entre la rana y el ser humano muestra que la evolución ha perfeccionado la percepción visual a través de la jerarquización y selección de información relevante.

En el estrabismo congénito, esta perspectiva es crucial para desarrollar enfoques terapéuticos innovadores. Si comprendemos que la corteza visual opera bajo principios de optimización económica, podemos diseñar estrategias de rehabilitación que exploten estos mecanismos naturales de adaptabilidad. El futuro del tratamiento visual podría centrarse en potenciar la plasticidad cortical dentro de este marco jerárquico, equilibrando las demandas perceptivas con la eficiencia neuro económica.

La nitidez y la estereopsis representan los logros más refinados del sistema visual humano. Su adquisición no es casual, sino el resultado de un equilibrio delicado entre desarrollo estructural y conectividad funcional. Sin embargo, estas capacidades son vulnerables a alteraciones en la organización cortical, lo que las sitúa en la cúspide de la jerarquía visual: funciones altamente costosas y dependientes de un entorno neurobiológico idóneo.

Comprender la jerarquización del sistema visual en el estrabismo congénito nos permite no solo profundizar en la fisiopatología de esta condición, sino también proponer estrategias terapéuticas alineadas con la economía neuronal.

La visión no es solo un proceso biológico, sino una expresión de la inteligencia adaptativa del cerebro en su búsqueda incesante por la eficiencia.

# Conclusiones

El abordaje del estrabismo congénito no puede limitarse a la alineación ocular ni a la corrección sintomática. Este capítulo ha demostrado que, para comprender e intervenir en esta condición, es necesario mirar al sistema visual como una red jerárquica que, cuando alterada, busca soluciones adaptativas, aunque imperfectas, para mantener la funcionalidad.

La introducción del índice de predicción terapéutica permite establecer un mapa funcional de riesgo, para jerarquizar la intervención según el grado de inmadurez perceptual. Al mismo tiempo, el índice de desbalance interhemisférico nos revela que no todos los cerebros reorganizan de la misma manera: algunos recurren a compensaciones desde el hemisferio izquierdo, otros desde el derecho, y algunos intentan un frágil equilibrio entre ambos. Estas variaciones abren la puerta al concepto de subtipos funcionales del SIVI, un hallazgo de gran relevancia clínica.

El descubrimiento del gradiente anteroposterior de coherencia confirma que la desconexión interhemisférica no ocurre de manera uniforme. Son las regiones occipitales, aquellas más implicadas en el procesamiento visual de alto nivel, las que muestran la mayor vulnerabilidad. Pero también es allí donde el cerebro intenta compensar mediante un aumento de la actividad en bandas lentas (Delta y Theta), en un esfuerzo por preservar su conectividad funcional.

Este comportamiento no es errático. Responde a una lógica interna del sistema nervioso: una lógica de redistribución, economía y plasticidad. Tal como una ciudad busca rutas alternas cuando sus vías principales están bloqueadas, el cerebro redirige el tráfico de información para evitar un colapso funcional.

Pero no todos los caminos alternativos llevan a una solución eficiente. Algunos perpetúan el desequilibrio. Por ello, el tratamiento debe ir más allá de la superficie clínica. Debe apoyarse en modelos que comprendan y respeten la jerarquía natural del desarrollo visual, desde la estimulación monocular hasta la integración cortical fina. Este enfoque, en sintonía con los principios evolutivos del neurodesarrollo, busca emular lo que la naturaleza haría si dispusiera de más tiempo, de mejores condiciones y de una segunda oportunidad.

Así, el estrabismo congénito y el SIVI dejan de ser simples etiquetas diagnósticas. Se revelan como modelos vivos de reorganización cerebral, capaces de mostrarnos cómo el sistema visual lucha por sobrevivir, adaptarse o fracasar.

Este capítulo abre una perspectiva que invita a repensar la rehabilitación visual como una tarea de precisión neurofuncional. Y en ese desafío, el conocimiento profundo de la reorganización cortical marca el camino.

# Capítulo XXI

## *Poniéndonos de acuerdo*

# RESUMEN

El capítulo "Poniéndonos de Acuerdo" representa el cierre conceptual de este primer tomo, proponiendo una nueva forma de colaboración entre profesionales que intervienen en el tratamiento del estrabismo congénito. Desde un enfoque neurofuncional y jerárquico, se introduce el índice de prioridad terapéutica (IPT) como herramienta para personalizar las intervenciones clínicas, integrando pruebas optométricas, perceptuales y de conectividad cortical.

Se plantea una terapéutica organizada en fases que respetan el desarrollo evolutivo y la maduración funcional del sistema visual: desde los sacádicos, equilibrio, centrado, fijación monocular, fusión binocular, hasta la integración perceptual y la estereopsis.

Asimismo, se abren nuevas perspectivas sobre la modulación neurofuncional y la economía del sistema visual, sugiriendo un puente entre la neurociencia clínica y un modelo de optimización cerebral de recursos. Este capítulo no solo convoca a un esfuerzo interdisciplinario, sino que ofrece un marco conceptual para futuras terapias más precisas, adaptativas y colaborativas.

## *21.1*
## Lo que el estrabólogo solicitaría al ortoptista, al optometrista y al terapeuta visual

Se propone una estrategia terapéutica integral y jerárquica basada en los principios neurofuncionales expuestos a lo largo de la obra. Lejos de limitarse a la alineación ocular, se plantea una guía evolutiva desde la evaluación inicial hasta la restauración funcional, que incluye los procesos perceptuales, motores y de integración cortical. Este protocolo tiene como eje la comprensión del estrabismo congénito como una disfunción cortical que requiere una rehabilitación jerárquica, progresiva y personalizada.

1. Evaluación inicial y diagnóstico:
   a) Determinación de la mejor agudeza visual corregida (MAVC).
   b) Diagnóstico motor mediante el análisis de la incomitancia horizontal (IHA, IHP, SIH).
   c) Medición de anisocoria y su interpretación funcional.
   d) Evaluación perceptual (TVPS, VMI, DEM, VADS).
   e) Análisis de la relación vía dorsal/ventral.
   f) Cálculo del índice de prioridad terapéutica (IPT).
2. Análisis de la motilidad ocular:
   a) Identificación de reflejos oculomotores exacerbados.
   b) Clasificación de la incomitancia horizontal mediante video-oculografía con luz infrarroja en condiciones escotópicas.
3. Análisis de la funcionalidad visual y perceptual:
   a) Establecimiento de una línea base funcional.
   b) Evaluación visuo-perceptual y visomotora con test estandarizados.

4. Terapia jerárquica Basada en el IPT:

Fase I: Estimulación monocular y reorganización neuronal

a) Ejercicios de fijación monocular y entrenamiento acomodativo.
b) Actividades para activar movimientos sacádicos y regulación de reflejos primitivos.
c) Establecimiento de circuitos visuales básicos.

Fase II: Binocularidad inicial y fusión sensorial

a) Uso de estereogramas, prismas y filtros.
b) Entrenamiento para percepción simultánea y fusión.
c) Estímulos ajustados según la madurez de la vía dorsal/ventral.

Fase III: Reducción de supresión y reintegración cortical

a) Terapias antisupresivas.
b) Estimulación de estereopsis y profundidad.
c) Ejercicios para integración cortico-cortical.

Fase IV: Mantenimiento, reforzamiento y seguimiento longitudinal

a) Monitoreo constante de IPT.
b) Reevaluación de motilidad ocular, anisocoria y progresión perceptual.
c) Ejercicios avanzados para consolidar plasticidad cortical.

El estrabismo congénito además de ser una disfunción oculomotora, conlleva alteraciones en la percepción visual que pueden comprometer la integración de la información sensorial[349].

La disrupción en la sustancia blanca cortical[29,32,33,36] afecta los circuitos intra e interhemisféricos[24,42]. Esto compromete la capacidad del sistema visual para integrar estímulos de manera eficiente[52].

Mediante pruebas como el TVPS (Test of Visual-Perceptual Skills), VMI (Visual-Motor Integración), memoria de Monroe y VADS (Visual-Aural Digital Span), se evidenció una correlación directa entre la condición estrábica y déficits en percepción visual, integración visomotora y memoria visual, lo que indica que la gravedad del estrabismo se asocia con un desfase en el desarrollo perceptual, siendo más marcado en el estrabismo disociado, seguido por la esotropía congénita y, en menor grado, la exotropía. Se identificaron dificultades en la discriminación visual, memoria secuencial, constancia de forma y cierre visual, con alteraciones significativas en la integración visomotora, evidenciadas por el Desarrollo Eye Movement Test (DEM) y el análisis de direccionalidad de Gardner[349].

Estos hallazgos reafirman la necesidad de una evaluación funcional integral, en la que el ortoptista, optometrista y terapeuta visual deben analizar la percepción visual y la integración visomotora, antes y después de la alineación ocular.

Se anima al terapeuta a valuar la coherencia interhemisférica mediante pruebas neurofuncionales complementarias, así como aplicar test perceptuales estandarizados (TVPS, VMI, DEM, VADS) para caracterizar el perfil perceptual de cada paciente, y así destacar la necesidad de un abordaje interdisciplinario que integre estudios neurofisiológicos y pruebas perceptuales en la toma de decisiones clínicas para mejorar la calidad de vida y la funcionalidad visual de los pacientes con estrabismo congénito.

## *21.2*
## Futuras investigaciones y posibles implicaciones terapéuticas

La comprensión del síndrome de integración visual incompleta (SIVI) ha establecido bases sólidas sobre la reorganización neurofuncional del cerebro ante la alteración de la conectividad interhemisférica y el papel de la anisocoria como biomarcador de adaptabilidad sensorial y motora. Estos avances se proyectan como un punto de partida para aplicaciones clínicas y terapéuticas futuras, que transformarán la manera en que entendemos el estrabismo congénito y abrirán nuevas vías de tratamiento para optimizar la funcionalidad del sistema visual

## *21.3*
## Aplicaciones potenciales basadas en la modulación neurofuncional

Las investigaciones sobre la actividad oscilatoria cerebral han demostrado que la reorganización cortical en el estrabismo congénito no es aleatoria, sino que sigue patrones específicos en las distintas bandas de frecuencia. A partir de esta premisa, en teoría se podrían desarrollar estrategias terapéuticas dirigidas a potenciar la plasticidad neuronal mediante la modulación de estas frecuencias.

## 21.4
## Terapias de modulación Alpha-Beta

Dado que la coherencia interhemisférica en las bandas Alpha y Beta es crucial para la sincronización funcional entre los hemisferios, quizás en un futuro no lejano, técnicas como la neuroestimulación transcraneal o el *biofeedback* sean exploradas con fines terapéuticos con la idea de fortalecer la conectividad entre las redes corticales afectadas. Por ahora esta posibilidad solo está en el terreno teórico.

## 21.5
## Estimulación Theta para la integración

El papel de las oscilaciones Theta en la consolidación de la información visual sugiere que su modulación podría mejorar la interacción entre estructuras subcorticales y corticales, para favorecer una mejor integración sensorial. En teoría, técnicas de estimulación sensorial rítmica podrían contribuir a restaurar circuitos alterados en el estrabismo congénito, especialmente en aquellos casos en los que la ambliopía y la supresión dificultan la fusión binocular; sin embargo, por ahora es un terreno no explorado por nosotros.

Respecto al entrenamiento neurofuncional para la reorganización compensatoria, la evidencia sugiere que, en el SIVI, el hemisferio derecho asume un rol compensatorio ante la falta de integración cortical eficiente. Diseñar estrategias de entrenamiento visual que favorezcan la plasticidad en las zonas compensatorias, en teoría, podría mejorar la capacidad adaptativa del cerebro, pues optimizaría la eficiencia del procesamiento visual en pacientes con estrabismo congénito.

## 21.6
## De la neurociencia al paradigma de la economía del sistema visual

Las implicaciones del síndrome de integración visual incompleta (SIVI) trascienden ampliamente el ámbito de la rehabilitación visual. Los hallazgos expuestos a lo largo de este tomo han permitido comprender que el cerebro, ante condiciones de alteración funcional, no actúa de forma caótica ni pasiva, sino que responde mediante estrategias de redistribución energética, reasignación de conectividad y jerarquización funcional. Este comportamiento adaptativo revela un principio subyacente: el cerebro optimiza recursos, como si operara bajo una lógica económica.

Este giro interpretativo —desde un modelo biológico-descriptivo hacia un paradigma económico del sistema visual— abre una línea de investigación tan novedosa como prometedora. Analizar el comportamiento del sistema visual a través de los principios de eficiencia, costo metabólico, resiliencia organizacional y redistribución adaptativa permite redefinir el tratamiento del estrabismo congénito, e iluminar campos como la neurociencia cognitiva, la inteligencia artificial y la terapia visual personalizada.

Desde esta perspectiva, el modelo terapéutico del neuroestrabismo no se limita a alinear estructuras anatómicas ni a restaurar funciones fragmentadas. Se erige como un sistema de reprogramación funcional, en el que los componentes visuales —input, integrador, output— se reorganizan siguiendo un principio cibernético de retroalimentación jerárquica. La intervención no apunta solamente a suprimir síntomas, sino a restaurar el equilibrio energético y funcional del sistema, disminuyendo la entropía cortical y favoreciendo una integración perceptual más armónica, menos costosa y más sostenible.

En este contexto, la ambliopía y la supresión se comprenden como estrategias neuro económicas que el sistema visual utiliza para estabilizarse cuando la integración de información no alcanza su óptimo. Esta perspectiva invita a un manejo integral, adaptado a cada paciente, para alcanzar resultados más efectivos. De igual manera, el Índice de Prioridad Terapéutica (IPT) cobra un nuevo significado: permite jerarquizar intervenciones y calcular el momento neurofuncional más adecuado y eficiente para cada tratamiento.

Este primer tomo es solo el inicio de una nueva etapa: invita a futuros investigadores a expandir esta comprensión funcional y económica del sistema visual, a explorar sus aplicaciones clínicas y a desarrollar terapias que además de tratar, comprendan e integren. En esta convergencia entre neurociencia, cibernética y economía del sistema visual se abre una oportunidad paradigmática: diseñar intervenciones que respeten la singularidad cortical de cada paciente y que, en vez de forzar una normalidad artificial, acompañen al cerebro en su propio camino de reorganización funcional.

# Conclusiones

Este último capítulo consolida una propuesta innovadora y necesaria: transformar el abordaje terapéutico del estrabismo congénito mediante la incorporación del Índice de Prioridad Terapéutica (IPT) como herramienta estratégica para guiar intervenciones basadas en la madurez funcional del sistema visual. El IPT no solo jerarquiza según el grado de disfunción observable, sino que identifica el momento cortical más eficiente para intervenir, integrando criterios neurofuncionales, estructurales y adaptativos.

Desde esta perspectiva, el tratamiento deja de ser un conjunto de técnicas rutinarias y se convierte en una estrategia dinámica, inteligente, personalizada y jerárquica, orientada a acompañar el proceso natural de reorganización cortical. La articulación funcional entre las vías dorsal y ventral, la evaluación del grado de inmadurez perceptual y los principios de la economía del sistema visual permiten establecer un mapa terapéutico que optimiza recursos neuroplásticos y minimiza la entropía cortical.

El gran desafío —y al mismo tiempo la gran oportunidad— reside en articular las disciplinas implicadas: estrabólogos, ortoptistas, optometristas, terapeutas visuales y neurocientíficos pueden converger desde una comprensión compartida, sin uniformidad, pero con colaboración informada. Una terapia verdaderamente eficaz no puede sostenerse sobre un solo eje —motor, sensorial o conductual—; requiere una comprensión holística, cibernética y funcional del sistema visual como unidad adaptable.

Este capítulo defiende la personalización terapéutica, la intervención dentro de ventanas de plasticidad, y la planificación basada en modelos jerárquicos funcionales, como fundamentos de un nuevo paradigma terapéutico. Ya no se trata únicamente de rehabilitar la visión, sino de reintegrar el sistema visual en toda su complejidad adaptativa, energética y funcional.

Finalmente, esta perspectiva inaugura una línea de investigación transformadora: la economía del sistema visual como modelo teórico y operativo, tema que es tratado inextenso en el Tomo II de esta serie. En este marco, el neuroestrabismo —y en particular el estrabismo congénito como modelo biológico— ofrece una vía privilegiada para desarrollar una neurociencia aplicada que comprende, reorganiza y potencia la funcionalidad visual.

# TERMINOLOGÍA

**Aliasing perceptual**. Término que describe la distorsión o confusión en la percepción visual causada por la incapacidad del sistema visual para diferenciar adecuadamente ciertos detalles espaciales o temporales. Se produce cuando la resolución perceptual (espacial, temporal o ambas) no es suficiente para representar de forma fiel la señal sensorial original, generando artefactos visuales como patrones falsos o interpretaciones erróneas. Este fenómeno puede observarse en situaciones como la superposición de frecuencias o en la percepción borrosa de elementos repetitivos y estructuralmente finos.

**Ambliopía**. Reducción de la agudeza visual en ausencia de una causa estructural evidente, como mecanismo neuroadaptativo ante la competencia binocular anormal.

**Anisocoria**. Diferencia en el tamaño de las pupilas, común en pacientes con estrabismo congénito, que indica un desbalance autonómico en la inervación pupilar.

**Arquitectura**. En el contexto del neuroestrabismo, el término "arquitectura" se refiere a la organización estructural y funcional del sistema visual y la corteza cerebral. No se trata de una disposición anatómica estática, sino de un sistema dinámico de interacciones neuronales que regulan la percepción visual, la conectividad interhemisférica y la eficiencia neuroeconómica. Su estudio permite comprender los mecanismos de compensación, redistribución metabólica y adaptación cortical que caracterizan a los individuos con estrabismo congénito.

**Asimetría morfométrica.** Diferencias en la estructura cortical entre los hemisferios cerebrales, observadas en estudios de neuroimagen en pacientes con estrabismo congénito.

**Consumo de glucosa** (CG). Parámetro clave en estudios de SPECT para analizar la actividad metabólica cerebral.

**Coherencia interhemisférica.** Medida de la sincronicidad funcional entre ambos hemisferios.

**Conectividad cortical.** Interacción funcional entre diferentes áreas de la corteza visual y asociativa.

**Corriente dorsal.** Vía visual responsable de procesar información espacial y de movimiento, relacionada con la función magnocelular (O2-T2 y O1-T1).

**Corriente ventral.** Vía visual encargada del reconocimiento de objetos y detalles, con alto costo metabólico, dependiente de la función parvocelular (O2-T2 y O1-T1).

**Delta/Theta/Alpha/Beta.** Bandas de frecuencia cerebral que reflejan diferentes estados funcionales y cognitivos. Su alteración en el estrabismo congénito sugiere desbalance funcional interhemisférico.

**Desviación vertical disociada (DVD).** Elevación espontánea de un ojo con supresión simultánea del otro, lo que sugiere una falta de sincronización interhemisférica en la percepción binocular.

**Disincronía o coherencia.** Diferencia de voltaje, amplitud, frecuencia interhemisférica en zonas neurológicas correspondientes a uno y otro lado de la línea media.

**Electroencefalografía (EEG).** Evaluación bioeléctrica de la actividad cerebral y patrones de oscilación cortical.

**Economía del sistema visual (ESV).** Modelo que describe la optimización de recursos corticales en la percepción visual.

**Espectroscopía por resonancia magnética nuclear (RMN).** Análisis de metabolitos cerebrales relacionados con actividad neuronal.

**Estrabismo congénito**. Desviación ocular presente desde el nacimiento, con profundas implicaciones en la conectividad y desarrollo cortical.

**Fenómeno en bola de billar (FEBB)**. Descripción del trayecto de versión anómala en fases señaladas como Q-R-S-L, siendo la fase R la más representativa de la anomalía.

**Ganancia.** Término fisiológico que se emplea en estrabismo cuando el ojo fijador lleva una velocidad más lenta que el objeto de fijación que se desplaza a una velocidad constante y lenta durante el trayecto de versión. Puede medirse por video infrarrojo o por electroculografía.

**Incomitancia horizontal (IH)**. Diferencia de velocidad, ángulo o tiempo de trayecto entre uno y otro ojo durante el movimiento suave de versión horizontal. Se observa variabilidad en el ángulo de desviación según la dirección de la mirada, lo que sugiere un fallo en la integración sensoriomotora.

**Incomitancia horizontal activa (IHA)**. Atraso en el tiempo en forma variable por parte del ojo que viaja de dentro hacia fuera (hacia la abducción) respecto al que viaja de fuera hacia dentro, presenta una fase "Q" del FEBB prolongada y una "R" muy rápida.

**Incomitancia horizontal pasiva (IHP)**. Diferencia de velocidad en trayecto de versión horizontal producido por un freno anatómico. Presenta una fase "L" anticipada.

**Limitación a la abducción (LABD).** Restricción en la capacidad de los ojos para moverse hacia afuera, reflejando una alteración en la modulación cortical del control oculomotor.

**Maniobra de Gallegos (mG).** Maniobra suave y reglada cuyo propósito es llevar el ojo sospechoso de variabilidad a una fase "Q" del FEBB en un breve espacio de tiempo. Requiere disminución de la entrada de luz del ojo explorado, mantener una contracción isométrica del recto medial del ojo que varía y evitar la relajación de éste por medio de un movimiento suave de restitución.

**Jerarquía funcional y adaptabilidad cerebral**. Marco conceptual que explica la reorganización neuroadaptativa en el estrabismo.

**Milivoltio (mV).** Unidad de medida utilizada en la actividad bioeléctrica cerebral.

**Neuroestrabismo**. Nuevo paradigma que analiza el estrabismo desde una perspectiva neurocientífica y funcional.

**Nistagmo latente (NL).** Se observa como movimientos oculares oscilatorios que se manifiestan bajo condiciones monoculares, indicativos de una alteración temprana en la regulación del reflejo vestíbulo-ocular.

**Oscilación patológica**. Actividad bioeléctrica disincrónica que afecta la eficiencia perceptual.

**Plasticidad cortical**. Capacidad del cerebro para reorganizar sus redes funcionales en respuesta a cambios estructurales y funcionales.

**Redes compensatorias**. Estrategias corticales para suplir deficiencias funcionales en la percepción binocular.

**Reducción de asimetrías (RA).** Indicador de mejora en la integración cortical tras intervenciones.

**Ruido visual**. Distorsión en la percepción causada por interferencias corticales, oscilación patológica y desbalance interhemisférico.

**Síndrome estrábico de variabilidad angular (SEVA).** Esotropia disociada con incomitancia horizontal activa, variabilidad angular y alteraciones en el mapa cerebral.

**Sin incomitancia horizontal (SIH).** Durante el trayecto de versión horizontal, no hay limitaciones ni FEBB; sucede en algunas formas funcionales de la esotropia congénita, las cuales no son consideradas como congénitas.

**Síndrome de integración visual incompleta (SIVI).** Deficiencia en la interconexión de redes visuales corticales, clave en el modelo del neuroestrabismo.

**Supresión visual**. Mecanismo adaptativo que inhibe la información de un ojo para evitar diplopía.

**Teoría general de la disincronía**. Plantea que la base neurofuncional del estrabismo congénito radica en un fallo en la sincronización interhemisférica y en la modulación de la actividad neuronal.

**Tomografía computarizada por emisión de fotón único (SPECT).** Evaluación del metabolismo cerebral en diferentes regiones corticales.

**Tractografía.** Estudio de la organización de la sustancia blanca para evaluar conexión entre regiones visuales.

# Bibliografía


1. colaboradores de Wikipedia. Neuroestrabismo. In: Wikipedia, La enciclopedia libre.; 2019:101581168. https://es.wikipedia.org/w/index.php?title=Neuroestrabismo&oldid=101581168
2. Gallegos-Duarte M, Ibrahimi D, Pirota A. Primer Practicum Internacional de Neuroestrabismo y Nistagmo. Published online 2015. doi:10.13140/RG.2.1.3368.4968
3. Gilman G. *Optometría de la conducta.* Colegio Oficial de Ópticos-Optometristas; 1991.
4. ACOTV. HABILIDADES DE PERCEPCIÓN VISUAL PARA LA LECTURA. Asociación Catalana de Optometría y Terapia Visual. April 26, 2022. Accessed August 17, 2024. https://www.acotv.org/es/habilidades-de-p3rcepcion-visual-para-la-lectvra/
5. Gallegos-Duarte M. El asombro de los estudiantes de optometría. *Revista Argentina de Neuropsicología.* 1987;2(1).
6. Centro de Recursos para la Escritura Académica del Tecnológico de Monterrey. Accessed September 6, 2023. http://sitios.ruv.itesm.mx/portales/crea/identificar/como/comparativos_formatos.htm
7. Gallegos-Duarte M M. COMPORTAMIENTO DE LA COHERENCIA BIOELÉCTRICA CORTICAL EN EL ESTRABISMO CONGÉNITO - PDF Descargar libre. DOCPLAYER. April 2017. Accessed December 24, 2020.

https://docplayer.es/59017501-Comportamiento-de-la-coherencia-bioelectrica-cortical-en-el-estrabismo-congenito.html

8. Wikipedia, La enciclopedia libre. Neuroestrabismo. September 2, 2017. Accessed July 3, 2016. https://es.wikipedia.org/w/index.php?title=Neuroestrabismo&oldid=101581168.
9. Gallegos-Duarte M, Gutierrez-Álvarez IA, Gutierrez-Cuspineda I, Ibrahimi D. Síndrome de Kabuki. Un punto de vista Neuroestrabismológico. Published online 2015. doi:10.13140/RG.2.1.2287.1520
10. Gallegos-Duarte M, Gutierrez-Álvarez IA. Teoría General de la Disincronía. *Memorias del XIII Congreso del Consejo Latinoamericano de Estrabismo CLADE.* Published online 1998:175-179. doi:10.13140/RG.2.1.1805.3848
11. Gallegos-Duarte M, Gutierrez-Álvarez IA. Concepto de disincronía aplicado a la variabilidad de ángulo. Presentación oral presented at: XXIII Congreso mexicano de oftalmología; August 5, 1998; León, Gto. México.
12. Gallegos-Duarte M, D I, Pirota A. Primer Practicum Internacional de Neuroestrabismo y Nistagmo. Published online 2015. doi:10.13140/RG.2.1.3368.4968
13. Gallegos-Duarte M. Fenómeno en bola de billar: descripción de un hallazgo clínico. *Rev Mex Oftalmol.* 1996;70(5):188-192.
14. Gallegos-Duarte M. Características de la incomitancia horizontal en pacientes con endotropia congénita. Presentación oral presented at: May 12, 2000; Sao Paulo, Brasil.
15. Gallegos-Duarte M, Moguel-Ancheita S. Características de la incomitancia horizontal en la endotropia congénita. Published online 2015. doi:10.13140/RG.2.1.1853.7689

16. La incomitancia horizontal activa y su manejo médico y quirúrgico. Presentación oral presented at: X Congreso mexicano de estrabismo; July 14, 2001; México, D.F.

17. Gallegos-Duarte, M, Sántibañez J, Salinas R. Horizontal Incomitance and Anisocoria in Congenital Esotropia. *MRAJ*. 2024;12(7). doi:10.18103/mra.v12i7.5403

18. Gallegos-Duarte M M, Moguel-Ancheita S, De Celis-Monteverde BR. Etiology and pathogenesis of lateral nystagmus in congenital esotropia. Its characteristics and treatment possibilities | Etiopatogenia del nistagmo de la mirada lateral en la endotropía congénita. Sus características y posibilidades de tratamiento. *Revista Mexicana de Oftalmologia*. 2004;78(5):219-223.

19. Gallegos-Duarte M. Neuroelectric alterations in strabismus. *Cir Cir*. 2010;78(3):215-220.

20. Gallegos-Duarte M, Moguel-Ancheita S, Rubín de Celis-Monteverde B. Alteraciones en el mapeo cerebral en la endotropia congénita variable. *Rev Mex Oftalmol*. 2004;78(3):122-126.

21. Gallegos-Duarte M, Moguel-Ancheita S, Rubin de Celis B, Vidal-Pineda R. Síndrome estrábico de variabilidad angular, (SEVA), un síndrome de origen cortical. Comunicación libre XV congreso internacional del CLADE, Cartagena Colombia 14 de Febrero 2003. Published online February 14, 2003.

22. Gallegos-Duarte M M. CAMBIOS NEUROADAPTATIVOS EN EL SÍNDORME ESTRÁBICO DE VARIABILIDAD ANGULAR (SEVA). Published online 2004. doi:10.13140/RG.2.2.33831.11682

23. Gallegos-Duarte M, Rubio-Chevannier HF, Mendiola-Santibañez JD. Brain Mapping Alterations in Strabismus. *Brain Research Journal*. 2007;1(4):1-53.

24. Gallegos-Duarte, M. *Comportamiento de la coherencia bioléctrica cortical en el estrabismo congénito.* Tesis Doctoral. Universidad Autónoma de Querétaro; 2017. <div><div><a target='_blank' href='https://docplayer.es/59017501-Comportamiento-de-la-coherencia-bioelectrica-cortical-en-el-estrabismo-congenito.html'>COMPORTAMIENTO DE LA COHERENCIA BIOELÉCTRICA CORTICAL EN EL ESTRABISMO CONGÉNITO</a></div><div><iframe frameborder="0" style="border-bottom: 2px solid #eee; border-top: 0px;" scrolling="no" src="http://docplayer.es/docview/68/59017501/" width="728" height="946" allowfullscreen></iframe></div></div>

25. Gallego-Duarte M M, Moguel S, De Celis BR. Changes in brain map in variable congenital esotropia | Alteraciones en el mapeo cerebral en la endotropía congénita variable. *Revista Mexicana de Oftalmologia.* 2004;78(3):122-126.

26. Gallegos Duarte, Rubio-Chevannier HF, Mendiola-Santibañez J. Brain Mapping Alterations in Strabismus. *Brain Research Journal.* 2007;1(4):1-53.

27. Gallegos-Duarte M. Looking behind the Strabismus. In: ; 2009.

28. Gallegos-Duarte M, Moguel-Ancheita S, Rubín de Celis-Monteverde, Vidal-Pineda R. Síndrome estrábico de variabilidad angular, un síndrome de origen cortical. Comunicación libre XV congreso internacional del CLADE. Comunicación libre presented at: February 14, 2003; Cartagena, Colombia.

29. Gallegos-Duarte M, Mendiola-Santibáñez J, Saldaña C. Alteraciones de la sustancia blanca en el estrabismo congénito esencial. Estudio neurofuncional y morfométrico. *Acta Estrabológica.* 2012;XLI(1):13-40.

30. Gallegos-Duarte M. Respuesta cortical paradójica durante la fotestimulación intermitente en el estrabismo disociado. *Cir Cir.* 2005;73(3):161-165.

31. Gallegos-Duarte M MS, JJ OR, Rubin de Celis-Monteverde B, Vidal-Pineda R, Sigala-Zamora A. Dissociated deviation. A strabismus of cortical origin. *Cir Cir.* 2007;75(4):237-243.

32. Mendiola Santibañez MSJ, Gallegos-Duarte M, Ortiz-Retana JJ, López-Campos CE. Segmentación y análisis granulométrico de sustancia blanca y gris en IRM para el estudio del estrabismo usando transformaciones morfológicas. 2007;28(2):92-104.

33. Gallegos-Duarte M M, Mendiola.Santibañez JD. Congenital strabismus. White matter analysis using neuroimaging techniques. Published online 2009. doi:10.13140/RG.2.2.23741.84962

34. Gallegos-Duarte M, Gutierrez-Álvares I. Ruta semiológica terapéutica. Cartel presented at: 1998; Acapulco, Gro. México.

35. Gallegos-Duarte M. Ruta semiológica en la presentación de la endotropia. Presented at: XXI Congreso Mexicano de Oftalmología; August 11, 1994; Monterrey, NL. México.

36. Gallegos-Duarte M. Alteraciones de la neuroconducción en el estrabismo congénito. Un estudio morfométrico y funcional de la sustancia blanca cortical. Published online 2008. doi:10.13140/RG.2.2.33031.61603

37. Gallegos-Duarte M M, Mendiola-Santibáñez J, Ortiz-Retana JJ, Rubín de Celis-Monteverde B, Vidal-Pineda R, Sigala-Zamora A. Desviación disociada. Estrabismo de origen cortical. *Cir Cir.* 2007;4:243-249.

38. Gallegos-Duarte M M. Estigma y origen de la endotropia congénita. *Rev Mex Oftalmol.* 2005;79(1):10-16.

39. Gallegos-Duarte M. Maniobras exploratorias en la endotropia congénita. In: *Temas Selectos de Estrabismo.* 2ª edición. México. Centro Mexicano de Estrabismo; 2005:1-18.

40. Gallegos-Duarte M. Maniobras exploratorias en la endotropia. In: Dra. Ma Estela Arroyo Yllanes, ed. *Actualidades del*

*estrabismo latinoamericano*. Dra. Ma Estela Arroyo Yllanes. Lithoimpresora Portales; 1998:25-46.

41. Cantero JL, Atienza M, Salas RM. Valor clínico de la coherencia EEG como índice electrofisiológico de conectividad córtico-cortical durante el sueño. *Rev Neurol*. 2000;31:442-454.
42. Gallegos-Duarte M. Análisis Coherencial Estrabismo Congénito. Published online 2010. doi:10.13140/RG.2.2.36202.22720
43. Thouvenin D, Tiberge M, Arne JL, Arbus L. Brain electrical activity mapping in the study of visual development and amblyopia in young children. *J Pediatr Ophthalmol Strabismus*. 1995;32(1):10-65.
44. Gallegos-Duarte M. Comportamiento eléctrico de la corteza cerebral en el estrabismo congénito. Published online 2005. doi:10.13140/RG.2.2.30644.36488
45. Gallegos Duarte M M, Rubio-Chevannier HF, Mendiola-Santibañez J. Brain mapping alterations in strabismus. *Brain Mapping and Diseases*. Published online 2011:197-248.
46. Gallegos-Duarte M. AMBLIOPÍA Y SUPRESIÓN EN LA ECONOMÍA DEL SISTEMA VISUAL. Presented at: August 1, 2024; Ciudad de México. https://www.researchgate.net/publication/382864666_AMBLIOPIA_Y_SUPRESION_EN_LA_ECONOMIA_DEL_SISTEMA_VISUAL
47. Gallegos Duarte M. Ambliopía y supresión en la economía del sistema visual. *Rev Mex Oftalmol*. Published online 2024.
48. colaboradores de Wikipedia. Neuroestrabismo. In: Wikipedia, La enciclopedia libre.; 2019:101581168. https://es.wikipedia.org/w/index.php?title=Neuroestrabismo&oldid=101581168
49. Céspedes-García Y, González-Hernández JA, García-Fidalgo J, Begueria-Santos RA, Figueredo-Rodríguez P. Coherencia cerebral interictal en pacientes con epilepsia parcial del lóbulo temporal. *Revista de neurología*. 2003;37(12):1107-1111.

50. Calderón-González PL, Parra-Rodriguez MA, Llibre-Rodíguez JJ, Gutierrez JV. Análisis espectral de la coherencia cerebral en la enfermedad de Alzheimer. *Rev Neurol.*

51. Gallegos-Duarte M M, Moguel-Ancheita S, Mendiola- JD, Morales-Tlalpan V, Saldan C. Plasticity of the Visual Pathway and Neuroimaging. In: Erondu OF, ed. *Medical Imaging in Clinical Practice.* InTech; 2013. doi:10.5772/53013

52. Gallegos-Duarte M. Neurological implications of essential strabismus. *Journal of Neurology & Neurophysiology.* 2012;01(S1). doi:10.4172/2155-9562.S1.12

53. The Embryology of Behavior: The Beginnings of the Human Mind. *Journal of the American Medical Association.* 1945;128(2):159. doi:10.1001/jama.1945.02860190095031

54. Delgado-Barragán JE. *Fundamentos neurales de la función visual.* Pontificia Universidad Javeriana PUJ; 2003. Accessed July 30, 2018. http://archivos.fundacionvisioncoi.es/TRABAJOS%20INVESTIGACION%20COI/2/fundamentos%20neuronales.pdf

55. Banks MS, Sprague WW, Schmoll J, Parnell JAQ, Love GD. Why do animal eyes have pupils of different shapes? *Sci Adv.* 2015;1(7):e1500391. doi:10.1126/sciadv.1500391

56. Ing MR, Roberts KM, Lin A, Chen JJ. The stability of the monofixation syndrome. *Am J Ophthalmol.* 2014;157(1):248-253.e1. doi:10.1016/j.ajo.2013.08.024

57. Guthrie ME, Wright KW. Congenital esotropia. *Ophthalmol Clin North Am.* 2001;14(3):419-424, viii. doi:10.1016/s0896-1549(05)70239-x

58. Whitman MC, Jurgens JA, Hunter DG, Engle EC. Congenital Fibrosis of the Extraocular Muscles Overview. In: Adam MP, Feldman J, Mirzaa GM, Pagon RA, Wallace SE, Amemiya A, eds. *GeneReviews®*. University of Washington, Seattle; 1993.

Accessed February 22, 2025. http://www.ncbi.nlm.nih.gov/books/NBK1348/

59. Tomás-Juan J, Piñero-Llorens DP. La disparidad de fijación: concepto y manejo clínico. *Gaceta Artículo Científico.* 2005;502.
60. McCormack G. Normal retinotopic mapping in human strabismus with anomalous retinal correspondence. *Investigative ophthalmology & visual science.* 1990;31(3):559-568.
61. Cang J, Fu J, Tanabe S. Neural circuits for binocular vision: Ocular dominance, interocular matching, and disparity selectivity. *Front Neural Circuits.* 2023;17:1084027. doi:10.3389/fncir.2023.1084027
62. Gonzalez F, Perez R. Neural mechanisms underlying stereoscopic vision. *Progress in Neurobiology.* 1998;55(3):191-224. doi:10.1016/S0301-0082(98)00012-4
63. Janssen P, Verhoef BE, Premereur E. Functional Interactions Between the Macaque Dorsal and Ventral Visual Pathways During Three-Dimensional Object Vision. *Cortex.* 2018;98:218-227. doi:10.1016/j.cortex.2017.01.021
64. von Gal A, Boccia M, Nori R, Verde P, Giannini AM, Piccardi L. Neural networks underlying visual illusions: An activation likelihood estimation meta-analysis. *Neuroimage.* 2023;279:120335. doi:10.1016/j.neuroimage.2023.120335
65. Mundaca LP. MEDIDAS DE ÁREAS DE PANUM.
66. Britt N, Sun HJ. Spatial attention in three-dimensional space: A meta-analysis for the near advantage in target detection and localization. *Neurosci Biobehav Rev.* 2024;165:105869. doi:10.1016/j.neubiorev.2024.105869
67. Baker DH, Lygo FA, Meese TS, Georgeson MA. Binocular summation revisited: Beyond √2. *Psychol Bull.* 2018;144(11):1186-1199. doi:10.1037/bul0000163

68. Ban H, Preston TJ, Meeson A, Welchman AE. The integration of motion and disparity cues to depth in dorsal visual cortex. *Nature Neuroscience.* 2012;15(4):636-643. doi:10.1038/nn.3046

69. Kravitz DJ, Saleem KS, Baker CI, Ungerleider LG, Mishkin M. The ventral visual pathway: an expanded neural framework for the processing of object quality. *Trends in Cognitive Sciences.* 2013;17(1):26-49. doi:10.1016/j.tics.2012.10.011

70. Milner AD. How do the two visual streams interact with each other? *Exp Brain Res.* 2017;235(5):1297-1308. doi:10.1007/s00221-017-4917-4

71. Gilaie-Dotan S, Saygin AP, Lorenzi LJ, Egan R, Rees G, Behrmann M. The role of human ventral visual cortex in motion perception. *Brain.* 2013;136(9):2784-2798. doi:10.1093/brain/awt214

72. Gallegos-Duarte M. Alteraciones en la vía Ventral relacionadas con el estrabismo. Published online 2015. doi:10.13140/RG.2.1.2714.1840

73. Ibrahimi D, Netro P, Jimenez p, Monroy J, Pérez GM, Gallegos Duarte M. ALTERACIONES VISUO-PERCEPTUALES EN EL ESTRABISMO CONGENITO. Póster presented at: VII Congreso Nacional de Tecnología Aplicada a la Salud; June 16, 2016; Puebla, Pue. México. https://www-optica.inaoep.mx/~tecnologia_salud/2016/documentos/memorias/MyT2016_107_E.pdf

74. Gallegos-Duarte M. RESULTADOS DEL ANÁLISIS PERCEPTUAL VISUAL DE 96 NIÑOS DE 5 A 15 AÑOS CON ESTRABISMO CONGÉNITO. Published online 2015. doi:10.13140/RG.2.2.19195.22566

75. Lettvin J Y, Maturana H R, McCulloch WS, Pittis WH. Lo que el Ojo de la Rana le dice al Cerebro de la Rana. Published online November 1959. https://www.academia.edu/49224065/Lo_que_el_Ojo_de_la_Rana_le_dice_al_Cerebro_de_la_Rana

76. Gallegos-Duarte, M. RUIDO VISUAL. ResearchGate. January 18, 2020. Accessed January 18, 2020. https://www.researchgate.net/publication/338670350_RUIDO_VISUAL
77. Kast RJ, Levitt P. Precision in the development of neocortical architecture: From progenitors to cortical networks. *Progress in Neurobiology.* 2019;175:77-95. doi:10.1016/j.pneurobio.2019.01.003
78. Katz LC, Crowley JC. Development of cortical circuits: Lessons from ocular dominance columns. *Nat Rev Neurosci.* 2002;3(1):34-42. doi:10.1038/nrn703
79. Gallegos-Duarte M M, Mendiola-Sántibañez J. Alterations in Cortical Thickness in Children with Congenital Strabismus and Dissociated Vertical Deviation. *MRAJ.* 2024;12(1). doi:10.18103/mra.v12i1.4901
80. C L, S D. The development of brain white matter microstructure. *NeuroImage.* 2018;182. doi:10.1016/j.neuroimage.2017.12.097
81. Gallegos-Duarte M M, Ibrahimi D, Mendiola-Santibañez JD. Neurological Implication in Congenital Strabismus. *Archiv Neurol Neurosurgery.* 2016;1(102):7-11.
82. Gallegos-Duarte M, González-Pérez G, Mendiola-Santibañez JD, Ibrahimi D. Study of Visual Pathway in Strabismic Children through Tractography. *EC Ophthalmology.* February 10, 2015:101-107.
83. Gallegos-Duarte M M, Mendiola-Santibañez JD. Método para medir la inmadurez neuronal en el estrabismo congénito. *UstaSalud.* 2019;17:7-14. doi:10.15332/us.v17i0.2182
84. Collins JA, Olson IR. Beyond the FFA: The role of the ventral anterior temporal lobes in face processing. *Neuropsychologia.* 2014;61:65-79. doi:10.1016/j.neuropsychologia.2014.06.005
85. Dutton GN, Jacobson LK. Cerebral visual impairment in children. *Semin Neonatol.* 2001;6(6):477-485. doi:10.1053/siny.2001.0078

86. Gallegos-Duarte M. Participación de los lóbulos temporales en la priorización del proceso visual. Published online 2016. doi:10.13140/RG.2.1.1446.8725

87. Gallegos-Duarte M M. Alteraciones neuroeléctricas en el estrabismo. *Cir Cir.* 2010;78:215-220.

88. Gallegos-Duarte M. Modifications neurologiques adaptatives après traitement médical et chirurgical du syndrome strabique à angle variable. In: ; 2004.

89. Moguel-Ancheita S, Orozco-Gómez LP, Gallego-Duarte M, Alvarado I, Montes C. Metabolic changes in brain cortex related with the strabismus treatment. Preliminary results with SPECT | Cambios metabólicos en la corteza cerebral relacionados con el tratamiento de estrabismo. Resultados preliminares con SPECT. *Cirugia y cirujanos.* 2004;72(3):165-170.

90. Hoyt CS, Good WV. Infantile strabismus: what is it? Where is it? *The British Journal of Ophthalmology.* 1994;78(5):325.

91. Gallegos-Duarte M. La cartographie cérébrale dans l'esotropie congénitale variable : troubles apparents. In: ; 2004.

92. Gallegos-Duarte M. Origen del Estrabismo Congenito. Un nuevo paradigma. FAP Conde de Valenciana IAP ®. Conferencia presented at: Sesión; May 6, 2011; Auditorio del Instituto de Oftalmologia Conde de Valenciana, México.D.F. https://www.youtube.com/watch?v=gbMMNzBUTTY

93. Gallegos-Duarte M, Mendiola-Santibañez JD. Anisocoria y Desviación Vertical Disociada. Published online 2013. doi:10.13140/RG.2.1.2317.3849

94. Soto de la Vega M, Romero Apis D. Alteraciones electroencefalográficas en el estrabismo. *Anal Soc Mex Oftalmol.* 1970;43(9).

95. Zhang WH, Ren XT, Feng WX, et al. [Phenotypic and genotypic characteristics of fever-induced paroxysmal weakness and

encephalopathy caused by ATP1A3 pathogenic variants]. *Zhonghua Er Ke Za Zhi.* 2019;57(7):543-547. doi:10.3760/cma.j.issn.0578-1310.2019.07.010

96. Cavusoglu D, Ozer Gokaslan C, Olgac Dundar N. Clinical outcome in an infant with anti-NMDA receptor encephalitis: case report and literature review. *Int J Neurosci.* 2023;133(11):1247-1251. doi:10.1080/00207454.2022.2074847

97. Brashear A, Sweadner KJ, Cook JF, Swoboda KJ, Ozelius L. ATP1A3-Related Neurologic Disorders. In: Adam MP, Ardinger HH, Pagon RA, et al., eds. *GeneReviews®*. University of Washington, Seattle; 1993. Accessed July 21, 2018. http://www.ncbi.nlm.nih.gov/books/NBK1115/

98. Gamlin PD, Yoon K. An area for vergence eye movement in primate frontal cortex. *Nature.* 2000;407(6807):1003-1007. doi:10.1038/35039506

99. Tremps-Garín MC. *Estudio de los movimientos oculares, la comprensión lectora y su influencia en el rendimiento escolar.* Máster en Neuropsicología y educación. Universidad Internacional de La Rioja, UNIR; 2014. file:///C:/Users/GallegosMD/Desktop/Movimientos%20oculares%20finos.pdf

100. Parra, MA. Método para el estudio de los movimientos oculares. *Colombia Médica.* 2004;35(2):55-61.

101. Brigo F, Alessandrini F, Ragnedda G, et al. Epileptic ictal strabismus: a case report and review of the literature. *Epileptic Disord.* 2018;20(4):283-288. doi:10.1684/epd.2018.0980

102. Millar JHD. Epilepsy and Strabismus. *Epilepsia.* 1965;6(1):43-46. doi:10.1111/j.1528-1157.1965.tb03349.x

103. Ljubic A, Trajkovski VE, Kuturec M. The correlation between epilepsy and strabismus in children with cerebral

palsy. Published online 2008. https://www.researchgate.net/publication/281289811_The_correlation_between_epilepsy_and_strabismus_in_children_with_cerebral_palsy

104. Schulz R, Tomka-Hoffmeister M, Woermann FG, et al. Epileptic monocular nystagmus and ictal diplopia as cortical and subcortical dysfunction. *Epilepsy Behav Case Rep.* 2013;1:89-91. doi:10.1016/j.ebcr.2013.05.002

105. Reynolds M, Culican SM. Visual Autism. *Children (Basel).* 2023;10(4):606. doi:10.3390/children10040606

106. Arroyo-Yllanes ME, Benitez-Nava A, Garrido E. Comportamiento del estrabismo en pacientes con parálisis infantil. 1999;67:208-211.

107. Tukkers-van Aalst FS, Rensen CS, de Graaf ME, van Nieuwenhuizen O, Wittebol-Post D. Assessment of psychomotor development before and after strabismus surgery for infantile esotropia. *J Pediatr Ophthalmol Strabismus.* 2007;44(6):350-355; quiz 372-373. doi:10.3928/01913913-20071101-02

108. Gallegos Duarte M. Análisis Perceptual Visual en la Esotropia Congénita. *Ciencia Latina revista Científica Multidisciplinar.* 2024;8(4).

109. Gallegos-Duarte M MAS. Participación y neuromodulación de la corteza en un caso de estrabismo disociado y epilepsia. *Arch Chil Oftalmol.* 2006;63(2):199-209.

110. Gallegos-Duarte M M. Dissociated Vertical Divergence. *Strabismus.* 2012;20(1):31-32. doi:10.3109/09273972.2011.651769

111. Ibrahimi D GDM. Visual-Perceptual alteration in congenital strabismus. In: ; 2016:3. https://www.researchgate.net/publication/310503018_Visual-Perceptual_alteration_in_congenital_strabismus

112. Ibrahimi D. *ALTERACIONES VISUO-PERCEPTUALES Y VISUO-MOTORAS EN EL ESTRABISMO CONGÉNITO.* Universidad Autónoma de Querétaro; 2018.

113. Cao Y, Grossberg S. Stereopsis and 3D surface perception by spiking neurons in laminar cortical circuits: A method for converting neural rate models into spiking models. *Neural Networks.* 2012;26:75-98. doi:10.1016/j.neunet.2011.10.010

114. Fawcett SL, Eileen E, Birch EE. Motion VEPs, stereopsis, and bifoveal fusion in children with strabismus. *IOVS.* 2000;41(2):411-416.

115. Romero-Apis D. Características clínicas de la desviación horizontal disociada / Clinical features of the dissociated horizontal deviation. *Arch Chil Oftalmol.* 1993;50(1):311-314.

116. ten Tusscher MPM. Dissociated Deviation in the Infantile Strabismus Syndrome. *Strabismus.* 2012;20(1):33-34. doi:10.3109/09273972.2011.650816

117. Brodsky MC. The Role of Cortical Alterations in Infantile Strabismus. *Strabismus.* 2012;20(1):35-36. doi:10.3109/09273972.2011.650817

118. Romero-Apis D, Castellanos-Bracamontes A, Acosta-Silva M. Estrabismos disociados. In: *Temas selectos de estrabismo.* 2a ed. Centro Mexicano de Estrabismo; :49-59.

119. Prieto-Díaz J, Souza-Dias C. *Las esotropias En: Estrabismo.* JIMS; 1986.

120. Gallegos-Duarte M M. [Paradoxical cortical response during the intermittent photo stimulation in the dissociated strabismus]. *Cir Cir.* 2005;73(3):161-165.

121. Romero Apis D, Castellanos-Bracamontes A, Acosta-Silva M. Desviación horizontal disociada. *Rev Mex Otalmol.* 1990;(64):169-173.

122. Ibrahimi D. La Maniobra de Posner-Arroyo para diagnosticar la DVD. El Blog de Neuro-Estrabismo y Optometria Comportamental. February 20, 2015. http://miestrabismo.blogspot.mx/2015/02/la-maniobra-de-posner-arroyo-para.html

123. Arroyo-Yllanes ME, Galicia-Castillo BA, Pérez-Pérez JF. Tratamiento de la desviación vertical disociada espontánea con penalización farmacológica del ojo fijador. *Cirugía y Cirujanos.* 2005;73(6):425-429.

124. Romero-Apis D. *Romero-Apis D. Endotropias. En: Romero-Apis D. Estrabismo. Aspectos Clínicos y Tratamiento. México, DF: Ed Dala S.A. de C.V.; 2010. p. 141.*

125. Mechelli A, Crinion JT, Long S, et al. Dissociating reading processes on the basis of neuronal interactions. *Journal of cognitive neuroscience.* 2005;17(11):1753-1765.

126. Brodsky MC. Latent heliotropism. *British Journal of Ophthalmology.* 2002;86(12):1327-1328. doi:10.1136/bjo.86.12.1327

127. Zafeiriou DI. Primitive reflexes and postural reactions in the neurodevelopmental examination. *Pediatr Neurol.* 2004;31(1):1-8. doi:10.1016/j.pediatrneurol.2004.01.012

128. Gallegos-Duarte M, Prieto-Díaz J. La llamada Esotropía Congénita. *LEOP.* 2013;IV # 16:19-20. doi:10.13140/RG.2.1.4319.7922

129. Gallegos-Duarte M, Mendiola-Santibañez JD. Estrabismo Disociado. Un estudio Granulométrico de la Corteza Cerebral. In: ; 2015. doi:10.13140/RG.2.1.3295.7920

130. Gallegos-Duarte M, Fonte-Vázquez A, Arroyo-Yillañez ME, Vargas-Ortega J, Diaz-Bringas P, et al. ENDOTROPIA Y LUZ AZUL. ResearchGate. April 20, 2021. Accessed December 23, 2023. https://www.researchgate.net/publication/376716439_ENDOTROPIA_Y_LUZ_AZUL

131. Cheshmeh Noor M, Revell V, Mehdizadeh Saradj F, Yazdanfar SA. The impact of wavelength on acute non-visual responses to light: A systematic review and meta-analysis. *Brain Res.* 2023;1816:148470. doi:10.1016/j.brainres.2023.148470

132. Lee HS, Park SW, Heo H. Acute acquired comitant esotropia related to excessive Smartphone use. *BMC Ophthalmol.* 2016;16. doi:10.1186/s12886-016-0213-5

133. D J, Gallegos-Duarte M, J D, R A. Comparison of Granulometric Studies of Brain Slices from Normal and Dissociated Strabismus Subjects Through Morphological Transformations. In: *Advances in Brain Imaging.* InTech; 2012. doi:10.5772/28535

134. Gallegos-Duarte M, Mendiola-Santibañez JD. Estrabismo Disociado. Un estudio Granulométrico de la Corteza Cerebral. Published online 2015. doi:10.13140/RG.2.1.3295.7920

135. Dunlop C. Ipsilateral pupil dilation associated with unilateral intermittent exotropia: a new observation: Letter to the Editor. *Clinical & Experimental Ophthalmology.* 2011;39(8):839-841. doi:10.1111/j.1442-9071.2011.02659.x

136. Gallegos-Duarte M M. ¿Existe una explicación para la Exotropía Intermitente? Published online 2023. doi:10.13140/RG.2.2.35442.89281

137. Brodsky MC. The Role of Cortical Alterations in Infantile Strabismus. *Strabismus.* 2012;20(1):35-36. doi:10.3109/0927 3972.2011.650817

138. Adams DL, Economides JR, Sincich LC, Horton JC. Cortical Metabolic Activity Matches the Pattern of Visual Suppression in Strabismus. *Journal of Neuroscience.* 2013;33(9):3752-3759. doi:10.1523/JNEUROSCI.3228-12.2013

139. Chen J, He Y, Zhu Z, et al. Attention-Dependent Early Cortical Suppression Contributes to Crowding. *Journal*

*of Neuroscience.* 2014;34(32):10465-10474. doi:10.1523/JNEUROSCI.1140-14.2014

140. Gallegos-Duarte M, Mendiola-Sántibañez JD. Alterations in Cortical Thickness in Children with Congenital Strabismus and Dissociated Vertical Deviation. *Medical Research Archives.* 2024;12(1). doi:10.18103/mra.v12i1.4901

141. Mendiola-Santibañez JD, Gallegos-Duarte M, Gómez-Meléndez DJ, Jiménez-Sánchez AR, Santillán-Méndez IM. Comparison of Granulometric Studies of Brain Slices from Normal and Dissociated Strabismus Subjects Through Morphological Transformations. Accessed February 4, 2014. http://cdn.intechweb.org/pdfs/27260.pdf

142. Chan S tak, Tang K wing, Lam K cheung, Chan L kong, Mendola JD, Kwong KK. Neuroanatomy of adult strabismus: a voxel-based morphometric analysis of magnetic resonance structural scans. *NeuroImage.* 2004;22(2):986-994. doi:10.1016/j.neuroimage.2004.02.021

143. Ouyang J, Yang L, Huang X, et al. The atrophy of white and gray matter volume in patients with comitant strabismus: Evidence from a voxel-based morphometry study. *Mol Med Rep.* 2017;16(3):3276-3282. doi:10.3892/mmr.2017.7006

144. Bisconti M, Tartarelli G. Morphological evolution of the hominid brain. *Academia Biology.* 2025;3(2). doi:10.20935/AcadBiol7710

145. Gallegos-Duarte M. "Largo y sinuoso camino". Conferencia Magistral. ResearchGate. January 18, 2020. Accessed June 7, 2023. https://www.researchgate.net/publication/335232841_Largo_y_sinuoso_camino_Conferencia_Magistral

146. Gallegos-Duarte M, Moguel-Ancheita S, Rubin de Celis-Monteverde B. Taller de Ambliopía. Taller presented at: XI Congreso mexicano de estrabismo; July 18, 2003; México, D.F.

147. Perea DJ. Fisiología motora 1ª parte. Published online 2018:101.

148. Helveston EM. The origins of congenital endotropia. *J Pediatr Ophthalmol Strabismus*. 1993;30:215-232.

149. Engle EC. Genetic basis of congenital strabismus. *Archives of ophthalmology*. 2007;125(2):189.

150. Arora A. Decreasing strabismus surgery. *British Journal of Ophthalmology*. 2005;89(4):409-412. doi:10.1136/bjo.2004.053678

151. Wilmer JB, Backus BT. Genetic and environmental contributions to strabismus and phoria: Evidence from twins. *Vision Research*. 2009;49(20):2485-2493. doi:10.1016/j.visres.2009.08.006

152. Gallegos-Duarte M. Origen del estrabismo congénito. Un nuevo paradigma. In: ; 2011. doi:10.13140/RG.2.1.4667.0806

153. Shaaban S, Matsuo T, Strauch K, Ohtsuki H. Investigation of parent-of-origin effect in comitant strabismus using MOD score analysis. *Molecular vision*. 2009;15:1351.

154. Michaelides M. The genetics of strabismus. *Journal of Medical Genetics*. 2004;41(9):641-646. doi:10.1136/jmg.2004.021667

155. Engle EC. The Genetic Basis of Complex Strabismus. *Pediatric Research*. 2006;59(3):343-348. doi:10.1203/01.pdr.0000200797.91630.08

156. Louwagie CR, Diehl NN, Greenberg AE, Mohney BG. Long-term follow-up of congenital esotropia in a population-based cohort. *Journal of American Association for Pediatric Ophthalmology and Strabismus*. 2009;13(1):8-12. doi:10.1016/j.jaapos.2008.06.013

157. Phelan K, Rogers RC, Boccuto L. Phelan-McDermid Syndrome-SHANK3 Related. In: Adam MP, Feldman J, Mirzaa GM, Pagon RA, Wallace SE, Amemiya A, eds. *GeneReviews®*. University of Washington, Seattle; 1993. Accessed December 12, 2024. http://www.ncbi.nlm.nih.gov/books/NBK1198/

158. McKenzie JA. Prevalence and Sex Differences of Psychiatric Disorders in Young Adults Who Had Intermittent Exotropia as Children. *Archives of Ophthalmology.* 2009;127(6):743. doi:10.1001/archophthalmol.2009.68

159. Hou C, Norcia AM, Madan A, Tith S, Agarwal R, Good WV. Visual cortical function in very low birth weight infants without retinal or cerebral pathology. *Investigative ophthalmology & visual science.* 2011;52(12):9091-9098.

160. Ghasia F, Brunstrom-Hernandez J, Tychsen L. Repair of Strabismus and Binocular Fusion in Children with Cerebral Palsy: Gross Motor Function Classification Scale. *Investigative Ophthalmology & Visual Science.* 2011;52(10):7664-7671. doi:10.1167/iovs.10-6906

161. Cotter SA, Varma R, Tarczy-Hornoch K, et al. Risk Factors Associated with Childhood Strabismus. *Ophthalmology.* 2011;118(11):2251-2261. doi:10.1016/j.ophtha.2011.06.032

162. Gallegos-Duarte M, Moguel-Ancheita S. "Participación y neuromodulación de la corteza en un caso de estrabismo disociado y epilepsia".(*) Archivoa Chilenos de Oftalmología. 2006; 63 (2): 199-209. Accessed February 3, 2014. http://www.researchgate.net/publication/224007024_Participation_and_neuromodulatin_of_cerebral_cortex_in_a_case_of_dissociated_strabismus_and_epilepsy/file/f2faf4f891d154a14f.pdf

163. Kalinina DS, Vasilev DS, Volnova AB, Nalivaeva NN, Zhuravin IA. Age-Dependent Electrocorticogram Dynamics and Epileptogenic Responsiveness in Rats Subjected to Prenatal Hypoxia. *Developmental Neuroscience.* Published online March 22, 2019:1-11. doi:10.1159/000497224

164. Levi DM, Li RW. Perceptual learning as a potential treatment for amblyopia: A mini-review. *Vision Research.* 2009;49(21):2535-2549. doi:10.1016/j.visres.2009.02.010

165. Stephenson T, Wright S, O'Connor A, et al. Children born weighing less than 1701 g: visual and cognitive outcomes at 11-14 years. *Archives of Disease in Childhood - Fetal and Neonatal Edition.* 2007;92(4):F265-F270. doi:10.1136/adc.2006.104000

166. Sustancia blanca. In: *Wikipedia, la enciclopedia libre.* ; 2019. Accessed April 22, 2019. https://es.wikipedia.org/w/index.php?title=Sustancia_blanca&oldid=115067688

167. Gillam-Krakauer M, Gowen Jr CW. Birth Asphyxia. In: *StatPearls.* StatPearls Publishing; 2018. Accessed July 21, 2018. http://www.ncbi.nlm.nih.gov/books/NBK430782/

168. Romero-Esquiliano G, Méndez-Ramirez I, Tello-Valdez A, Torner-Aguilar CA. Daño neurológico secundario a hipoxia isquemia perinatal. *Arch Neurocien.* 2004;9(3):143-150.

169. Cerisola A, Baltar F. [Neurological consequences of prematurity]. *Medicina (B Aires).* 2023;83 Suppl 4:18-24.

170. Canto-Rivera LM, Huerva V. Frecuencia de estrabismo en la prematuridad. *Acta Estrabológica.* 1998;27:151-157.

171. Maumenee IH, Alston A, Mets MB, Flynn JT, Mitchell TN, Beaty TH. Inheritance of congenital esotropia. *Trans Am Ophthalmol Soc.* 1986;84:85-93.

172. Fujiwara H, Matsuo T, Sato M, et al. Genome-wide search for strabismus susceptibility loci. *Acta Med Okayama.* 2003;57(3):109-116. doi:10.18926/AMO/32833

173. Shaaban S, MacKinnon S, Andrews C, et al. Genome-Wide Association Study Identifies a Susceptibility Locus for Comitant Esotropia and Suggests a Parent-of-Origin Effect. *Invest Ophthalmol Vis Sci.* 2018;59(10):4054-4064. doi:10.1167/iovs.18-24082

174. Abrahamsson M, Magnusson G, Sjostrand J. Inheritance of strabismus and the gain of using heredity to determine

populations at risk of developing strabismus. *Acta Ophthalmol Scand.* 1999;77:653-657.

175. Murube E, Esteban de Antonio M, Murube J. Aspectos históricos de la genética y la motilidad ocular (parte I). In: *HIstoria y Humanidades.* http://www.oftalmo.com/studium/studium2008/stud08-4/08d-09.htm

176. Parikh V, Shugart YY, Doheny KF, et al. A strabismus susceptibility locus on chromosome 7p. *Proceedings of the National Academy of Sciences.* 2003;100(21):12283-12288.

177. Mash AJ, Spivey BE. Genetic aspects of strabismus. *Doc Ophthalmol.* 1973;34(1):285-291.

178. Min X, Fan H, Zhao G, Liu G. Identification of 2 Potentially Relevant Gene Mutations Involved in Strabismus Using Whole-Exome Sequencing. *Medical Science Monitor.* 2017;23:1719-1724. doi:10.12659/MSM.902823

179. Duan Y, Norcia AM, Yeatman JD, Mezer A. The Structural Properties of Major White Matter Tracts in Strabismic Amblyopia. *Invest Ophthalmol Vis Sci.* 2015;56(9):5152-5160. doi:10.1167/iovs.15-17097

180. Alqadah A, Hsieh YW, Morrissey ZD, Chuang CF. Asymmetric development of the nervous system. *Dev Dyn.* 2018;247(1):124-137. doi:10.1002/dvdy.24595

181. Vanderhaeghen P, Polleux F. Developmental mechanisms underlying the evolution of human cortical circuits. *Nat Rev Neurosci.* 2023;24(4):213-232. doi:10.1038/s41583-023-00675-z

182. New human-specific brain landmark: The depth asymmetry of superior temporal sulcus | PNAS. Accessed August 26, 2024. https://www.pnas.org/doi/10.1073/pnas.1412389112

183. Universidad Católica Santiago de Guayaquil, Guayaquil, Ecuador., Aguilar Cobeña F, Moreira Cantos V, Universidad Católica Santiago de Guayaquil, Guayaquil, Ecuador., Guillín

Villagran K, Universidad Católica Santiago de Guayaquil, Guayaquil, Ecuador. Asimetrías cerebrales. *MJ*. 2021;3(9):1-12. doi:10.53734/mj.vol3.id157

184. Liu F, Wang ZH, Huang W, et al. Defects and asymmetries in the visual pathway of non-human primates with natural strabismus and amblyopia. *Zool Res*. 2023;44(1):153-168. doi:10.24272/j.issn.2095-8137.2022.254

185. Tsai CY, Su CC, Liu YL, Tsai IJ, Tsai TH. High Risk for Attention-Deficit Hyperactive Disorder in Children with Strabismus: A Nationwide Cohort Study from the National Health Insurance Research Database. *Life*. 2021;11(11):1139. doi:10.3390/life11111139

186. Schuster AK, Elflein HM, Pokora R, Schlaud M, Baumgarten F, Urschitz MS. Health-related quality of life and mental health in children and adolescents with strabismus - results of the representative population-based survey KiGGS. *Health Qual Life Outcomes*. 2019;17(1):81. doi:10.1186/s12955-019-1144-7

187. Almeida Montes LG, Prado Alcantara H, Martinez Garcia RB, De La Torre LB, Avila Acosta D, Gallegos-Duarte M. Brain Cortical Thickness in ADHD: Age, Sex, and Clinical Correlations. *Journal of Attention Disorders*. 2013;17(8):641-654. doi:10.1177/1087054711434351

188. Berman NE, Payne BR. Alterations in connections of the corpus callosum following convergent and divergent strabismus. *Brain Res*. 1983;274(2):201-212.

189. Restani L, Caleo M. Reorganization of Visual Callosal Connections Following Alterations of Retinal Input and Brain Damage. *Front Syst Neurosci*. 2016;10:86. doi:10.3389/fnsys.2016.00086

190. Hung PC, Wang HS, Chou ML, et al. Schizencephaly in children: A single medical center retrospective study.

*Pediatrics & Neonatology*. 2018;59(6):573-580. doi:10.1016/j.pedneo.2018.01.009

191. Conway BR. The Organization and Operation of Inferior Temporal Cortex. *Annu Rev Vis Sci*. 2018;4(1):381-402. doi:10.1146/annurev-vision-091517-034202

192. Moguel-Ancheita S, Porfirio-Gómez LP, Gallegos-Duarte M, Alvarado I, Montes C. Cambios metabólicos en la corteza cerebral relacionados con el tratamiento de estrabismo. Resultados preliminares con SPECT. *Cir Cir*. 72(3):165-170.

193. Corballis MC. The evolution and genetics of cerebral asymmetry. *Philosophical Transactions of the Royal Society B: Biological Sciences*. 2009;364(1519):867-879. doi:10.1098/rstb.2008.0232

194. Whole-brain structural connectome asymmetry in autism. *NeuroImage*. 2024;288:120534. doi:10.1016/j.neuroimage.2024.120534

195. Kaplan M, Rimland B, Edelson SM. Strabismus in Autism Spectrum Disorder. *Focus on Autism and Other Developmental Disabilities*. Published online May 1, 1999. doi:10.1177/108835769901400205

196. Jea A, Vachhrajani S, Widjaja E, et al. Corpus callosotomy in children and the disconnection syndromes: a review. *Childs Nerv Syst*. 2008;24(6):685-692. doi:10.1007/s00381-008-0626-4

197. Gürvit H, Samancı B. Disconnection Syndromes. *Archives of Neuropsychiatry*. Published online 2022. doi:10.29399/npa.28190

198. MRI Atlas of Human White Matter. *AJNR: American Journal of Neuroradiology*. 2006;27(6):1384.

199. Aboitiz F, Montiel J. One hundred million years of interhemispheric communication: the history of the corpus callosum. *Braz J Med Biol Res*. 2003;36(4):409-420. doi:10.1590/S0100-879X2003000400002

200. Frank Y. The Neurological Manifestations of Phelan-McDermid Syndrome. *Pediatr Neurol.* 2021;122:59-64. doi:10.1016/j.pediatrneurol.2021.06.002

201. Gallegos-Duarte M, Ibrahimi D. ALTERACIONES DE LOS LÓBULOS TEMPORALES EN EL ESTRABISMO CONGÉNITO. Published online 2016. Accessed May 24, 2016. http://dx.doi.org/10.13140/RG.2.1.1547.1766

202. Sunyer-Grau B, Quevedo L, Rodríguez-Vallejo M, Argilés M. Comitant strabismus etiology: extraocular muscle integrity and central nervous system involvement-a narrative review. *Graefes Arch Clin Exp Ophthalmol.* 2023;261(7):1781-1792. doi:10.1007/s00417-022-05935-9

203. Gallegos-Duarte M, Mendiola-Santibanez JD, Ibrahimi D, Paredes-Orta C, Rodriguez-Resendiz J, Gonzalez-Gutierrez CA. A Novel Method for Measuring Subtle Alterations in Pupil Size in Children with Congenital Strabismus. *IEEE Access.* Published online 2020:1-1. doi:10.1109/ACCESS.2020.3007873

204. Gallegos-Duarte M, Ramírez-Neira P, Ponce de León-Mon D, Gutierrez-Álvarez IA, Sosa-Ferreyra CF. Anisocoria y estrabismo congénito. In: ; 2015. doi:10.13140/RG.2.1.4040.2403

205. Peinkhofer C, Knudsen GM, Moretti R, Kondziella D. Cortical modulation of pupillary function: systematic review. *PeerJ.* 2019;7:e6882. doi:10.7717/peerj.6882

206. Gallegos Duarte M. What's with the anisocoria? *EC Neurology.* 2017;6(2):29-30.

207. Gallegos-Duarte M M, Mendiola-Santibanez JD, Ibrahimi D, Paredes-Orta C, Rodriguez-Resendiz J, Gonzalez-Gutierrez CA. A Novel Method for Measuring Subtle Alterations in Pupil Size in Children With Congenital Strabismus. *IEEE Access.* 2020;8:125331.

208. Gross JR, McClelland CM, Lee MS. An approach to anisocoria: *Current Opinion in Ophthalmology.* 2016;27(6):486-492. doi:10.1097/ICU.0000000000000316

209. Wilhelm H, Peters T, Lüdtke H, Wilhelm B. The Prevalence of Relative Afferent Pupillary Defects in Normal Subjects: *Journal of Neuro-Ophthalmology.* 2007;27(4):263-267. doi:10.1097/WNO.0b013e31815bf865

210. Mojumder D, Patel S, Nugent K, et al. Pupil to limbus ratio: Introducing a simple objective measure using two-box method for measuring early anisocoria and progress of pupillary change in the ICU. *Journal of Neurosciences in Rural Practice.* 2015;6(2):208. doi:10.4103/0976-3147.153229

211. Gallegos-Duarte M, Mendiola-Santibañez JD. Anisocoria y Desviación Vertical Disociada. Published online 2013. doi:10.13140/RG.2.1.2317.3849

212. Gallegos-Duarte M. Defecto pupilar afrente y desviación vertical disociada. Published online 2011. doi:10.13140/RG.2.1.1596.4886

213. Gallegos-Duarte M. Exotropias. Published online 2015. doi:10.13140/RG.2.1.2869.8329

214. Chen CJ, Scheufele M, Sheth M, Torabi A, Hogan N, Frohman EM. Isolated relative afferent pupillary defect secondary to contralateral midbrain compression. *Archives of neurology.* 2004;61(9):1451-1453.

215. Müller GB. Evo-devo: extending the evolutionary synthesis. *Nat Rev Genet.* 2007;8(12):943-949. doi:10.1038/nrg2219

216. Kolb B, Gibb R. Brain plasticity and behaviour in the developing brain. *J Can Acad Child Adolesc Psychiatry.* 2011;20(4):265-276.

217. Cisneros P. El proceso de cambio organizacional, cómo gestionarlo. gestiopolis. October 25, 2003. Accessed March 30, 2025. https://www.gestiopolis.com/el-proceso-de-cambio-organizacional-como-gestionarlo/

218. Salinas OJ. Cambio y desarrollo organizacional. gestiopolis. November 20, 2000. Accessed March 30, 2025. https://www.gestiopolis.com/cambio-desarrollo-organizacional/

219. Lickliter R, Honeycutt H. Developmental dynamics: toward a biologically plausible evolutionary psychology. *Psychol Bull.* 2003;129(6):819-835. doi:10.1037/0033-2909.129.6.819

220. Changeux JP, Changeux JP. *Neuronal Man: The Biology of Mind.* Pantheon Books; 1985.

221. Rakic P. Evolution of the neocortex: a perspective from developmental biology. *Nat Rev Neurosci.* 2009;10(10):724-735. doi:10.1038/nrn2719

222. Normalidad. Diccionario médico. Clínica Universidad de Navarra. https://www.cun.es. Accessed February 3, 2024. https://www.cun.es/diccionario-medico/terminos/normalidad

223. Volpe JJ. *Neurology of the Newborn.* 5th ed. Saunders/Elsevier; 2008.

224. Brown AM, Lindsey DT. Contrast Insensitivity: The Critical Immaturity in Infant Visual Performance: *Optometry and Vision Science.* 2009;86(6):572-576. doi:10.1097/OPX.0b013e3181a72980

225. Jeon H, Jung J, Kim H, Yeom JA, Choi H. Strabismus in children with white matter damage of immaturity: MRI correlation. *British Journal of Ophthalmology.* Published online July 15, 2016:bjophthalmol-2016-308769. doi:10.1136/bjophthalmol-2016-308769

226. Alix JJ. The pathophysiology of ischemic injury to developing white matter. *McGill Journal of Medicine: MJM.* 2006;9(2):134.

227. Ovbiagele B, Saver JL. Cerebral white matter hyperintensities on MRI: Current concepts and therapeutic implications. *Cerebrovasc Dis.* 2006;22(2-3):83-90. doi:10.1159/000093235

228. Herbert MR, Ziegler DA, Deutsch CK, et al. Dissociations of cerebral cortex, subcortical and cerebral white matter volumes in autistic boys. *Brain.* 2003;126(5):1182-1192. doi:10.1093/brain/awg110

229. Barría RM, Flández-J A. [Leukomalacia and periventricular echogenicity in very low birth weight premature infants]. *Rev Neurol.* 2008;47(1):16-20.

230. Cuestas E, Cáceres A, Palacio S. Modelos animales de lesión y reparación en desarrollo. *Medicina (Buenos Aires).* 2007;67:177-182.

231. Uggetti C, Egitto MG, Fazzi E, et al. Cerebral visual impairment in periventricular leukomalacia: MR correlation. *AJNR Am J Neuroradiol.* 1996;17(5):979-985.

232. Mendiola-Santibañez JD, Terol-Villalobos IR, Jiménez-Sánchez AR, Gallegos-Duarte M, Rodriguez-Resendiz J, Santillan I. Application of morphological connected openings and levelings on magnetic resonance images of the brain. *International Journal of Imaging Systems and Technology.* 2011;21(4):336-348. doi:10.1002/ima.20299

233. Básicos P. La Espectroscopía por Resonancia Magnética en el Cerebro Humano. *Rev Mex Neuroci.* 2002;3(4):207-210.

234. Maconachie GDE, Gottlob I, McLean RJ. Risk Factors and Genetics in Common Comitant Strabismus: A Systematic Review of the Literature. *JAMA Ophthalmology.* 2013;131(9):1179. doi:10.1001/jamaophthalmol.2013.4001

235. Levi DM, Yu C, Kuai SG, Rislove E. Global contour processing in amblyopia. *Vision research.* 2007;47(4):512-524.

236. Hashemi H, Pakzad R, Heydarian S, et al. Global and regional prevalence of strabismus: a comprehensive systematic review and meta-analysis. *Strabismus.* 2019;27(2):54-65. doi:10.1080/09273972.2019.1604773

237. AMERICAN ACADEMY OF PEDIATRICS Section on Ophthalmology, AMERICAN ACADEMY OF OPHTHALMOLOGY, AMERICAN ASSOCIATION FOR PEDIATRIC OPHTHALMOLOGY AND STRABISMUS, AMERICAN ASSOCIATION OF CERTIFIED ORTHOPTISTS. Screening Examination of Premature Infants for Retinopathy of Prematurity. *PEDIATRICS*. 2013;131(1):189-195. doi:10.1542/peds.2012-2996

238. Rincón Flórez DF, Tejada Perdomo JH, Rodríguez JJ, Chaves Pineda JD. Flujo sanguíneo cerebral y actividad metabólica cerebral. Una mirada desde la anestesiología. *Rev chil anest*. 2021;50(6):912-917. doi:10.25237/revchilanestv5008101043

239. Mendola JD, Conner IP, Roy A, et al. Voxel-based analysis of MRI detects abnormal visual cortex in children and adults with amblyopia. *Human Brain Mapping*. 2005;25(2):222-236. doi:10.1002/hbm.20109

240. Vincent L. Granulometries and opening trees. *Fundamenta Informaticae*. 2000;41(1):57-90.

241. Vincent L. Lecture notes on granulometries, segmentation, and morphological algorithms. In: *Proceedings of the Summer School on Morphological Image and Signal Processing*. Zakopane, Poland; 1995:119-216. Accessed February 10, 2014. http://www.vincent-net.com/luc/papers/95zakopane_course.pdf

242. Mendiola-Santibañez JD, Gallegos-Duarte M, Arias-Estrada MO, Santillán-Méndez IM, Rodríguez-Reséndiz J, Terol-Villalobos IR. Sequential application of viscous opening and lower leveling for three-dimensional brain extraction on magnetic resonance imaging T1. *Journal of Electronic Imaging*. 2014;23(3):033010. doi:10.1117/1.JEI.23.3.033010

243. Gallegos Duarte M, Mendiola-Santibañez JD, Ortiz J. Estrabismo Disociado. Un estudio granulométrico de la

corteza cerebral. *Boletín del CLADE Consejo Latinoamericano de Estrabismo.* 2008;21:3-9.

244. NITRC: IBSR: Tool/Resource Info. Accessed January 14, 2024. https://www.nitrc.org/projects/ibsr/

245. Gallegos-Duarte M, González-Pérez G, Mendiola-Santibañez JD, Ibrahimi D. Estudio de la Vía Visual en niños con Estrabismo mediante Tractografía y Morfometría basada en VOXEL (VBM). Published online 2015. doi:10.13140/RG.2.1.3860.0163

246. Matheron G. *Random Sets and Integral Geometry.* Wiley; 1974.

247. J A, Kj F. Voxel-based morphometry--the methods. *NeuroImage.* 2000;11(6 Pt 1). doi:10.1006/nimg.2000.0582

248. Mangin JF, Frouin V, Bloch I, Regis J, Lopez-Krahe J. From 3D magnetic resonance images to structural representations of the cortex topography using topology preserving deformations. *J Math Imaging Vis.* 1995;5(4):297-318. doi:10.1007/BF01250286

249. Mendiola-Santibañez JD, Gallegos-Duarte M, Arias-Estrada MO, Santillán-Méndez IM, Rodríguez-Reséndiz J, Terol-Villalobos IR. Sequential application of viscous opening and lower leveling for three-dimensional brain extraction on magnetic resonance imaging T1. *Journal of Electronic Imaging.* 2014;23(3).

250. Gallegos-Duarte M M, Gutiérrez-Álvarez I, Ibrahimi D, Gutiérrez-Villaseñor I. Hallazgos neuro-estrabismológicos en una paciente con Síndrome de Kabuki. *US.* 2020;19. doi:10.15332/us.v19i0.2485

251. Gallegos-Duarte M M, Mendiola-Santibáñez J, Ortiz-Retana JJ, de Celis-Monteverde BR, Vidal-Pineda R, Sigala-Zamora A. Dissociated deviation. A strabismus of cortical origin | Desviación disociada. Estrabismo de origen cortical. *Cirugia y cirujanos.* 2007;75(4):241-247.

252. Gallegos-Duarte M. Maniobras exploratorias en la endotropia congénita. Published online 2007. doi:10.13140/RG.2.1.2418.2244

253. Gallegos-Duarte M. Alteraciones de la vía Ventral relacionadas al estrabismo. Análisis imagenológico mediante FreeSurfer. Published online 2010. doi:10.13140/RG.2.1.1665.6085

254. Morales-Chacón L, Sánchez-Catasus C, Águila A, García I, García ME, Lorigados L. Contribución del SPECT cerebral en la evalución de la epilepsia del lóbulo temporal farmacorresistente. Experiencia del CIREN. *Rev Mex Neuroci.* 2005;6(3):250-256.

255. Greisen G, Vannucci RC. Is periventricular leucomalacia a result of hypoxic-ischaemic injury? Hypocapnia and the preterm brain. *Biol Neonate.* 2001;79(3-4):194-200. doi:10.1159/000047090

256. Gallegos-Duarte M, Mendiola-Santibañez JD. Estrabismo Disociado y Maduración. Published online 2015. doi:10.13140/RG.2.1.1717.8085

257. Greicius MD, Supekar K, Menon V, Dougherty RF. Resting-State Functional Connectivity Reflects Structural Connectivity in the Default Mode Network. *Cerebral Cortex.* 2009;19(1):72-78. doi:10.1093/cercor/bhn059

258. Céspedes-García Y, González-Hernández JA, García-Fidalgo J, Begueria-Santos RA, Figueredo-Rodríguez P. [Interictal EEG coherence in patients with partial temporal lobe epilepsy]. *Rev Neurol.* 2003;37(12):1107-1111.

259. Urrestarazu E, Iriarte J. [Mathematical analyses in the study of electroencephalographic signals]. *Rev Neurol.* 2005;41(7):423-434.

260. Gallegos-Duarte M M. Neuroelectric alterations in strabismus. *Cir Cir.* 2010;78(3):215-220.

261. Morales-Chacón LM, Bosch-Bayard J, Bender-del Busto JE, García-Maeso I, Galán-García L. Evaluación video-electroencefalográfica complementada con análisis espectral y de las fuentes generadoras del electroencefalograma en pacientes con epilepsia del lóbulo temporal medial resistente a los fármacos. *Rev Neurol.* 2007;44:139-145.

262. Bedenbender J, Paulus FM, Krach S, et al. Functional Connectivity Analyses in Imaging Genetics: Considerations on Methods and Data Interpretation. He Y, ed. *PLoS ONE.* 2011;6(12):e26354. doi:10.1371/journal.pone.0026354

263. Jesús J. Fuensalida. Notas de análisis espectral de datos. http://www.iac.es/proyecto/gare/eng/varios/difusion/notas_fourier/Notas_AED_2005_06_web.pdf

264. Abt K. Statistical aspects of neurophysiologic topography. *J Clin Neurophysiol.* 1990;7(4):519-534.

265. Kelly GA. *The Psychology of Personal Constructs. Vol. 1. A Theory of Personality. Vol. 2. Clinical Diagnosis and Psychotherapy.* W. W. Norton; 1955:xxviii, 1218.

266. Pimentel-Ortega J. Neuroestrabismo. El Divan del Optometrista. May 24, 2015. https://www.youtube.com/watch?v=ip60S123k90

267. Beck RW, Laugharne J, Laugharne R, et al. Abnormal cortical asymmetry as a target for neuromodulation in neuropsychiatric disorders: A narrative review and concept proposal. *Neurosci Biobehav Rev.* 2017;83:21-31. doi:10.1016/j.neubiorev.2017.09.025

268. Wiener N. *Cibernética, o el control y comunicación en animales y máquinas.* Tusquets Editores; 1998.

269. Chen CC, Bockisch CJ, Olasagasti I, Weber KP, Straumann D, Huang MYY. Positive or Negative Feedback of Optokinetic Signals: Degree of the Misrouted Optic Flow Determines

System Dynamics of Human Ocular Motor Behavior. *Invest Ophthalmol Vis Sci.* 2014;55(4):2297. doi:10.1167/iovs.13-12750

270. Guerrero F del P. Oscilaciones biológicas vs. homeostasis: un problema conceptual cibernético. In: *I Reunión Nacional de Biocibernética, Madrid, 25, 26 octubre, 1982, 1982, págs. 105-122.* Real Academia de Ciencias Exactas, Físicas y Naturales; 1982:105-122. Accessed November 5, 2021. https://dialnet.unirioja.es/servlet/articulo?codigo=6437745
271. Van Oostende S, Sunaert S, Van Hecke P, Marchal G, Orban GA. The kinetic occipital (KO) region in man: an fMRI study. *Cereb Cortex.* 1997;7(7):690-701. doi:10.1093/cercor/7.7.690
272. Simesen de Bielke M. Heidegger y la concepción del «espacio-tiempo» en la teoría de la relatividad especial. *Revista de filosofía open insight.* 2018;9(16):99-128. doi:10.23924/oi.v9n16a2019.pp99-128.255
273. Minkowski, H. Raum und Zeit. *Jahresbericht der Deutschen Mathematiker-Vereinigung.* 1908;18(14):75-88.
274. Wade R. La Transformada De Fourier: Propiedades Y Aplicaciones.
275. Walton MMG, Pallus A, Fleuriet J, Mustari MJ, Tarczy-Hornoch K. Neural mechanisms of oculomotor abnormalities in the infantile strabismus syndrome. *J Neurophysiol.* 2017;118(1):280-299. doi:10.1152/jn.00934.2016
276. Gallegos-Duarte M, Murillo-Murillo L. Endotropia No Acomodativa de Ángulo Variable. Published online 2005. doi:10.13140/RG.2.1.1125.1926
277. Murthy Y. Nonlinear Dynamics of Binocular Rivalry: A Comparative Study. Published online 2018. doi:10.48550/ARXIV.1811.10005
278. Iehisa I, Ayaki M, Tsubota K, Negishi K. Factors affecting depth perception and comparison of depth perception

measured by the three-rods test in monocular and binocular vision. *Heliyon.* 2020;6(9):e04904. doi:10.1016/j.heliyon.2020.e04904

279. Sawada T, Petrov AA. The divisive normalization model of V1 neurons: a comprehensive comparison of physiological data and model predictions. *J Neurophysiol.* 2017;118(6):3051-3091. doi:10.1152/jn.00821.2016
280. Hubel DH, Wiesel TN. Receptive fields of single neurones in the cat's striate cortex. *J Physiol (Lond).* 1959;148:574-591. doi:10.1113/jphysiol.1959.sp006308
281. Albrecht DG, Geisler WS, Frazor RA, Crane AM. Visual cortex neurons of monkeys and cats: temporal dynamics of the contrast response function. *J Neurophysiol.* 2002;88(2):888-913. doi:10.1152/jn.2002.88.2.888
282. Carpenter RHS, Williams MLL. Neural computation of log likelihood in control of saccadic eye movements. *Nature.* 1995;377:59.
283. Houzel JC, Carvalho ML, Lent R. Interhemispheric connections between primary visual areas: beyond the midline rule. *Braz J Med Biol Res.* 2002;35(12):1441-1453.
284. Hayhoe MM, Matthis JS. Control of gaze in natural environments: effects of rewards and costs, uncertainty and memory in target selection. *Interface Focus.* 2018;8(4):20180009. doi:10.1098/rsfs.2018.0009
285. Sommer MA, Wurtz RH. Frontal eye field sends delay activity related to movement, memory, and vision to the superior colliculus. *J Neurophysiol.* 2001;85(4):1673-1685. doi:10.1152/jn.2001.85.4.1673
286. I F, T D. Weighted parallel contributions of binocular correlation and match signals to conscious perception of depth. *Philosophical transactions of the Royal Society of London*

*Series B, Biological sciences.* 2016;371(1697). doi:10.1098/rstb.2015.0257

287. Gallegos-Duarte M. Regarding Noise and Visual Confusion. *EC Neurology.* 2016;4(2):46-47.
288. Ahlström U, Börjesson E. Segregation of motion structure from random visual noise. *Perception.* 1996;25(3):279-291. doi:10.1068/p250279
289. van Waveren M, Jägle H, Besch D. Management of strabismus with hemianopic visual field defects. *Graefe's Archive for Clinical and Experimental Ophthalmology.* 2013;251(2):575-584. doi:10.1007/s00417-012-2045-1
290. Newsham D, O'Connor AR. Assessment of the Density of Suppression to Identify Risk of Intractable Diplopia in the United Kingdom. *Strabismus.* 2016;24(2):45-50. doi:10.3109/09273972.2016.1170048
291. Gaspar JM, McDonald JJ. Suppression of Salient Objects Prevents Distraction in Visual Search. *Journal of Neuroscience.* 2014;34(16):5658-5666.doi:10.1523/JNEUROSCI.4161-13.2014
292. Gaspelin N, Leonard CJ, Luck SJ. Direct Evidence for Active Suppression of Salient-but-Irrelevant Sensory Inputs. *Psychological Science.* 2015;26(11):1740-1750. doi:10.1177/0956797615597913
293. Carrasco M. Visual attention: The past 25 years. *Vision Research.* 2011;51(13):1484-1525. doi:10.1016/j.visres.2011.04.012
294. Shinn-Cunningham B. Cortical and Sensory Causes of Individual Differences in Selective Attention Ability Among Listeners With Normal Hearing Thresholds. *J Speech Lang Hear Res.* 2017;60(10):2976-2988. doi:10.1044/2017_JSLHR-H-17-0080
295. Dosher BA, Han S, Lu ZL. Perceptual learning and attention: Reduction of object attention limitations with practice. *Vision Research.* 2010;50(4):402-415. doi:10.1016/j.visres.2009.09.010

296. Mitko A, Rothlein D, Poole V, et al. Individual differences in sustained attention are associated with cortical thickness. *Hum Brain Mapp*. Published online April 13, 2019. doi:10.1002/hbm.24594

297. Halassa MM, Kastner S. Thalamic functions in distributed cognitive control. *Nat Neurosci.* 2017;20(12):1669-1679. doi:10.1038/s41593-017-0020-1

298. Economides JR, Adams DL, Horton JC. Perception via the Deviated Eye in Strabismus. *Journal of Neuroscience.* 2012;32(30):10286-10295. doi:10.1523/JNEUROSCI.1435-12.2012

299. Kernich CA. Diplopia: *The Neurologist.* 2006;12(4):229-230. doi:10.1097/01.nrl.0000231927.93645.34

300. Kaufmann H, Decker W de, eds. *Strabismus: 72 Tabellen.* 3., grundlegend überarb. und erw. Aufl. Thieme; 2004.

301. Whitney D, Levi DM. Visual crowding: a fundamental limit on conscious perception and object recognition. *Trends in Cognitive Sciences.* 2011;15(4):160-168. doi:10.1016/j.tics.2011.02.005

302. Sindeev A. Teoría del cerebro total: plena vigencia para el proceso de enseñanza-aprendizaje actual. *Revista de Investigación UNW*. 2019;7(1):59-71. doi:10.37768/unw.rinv.07.01.006

303. Acampora D, Gulisano M, Broccoli V, Simeone A. Otx genes in brain morphogenesis. *Progress in neurobiology*. 2001;64(1):69-95.

304. Rakic P, Lombroso PJ. Development of the cerebral cortex: I. Forming the cortical structure. *J Am Acad Child Adolesc Psychiatry.* 1998;37(1):116-117. doi:10.1097/00004583-199801000-00026

305. Goshima Y, Ito T, Sasaki Y, Nakamura F. Semaphorins as signals for cell repulsion and invasion. *J Clin Invest.* 2002;109(8):993-998. doi:10.1172/JCI15467

306. Ma C, K D, Ja W, Ms S, A M. Temporal dynamics of binocular integration in primary visual cortex. *Journal of vision.* 2019;19(12). doi:10.1167/19.12.13

307. Gallegos-Duarte M M. Paradoxical cortical response during the intermittent photo stimulation in the dissociated strabismus | Respuesta cortical paradójica durante la fotostimulación intermitente en el estrabismo disociado. *Cirugia y cirujanos.* 2005;73(3):161-165.

308. Bertalanffy L von. *Teoría general de los sistemas: fundamentos, desarrollo, aplicaciones.* Fondo de Cultura Económica; 1976.

309. Jadi MP, Sejnowski TJ. Cortical oscillations arise from contextual interactions that regulate sparse coding. *Proceedings of the National Academy of Sciences.* 2014;111(18):6780-6785. doi:10.1073/pnas.1405300111

310. Guerreiro MJS, Putzar L, Röder B. The effect of early visual deprivation on the neural bases of multisensory processing. *Brain.* 2015;138(6):1499-1504. doi:10.1093/brain/awv076

311. Schneider WX. Selective visual processing across competition episodes: a theory of task-driven visual attention and working memory. *Philosophical Transactions of the Royal Society B: Biological Sciences.* 2013;368(1628):20130060-20130060. doi:10.1098/rstb.2013.0060

312. Chiang CC, Ladas TP, Gonzalez-Reyes LE, Durand DM. Seizure Suppression by High Frequency Optogenetic Stimulation Using In Vitro and In Vivo Animal Models of Epilepsy. *Brain Stimulation.* 2014;7(6):890-899. doi:10.1016/j.brs.2014.07.034

313. Mazade R, Alonso JM. Thalamocortical Processing in Vision. *Vis Neurosci.* 2017;34:E007. doi:10.1017/S0952523817000049

314. Goffart L, Bourrelly C, Quinet J. Synchronizing the tracking eye movements with the motion of a visual target: Basic neural

processes. *Prog Brain Res.* 2017;236:243-268. doi:10.1016/bs.pbr.2017.07.009

315. Matsumoto M, Inoue KI, Takada M. Causal Role of Neural Signals Transmitted From the Frontal Eye Field to the Superior Colliculus in Saccade Generation. *Front Neural Circuits.* 2018;12:69. doi:10.3389/fncir.2018.00069

316. Hanes DP, Wurtz RH. Interaction of the frontal eye field and superior colliculus for saccade generation. *J Neurophysiol.* 2001;85(2):804-815. doi:10.1152/jn.2001.85.2.804

317. Sommer MA, Wurtz RH. What the brain stem tells the frontal cortex. I. Oculomotor signals sent from superior colliculus to frontal eye field via mediodorsal thalamus. *J Neurophysiol.* 2004;91(3):1381-1402. doi:10.1152/jn.00738.2003

318. Ghasia F, Tychsen L. Horizontal and vertical optokinetic eye movements in macaque monkeys with infantile strabismus: directional bias and crosstalk. *Invest Ophthalmol Vis Sci.* 2014;55(1):265-274. doi:10.1167/iovs.13-12330

319. Braun DorisI, Boman DuaneK, Hotson JohnR. Anticipatory smooth eye movements and predictive pursuit after unilateral lesions in human brain. *Experimental Brain Research.* 1996;110(1). doi:10.1007/BF00241380

320. Gila L, Villanueva A, Cabeza R. Fisiopatología y técnicas de registro de los movimientos oculares. *Anales Sis San Navarra.* 2009;32(3):9-26.

321. Bridgeman B, Hendry D, Stark L. Failure to detect displacement of the visual world during saccadic eye movements. *Vision Research.* 1975;15(6):719-722. doi:10.1016/0042-6989(75)90290-4

322. Kowler E. Attention and Eye Movements. In: *Encyclopedia of Neuroscience.* Elsevier; 2009:605-616. doi:10.1016/B978-008045046-9.01087-1

323. Bizzi E. Discharge of frontal eye field neurons during saccadic and following eye movements in unanesthetized monkeys. *Exp Brain Res.* 1968;6(1):69-80.

324. Parr T, Friston KJ. The active construction of the visual world. *Neuropsychologia.* 2017;104:92-101. doi:10.1016/j.neuropsychologia.2017.08.003

325. Frohman TC, Galetta S, Fox R, et al. Pearls & Oysters: The medial longitudinal fasciculus in ocular motor physiology. *Neurology.* 2008;70(17):e57. doi:10.1212/01.wnl.0000310640.37810.b3

326. Mora PB, Salamanca GH, Campo PP. Influencia de la estimulación periférica en la memoria visual. Accessed February 3, 2014. http://fundacionvisioncoi.es/TRABAJOS%20INVESTIGACION%20COI/1/estimulacion%20periferica%20y%20memoria%20visual.pdf

327. Lee SH, Kim JM, Kim JS. Update on the medial longitudinal fasciculus syndrome. *Neurol Sci.* 2022;43(6):3533-3540. doi:10.1007/s10072-022-05967-3

328. Hikosaka O, Takikawa Y, Kawagoe R. Role of the basal ganglia in the control of purposive saccadic eye movements. *Physiol Rev.* 2000;80(3):953-978. doi:10.1152/physrev.2000.80.3.953

329. Kelly KR, Jost RM, De La Cruz A, et al. Slow reading in children with anisometropic amblyopia is associated with fixation instability and increased saccades. *J AAPOS.* 2017;21(6):447-451.e1. doi:10.1016/j.jaapos.2017.10.001

330. Stanton GB, Goldberg ME, Bruce CJ. Frontal eye field efferents in the macaque monkey: II. Topography of terminal fields in midbrain and pons. *J Comp Neurol.* 1988;271(4):493-506. doi:10.1002/cne.902710403

331. Tychsen L, Wong AM, Foeller P, Bradley D. Early versus delayed repair of infantile strabismus in macaque monkeys:

II. Effects on motion visually evoked responses. *Investigative ophthalmology & visual science.* 2004;45(3):821-827.

332. Brodsky MC, Dell'Osso LF. A unifying neurologic mechanism for infantile nystagmus. *JAMA Ophthalmol.* 2014;132(6):761-768. doi:10.1001/jamaophthalmol.2013.5833
333. Daroff RB, Todd TB, Dell´Osso. Nistagmo y oscilaciones oculares relacionadas. In: *Neuroftalmología.* Salvat; 1988:213-234. http://www.omlab.org/personnel/lfd/jrnl_arts/book_chapters/019_nist_oscil_ocular_relacion_1982.pdf
334. Gallegos-Duarte M, Moguel-Ancheita S, Rubín De Celis-Monteverde B, Vidal-Pineda R. Análisis etiopatogénico del nistagmus de la mirada lateral. *An Inst Barraquer.* 2003;32:21-27.
335. Zeki SM. Functional specialisation in the visual cortex of the rhesus monkey. *Nature.* 1978;274(5670):423-428. doi:10.1038/274423a0
336. Glickstein M, Cohen JL, Dixon B, et al. Corticopontine visual projections in macaque monkeys. *J Comp Neurol.* 1980;190(2):209-229. doi:10.1002/cne.901900202
337. Krauzlis RJ, Basso MA, Wurtz RH. Discharge properties of neurons in the rostral superior colliculus of the monkey during smooth-pursuit eye movements. *J Neurophysiol.* 2000;84(2):876-891. doi:10.1152/jn.2000.84.2.876
338. Tychsen L, Boothe RG. Latent fixation nystagmus and nasotemporal asymmetries of motion visually evoked potentials in naturally strabismic primate. *J Pediatr Ophthalmol Strabismus.* 1996;33(3):148-152.
339. Gallegos-Duarte M. Maniobras exploratorias en la endotropia congénita. Published online 2007. doi:10.13140/RG.2.1.2418.2244
340. Shannon CE. A Mathematical Theory of Communication. *Bell System Technical Journal.* 1948;27(3):379-423. doi:10.1002/j.1538-7305.1948.tb01338.x

341. Dayan P, Abbott LF. *Theoretical Neuroscience: Computational and Mathematical Modeling of Neural Systems.* MIT Press; 2001.

342. Gallegos-Duarte M, Moguel-Ancheita S, Rubín de Celis-Monteverde B. Análisis etiopatogénico del nistagmus de la mirada lateral. Published online 2015. doi:10.13140/RG.2.1.2384.9687

343. Passingham RE, Lau H. Do we understand the prefrontal cortex? *Brain Struct Funct.* 2023;228(5):1095-1105. doi:10.1007/s00429-022-02587-7

344. Watamaniuk SNJ, Bal J, Heinen SJ. A Subconscious Interaction between Fixation and Anticipatory Pursuit. *J Neurosci.* 2017;37(47):11424-11430. doi:10.1523/JNEUROSCI.2186-17.2017

345. Chen S, Wang T, Bao Y. Serial dependence in timing at the perceptual level being modulated by working memory. *Psych J.* 2023;12(6):774-786. doi:10.1002/pchj.653

346. Gallegos-Duarte M, Uribe-Juárez N, Rodríguez-Camacho M, Rojas-Calleros JE, Sosa-Ferreyra CF. Alteraciones de la percepción visual en niños con estrabismo. Presented at: 2015; Punta Cana, República Dominicana. Accessed October 24, 2015. http://dx.doi.org/10.13140/RG.2.1.2811.4407

347. Gallivan JP, Goodale MA. The dorsal "action" pathway. In: *Handbook of Clinical Neurology.* Vol 151. Elsevier; 2018:449-466. doi:10.1016/B978-0-444-63622-5.00023-1

348. Yan X, Lin X, Wang Q, et al. Dorsal Visual Pathway Changes in Patients with Comitant Extropia. Yang S, ed. *PLoS ONE.* 2010;5(6):e10931. doi:10.1371/journal.pone.0010931

349. Ibrahimi D, Gallegos-Duarte M. *Visual-Perceptual Alteration in Congenital Strabismus.*; 2016.

Made in United States
Orlando, FL
04 November 2026

90200660R00282